詳説 次世代医療基盤法

序

　高度情報通信社会の進展に伴う個人情報の利用の著しい拡大にかんがみ、個人情報保護のシステムの在り方に関する中間報告(平成11年11月個人情報保護検討部会)がなされ、その中で、我が国の個人情報保護システムの中核となる基本原則等を確立するためには、全分野を包括する『基本法』を制定することが必要であるとした上で、『個別法』において個人情報保護のための具体的措置の整備を図っていくことが極めて重要であるとしています。

　これを受け、全分野を包括する『基本法』として、「個人情報の保護に関する法律(平成15年5月30日法律第57号)」(いわゆる個人情報保護法)が制定され、一方で、医療分野の『個別法』として、「医療分野の研究開発に資するための匿名加工医療情報に関する法律(平成29年5月12日法律第28号)」(いわゆる次世代医療基盤法)が制定されました。

　医療情報は、個人情報保護法上では要配慮個人情報として極めて厳格な取扱いの対象となっており、本人の事前同意なしには第三者提供することが認められていないため、その利活用の面においては著しい障害ともなっています。

　一方、次世代医療基盤法では、高度な匿名加工技術と安全管理措置等を備える事業者に対する認定制度を設け、認定事業者に医療情報を提供する場合に限っては、本人の事前同意を要なさいものとするなど、本人の権利利益の侵害を防ぎつつ、その利活用を促す仕組みがとられています。

　医療機関が保有するカルテ、薬局が保有する調剤レセプト、保険者が保有する各種データ、学校における児童生徒等の健康診断の結果が本法の規制対象となる医療情報になります。とりわけ、地方公共団体及び地方独立行政法人は、医療機関の設置者であるとともに公的保険の保険者であり、各種健康診査の実施者でもあることから、大変貴重な医療情報を保有しているといえるでしょう。

　そこで、医療機関、薬局、保険者、学校においては、健康・医療に関する先端的研究開発等を促進し健康長寿社会の形成に資する観点より、正当な対価の下、医療情報を認定事業者に提供することが大いに期待されているところです。

　医療情報や匿名加工医療情報を取り扱うことになる方々においては、その社会的責任と責務を適正に果たすことができるよう、本書をデスクに備え、日々の業務にあたっていただければと思っております。本書が皆様にとって一助となるよう切に願っております。

　　　　　　　　　　　　　　　　　　　　　　　　　令和元年　白秋

　　　　　　　　　　　　　　　　　　　　　　　　　編著者　團野　浩

目 次

凡例 ………………………………………………………………………… iv

第一章　総則

第一条(目的) ……………………………………………………………… 1
第二条(定義) ……………………………………………………………… 27
第三条(国の責務) ………………………………………………………… 51

第二章　医療分野の研究開発に資するための匿名加工医療情報に関する施策

第一節　医療分野の研究開発に資するための匿名加工医療情報に関する基本方針

第四条 ……………………………………………………………………… 53

第二節　国の施策

第五条(国民の理解の増進) ……………………………………………… 73
第六条(規格の適正化) …………………………………………………… 74
第七条(情報システムの整備) …………………………………………… 75

第三章　認定匿名加工医療情報作成事業者

第一節　匿名加工医療情報作成事業を行う者の認定

第八条(認定) ……………………………………………………………… 76
第九条(変更の認定等) …………………………………………………… 112
第十条(承継) ……………………………………………………………… 115
第十一条(廃止の届出等) ………………………………………………… 129
第十二条(解散の届出等) ………………………………………………… 131
第十三条(帳簿) …………………………………………………………… 133
第十四条(名称の使用制限) ……………………………………………… 136
第十五条(認定の取消し等) ……………………………………………… 137
第十六条 …………………………………………………………………… 140

i

第二節　医療情報等及び匿名加工医療情報の取扱いに関する規制

第十七条(利用目的による制限) ･･ 144
第十八条(匿名加工医療情報の作成等) ･････････････････････････････････････ 146
第十九条(消去) ･･ 166
第二十条(安全管理措置) ･･ 168
第二十一条(従業者の監督) ･･ 173
第二十二条(従業者等の義務) ･･ 175
第二十三条(委託) ･･ 176
第二十四条(委託先の監督) ･･ 181
第二十五条(他の認定匿名加工医療情報作成事業者に対する医療情報の提供) ･･ 184
第二十六条(第三者提供の制限) ･･ 192
第二十七条(苦情の処理) ･･ 195

第三節　認定医療情報等取扱受託事業者

第二十八条(認定) ･･ 197
第二十九条(準用) ･･ 199

第四章　医療情報取扱事業者による認定匿名加工医療情報作成事業者に対する
　　　　医療情報の提供

第三十条(医療情報取扱事業者による医療情報の提供) ･･････････････････････ 219
第三十一条(書面の交付) ･･ 232
第三十二条(医療情報の提供に係る記録の作成等) ･･････････････････････････ 234
第三十三条(医療情報の提供を受ける際の確認) ････････････････････････････ 238
第三十四条(医療情報取扱事業者から医療情報の提供を受けてはならない場合) ･････ 243

第五章　監督

第三十五条(立入検査等) ･･ 249
第三十六条(指導及び助言) ･･ 252
第三十七条(是正命令) ･･ 253

第六章　雑則

第三十八条(連絡及び協力) ･･ 258
第三十九条(主務大臣等) ･･ 259

第四十条(地方公共団体が処理する事務) ······ 261
第四十一条(権限の委任) ······ 262
第四十二条(主務省令への委任) ······ 262
第四十三条(経過措置) ······ 262

第七章　罰則

第四十四条 ······ 263
第四十五条 ······ 266
第四十六条 ······ 267
第四十七条 ······ 269
第四十八条 ······ 271
第四十九条 ······ 273
第五十条 ······ 275

関係法令

○ 医療分野の研究開発に資するための匿名加工医療情報に関する法律
　〔次世代医療基盤法〕 ······ 279

○ 医療分野の研究開発に資するための匿名加工医療情報に関する法律施行令
　〔次世代医療基盤法施行令〕 ······ 292

○ 医療分野の研究開発に資するための匿名加工医療情報に関する法律施行規則
　〔次世代医療基盤法施行規則〕 ······ 293

○ 個人情報の保護に関する法律〔個人情報保護法〕 ······ 303

○ 個人情報の保護に関する法律施行令〔個人情報保護法施行令〕 ······ 326

○ 個人情報の保護に関する法律施行規則〔個人情報保護法施行規則〕 ······ 332

索引 ······ 339

凡 例

次世代医療基盤法、法——平成 29 年 5 月 12 日法律第 28 号「医療分野の研究開発に資するための匿名加工医療情報に関する法律」

施行令、令——平成 30 年 5 月 7 日政令第 163 号「医療分野の研究開発に資するための匿名加工医療情報に関する法律施行令」

施行規則、則——平成 30 年 5 月 7 日内閣府・文部科学省・厚生労働省・経済産業省令第 1 号「医療分野の研究開発に資するための匿名加工医療情報に関する法律施行規則」

　最近改正：令和元年 6 月 27 日内閣府・文部科学省、厚生労働省、経済産業省令第 2 号

基本方針——平成 30 年 4 月 27 日閣議決定「医療分野の研究開発に資するための匿名加工医療情報に関する基本方針」

ガイドライン——平成 30 年 5 月内閣府・文部科学省・厚生労働省・経済産業省「医療分野の研究開発に資するための匿名加工医療情報に関する法律についてのガイドライン」

個人情報保護法、個情法——平成 15 年 5 月 30 日法律第 57 号「個人情報の保護に関する法律」

個情法施行令——平成 15 年 12 月 10 日政令第 507 号「個人情報の保護に関する法律施行令」

個情法施行規則——平成 28 年 10 月 5 日個人情報保護委員会規則第 3 号「個人情報の保護に関する法律施行規則」

個情法通則ガイドライン——平成 28 年 11 月 30 日個人情報保護委告示第 6 号「個人情報の保護に関する法律についてのガイドライン（通則編）」

行政機関個人情報保護法、行個情法——平成 15 年 5 月 30 日法律第 58 号「行政機関の保有する個人情報の保護に関する法律」

独立行政法人等個人情報保護法、独個情法——平成 15 年 5 月 30 日法律第 59 号「独立行政法人等の保有する個人情報の保護に関する法律」

逐条解説

第一章　総則

第一条（目的）

> この法律は、医療分野の研究開発に資するための匿名加工医療情報に関し、国の責務、基本方針の策定、匿名加工医療情報作成事業を行う者の認定、医療情報等及び匿名加工医療情報の取扱いに関する規制等について定めることにより、健康・医療に関する先端的研究開発及び新産業創出（健康・医療戦略推進法（平成二十六年法律第四十八号）第一条に規定する健康・医療に関する先端的研究開発及び新産業創出をいう。第三条において同じ。）を促進し、もって健康長寿社会（同法第一条に規定する健康長寿社会をいう。）の形成に資することを目的とする。

趣旨

　本規定は、医療分野の研究開発に資するための匿名加工医療情報に関する法律（略称：次世代医療基盤法）、いわゆる医療ビッグデータ法の目的を明記したものである。

　健康・医療に関する先端的研究開発及び新産業創出を促進し、健康長寿社会の形成に資することを目的として、次世代医療基盤法では、医療分野の研究開発に資するための匿名加工医療情報に関し、次のような規制を設けることとしている。

① 国の責務（法第3条）
② 基本方針の策定（法第4条）
③ 匿名加工医療情報作成事業を行う者の認定（法第8条から第16条まで）
④ 医療情報等及び匿名加工医療情報の取扱い（法第17条から第27条まで）

解説

1　次世代医療基盤法と個人情報保護法の関係について、次のように整理することができる。

(ｱ)　高度情報通信社会推進本部の個人情報保護検討部会の中間報告『我が国における個人情報保護システムの在り方について（平成11年11月）』において、我が国の個人情報保護システムの中核となる基本原則等を確立するため、全分野を包括する基本法を制定することが必要であるとした上で、個別法において、個人情報保護のための具体的措置の整備を図っていくことは、全体として実効性ある個人情報保護システムの構築を図る上で極めて重要であるとしている。

(ｲ)　また、情報通信技術（IT）戦略本部の個人情報保護法制化専門委員会は、法制化の在り方について専門的な検討を重ねた結果、大綱において、基本法制としては、個人情報の性質や個人情報を取り扱って行う事業の内容による区別をせず広く一律に捉えて、個人の権利利益の侵害を事前に防止する仕組みとしつつ、個人情報の性質、利用方法等に照らし、本基本法制より厳重な保護が必要な場合など別途の措置が必要なものについては、個別の法制上の措置その他の必要な措置を講ずべきであるとしてる。

※「大綱」とは、個人情報保護基本法制に関する大綱(平成12年10月11日)をいう。

(ウ) (ア)及び(イ)のいずれにおいても、基本法制とそれに基づく個別法制とが相まって全体として個人情報保護法制が完結するものと考えられており、個人情報保護法については「全分野を包括する基本法」、次世代医療基盤法については「個別法」と位置づけられる。

2 次世代医療基盤法の目的及び必要性について、次のように整理することができる。

(ア) 健康・医療に関する先端的研究開発及び新産業創出に関する施策の重要性

我が国では、世界に例をみない速さで高齢化が進行し、医療費も毎年増大しているため、世界最先端の医療技術・サービスを実現し、健康寿命を伸ばすことにより、健康長寿社会を形成することが急務となっている。

また、我が国の持続的な成長を図るためには、健康長寿社会の形成に資する新たな産業を創出するとともに、今後急速に高齢化が進むアジア諸国等の海外において展開を促進することにより、我が国の経済の成長に寄与することが重要で、健康長寿社会の形成に資する製薬業や医療機器製造業等の産業について、国内市場規模の拡大と国際競争力の強化を図ることが課題となっている。

これを踏まえ、健康・医療戦略推進法では、①世界最高水準の医療の提供に資する医療分野の研究開発並びにその環境の整備及び成果の普及、②健康長寿社会の形成に資する新たな産業活動の創出及び活性化並びにそれらの環境の整備、の2つを合わせて「健康・医療に関する先端的研究開発及び新産業創出」と称し、健康長寿社会の形成に資することを目的として、健康・医療に関する先端的研究開発及び新産業創出について、基本理念、国等の責務、その推進を図るための基本的施策その他基本となる事項とともに、健康・医療戦略の作成及び健康・医療戦略推進本部の設置等について定めている。〈健康・医療戦略推進法第1条〉

※「健康寿命」とは、健康上の問題で日常生活が制限されることなく生活できる期間をいう。
※「世界最高水準の医療」とは、先端的な科学技術を用いた医療、革新的な医薬品、医療機器、再生医療等製品を用いた医療その他の世界最高水準の技術を用いた医療をいう。
※「健康・医療戦略」とは、政府が講ずべき健康・医療に関する先端的研究開発及び新産業創出に関する施策を総合的かつ計画的に推進するための計画をいう。

(イ) 医療分野の研究開発に資するための匿名加工医療情報の必要性と課題

新たな治療方法や新薬の開発、その前提となる基礎研究等を行うためには、患者の症状、治療や投薬の効果等に関する個別具体的な医療情報について、医療機関等からできるだけ大量に収集し、匿名化した上で研究目的に即して活用できるようにしておく必要がある。例えば、医薬品の副作用の検出には、少なくとも数百万件規模という大量の匿名加工医療情報が必要となる。

諸外国では、専門事業者が様々な医療機関等から幅広く収集した医療情報を元に繁用性のあるデータベースを整備しており、こうしたデータベースは複数の研究機関等がそれぞれの研究目的に応じて柔軟に活用することが可能である。

一方、我が国では、匿名化された個人情報の取扱いが明確でなかったこともあり、同様のデータベースを整備する専門事業者が少数存在するものの、幅広く活用されて

第1章　総則(第1条―第3条)

いるとは言い難く、むしろ現状では、個々の研究機関等が協力関係にある特定の医療機関等から医療情報を収集し、自らデータベースを整備する形態が主流となっており、①特定の研究目的に応じて収集されるため汎用性に乏しい、②特定の医療機関等から収集されるため症例数が少なく地域的な偏りを有する、③特定の患者について複数の医療機関等をまたいで治療履歴を追跡し長期的な治療経過を分析することができない、等の課題を抱えている。

　　そこで、我が国においても、健康・医療に関する先端的研究開発及び新産業創出を促進するためには、研究機関等ごとに汎用性の乏しいデータベースを整備する形態から、主として専門事業者が汎用性のあるデータベースを整備し、適切に匿名化した上で複数の研究機関等に提供する形態に転換する必要がある。

(ｳ) (ｱ)及び(ｲ)のように、健康・医療に関する先端的研究開発及び新産業創出を図るためには、医療分野の研究開発に資するよう適切に整理及び加工が行われた匿名加工医療情報が重要である。このため、医療分野の研究開発に資するための匿名加工医療情報に関し、国の責務、基本方針の策定、匿名加工医療情報作成事業を行う者の認定、医療情報等及び匿名加工医療情報の取扱いに関する規制等を法律で定めるため、次世代医療基盤法が制定された。

3　健康・医療戦略(平成26年7月22日閣議決定)等に基づき、医療・介護・健康分野のデジタル化の実現及びデジタル基盤の構築とその利活用により、医療の質・効率性や患者・国民の利便性向上、臨床研究等の研究開発、産業競争力の強化、社会保障のコストの効率化の実現を図るため、次世代医療ICT基盤協議会が開催された。

　　また、日本再興戦略2016(平成28年6月2日閣議決定)において、医療等分野の情報を活用した創薬や治療の研究開発の促進に向けて、治療や検査データを広く収集し、安全に管理・匿名化を行い、利用につなげていくための新たな基盤として「代理機関(仮称)」を実現するため、次世代医療ICT基盤協議会等において「代理機関(仮称)」に係る制度を検討し、その結果を踏まえて、所要の法制上の措置を講じることとされた。

　　そして、平成28年12月27日、同協議会において、次世代医療基盤法を整備することにより、次のような効果が期待できるとするとりまとめが行われた。

(ｱ) 医療の知・効率性の向上――医薬品副作用等の早期把握、治療効果の把握、最先端の診断支援ソフトの開発等

(ｲ) 臨床研究等の研究開発――開発計画の精密化等による医薬品及び医療機器等の開発促進、学術研究における活用等

(ｳ) 新産業の創出――個人向け健康管理サービス等の基盤提供、疾病予防サービス等

⇒　上記に「次のような効果が期待できるとするとりまとめ」とあるが、この『とりまとめ』とは、次世代医療ICT基盤協議会医療情報取扱制度調整ワーキンググループ(WG-B)とりまとめをさす。

4　「基本方針」とは、医療分野の研究開発に資するための匿名加工医療情報に関する基本方針をいう。(法第4条第1項)

5 「健康・医療に関する先端的研究開発及び新産業創出」とは、次に掲げるものをいう。〈健康・医療戦略推進法第1条〉
   (ｱ) 次に掲げる医療の提供に資する医療分野の研究開発並びにその環境の整備及び成果の普及
   ① 先端的な科学技術を用いた医療
   ② 革新的な医薬品、医療機器又は再生医療等製品を用いた医療
   ③ その他の世界最高水準の技術を用いた医療
   (ｲ) 健康長寿社会の形成に資する新たな産業活動の創出及び活性化並びにそれらの環境の整備

6 認定匿名加工医療情報作成事業者が産学官に提供する匿名加工医療情報の利活用により、次のような成果の実現が期待される。〈H30/5/31府医第36号・30文科振第111号・医政発0531第25号・20180508商第1号〉
   (ｱ) 最適な医療の提供等
      治療の効果や効率性等に関する大規模な研究の結果を活用することで、個々の患者に最適な医療の提供が可能となる。また、疾病の発生・受診等の状況を速やかに把握し、行政が早期の対応を行うことが可能になる。
   (ｲ) 医薬品や医療機器の研究開発や安全対策の向上
      臨床研究の設計・実施の精密化等により、医薬品や医療機器の効率的な研究開発が促進される。また、副作用の発生頻度の把握や比較が可能となり、医薬品等の安全対策が向上する。
   (ｳ) 新産業の創出
      ビッグデータを活用した人工知能による診療支援サービスや、科学的根拠に基づいて各個人に最適な健康管理を実現するような新たなヘルスケアサービスの創出が見込まれる。

7 「健康長寿社会」とは、国民が健康な生活及び長寿を享受することのできる社会をいう。〈健康・医療戦略推進法第1条〉

8 政府は、次世代医療基盤法の施行後5年を経過した場合において、この法律の施行の状況について検討を加え、必要があると認めるときは、その結果に基づいて所要の措置を講ずるものとする。〈法附則第5条〉
   これは、規制改革推進のための3か年計画（再改定）（平成21年3月31日閣議決定）において、『規制の新設に当たっては、原則として当該規制を一定期間経過後に廃止を含め見直すこととする。法律により新たな制度を創設して規制の新設を行うものについては、各府省は、その趣旨・目的等に照らして適当としないものを除き、当該法律に見直し条項を盛り込むものとする。』とし、その見直しの期間の設定については、『5年を標準とし、それより短い期間となるよう努める。』とされているが、認定匿名加工医療情報作成事業者は長期間にわたって事業を継続することが想定されており、標準の5年よりも短い期間で見直しを行う必要性が乏しいと考えられるため、「施行後5年」としたものである。
   ※「見直し条項」とは、一定期間経過後当該規制の見直しを行う旨の条項をいう。

＜WG－Bとりまとめ＞

9 「次世代医療ICT基盤協議会医療情報取扱制度調整ワーキンググループ(WG-B)とりまとめ(平成28年12月27日)」の内容は、次のとおりである。

(A) 医療等情報の利活用の現状と課題等
 (a1) 医療等情報の利活用の現状と課題
  【医療等情報の利活用の必要性】
  ○ 急速な少子高齢化と厳しい財政状況の中で、質の高い医療・介護サービスの提供や、国民自らの健康管理等のための情報の取得、公的保険制度の運営体制の効率化等を推進するため、医療等分野(健康・医療・介護分野をいう。)の安全かつ効率的な情報連携の基盤の整備に最優先で取り組むことが求められている。
    高齢化の中での健康寿命の延伸は世界共通の課題であり、我が国はそのフロントランナーとして、医療等情報の利活用における世界のモデルとなることを目指すべきである。
  ○ 1980年代以降、新たな治療法の発見や疾病の予防、医療の質の向上等のため、過去の医療等から得られた医療、健康、生死等に関する情報の疫学・統計学的な分析により創出された科学的根拠を踏まえた「根拠に基づく医療(EBM)」の提供が進展している。
    ※「EBM」とは、Evidence-Based Medicine の略
  ○ より革新的な医薬品や治療法が確立され、医療が高度化していくためには、医学研究の発展が不可欠であり、患者等の個人から提供されたデータを適切に活用していくことが必要になる。個人が治療を受け、自分の健康状態を向上させることで得るメリット(データ)の積み重ねが、医学の向上という公益目的にも用いられ、医療の質の向上という社会全体のメリットがもたらされる。こうしたデータの蓄積は、地域の実情に応じた効率的な医療提供体制の整備や効果的な保健事業の実施など、行政分野や医療保険事業でも活用されている。
  ○ また、地域の医療機関等の間で、患者の情報をICT(情報通信技術)の活用により共有するネットワークを構築していくことが求められている。こうした仕組みを構築することで、患者に関する豊富な情報が得られ、患者の状態に合った医療の提供や、急性期から回復期、在宅医療・介護までの連携、投薬や検査の重複の回避など、質の高い効率的な医療の提供を実現することができる。
    ※「ICT」とは、Information Communication Technology の略
  ○ 今後は、ICT等を活用し、医療の質、価値、安全性、効率性を飛躍的に向上していかなければならない。膨大な保健医療データベースを活用し、治療の効果・効率性や医薬品等の安全対策の向上が実現され、国民が、その効果を実感できることが重要である。
  【医療等情報の利活用の現状と課題】
  ○ 現在、全国規模で利活用が可能な標準化されたデジタルデータは、診療行為の実施情報(インプット)である診療報酬明細書(レセプト)データが基本であり、診

療行為の実施結果(アウトカム=検査結果、服薬情報等)に関する標準化されたデジタルデータを利活用することは、世界的にも重要な課題となっている。

○ 海外では、米国のCMSや欧州のSUS(英国)等の大規模な医療等情報を収めたデータベースの整備・活用が進展し、医療の質の向上や研究開発の効率化が図られている。我が国においてもNDB、DPC及びMID-NET等の整備が進み、医療等情報の利活用のための環境整備について一定の進展が見られ、MID-NETにおいては、検査結果等を含んだデータが集積されている。しかしながら、我が国全体のデータベースとしては、アウトカムに関するデータの収集や各データベース間の連携が十分に進んでいない等の課題を抱えており、更なる環境整備を迅速に進めることが必要である。

　　※「CMS」とは、Centers for Medicare and Medicaid Servicesの略。アメリカ合衆国保健福祉省を構成する部局の一つ
　　※「SUS」とは、Secondary Uses Serviceの略。セカンダリー利用サービスと呼ばれる。
　　※「NDB」とは、National Databaseの略。レセプト情報・特定健診等情報データベースのこと
　　※「DPC」とは、Diagnosis Procedure Combinationの略。診断群分類包括評価のこと
　　※「MID-NET」とは、Medical Information Database Networkの略。医療情報データベースのこと

○ また、地域の医療機関等の間で、患者の情報をICTの活用により共有するネットワークの実現が課題となっている。こうした医療情報連携ネットワークを平成30年度までに全国に普及・展開することが目指されているが、ネットワークの構築後、自律的・安定的な運営を一層確保していくことが必要である。

○ さらに、診療や健診などの検査・医療行為に付随して生成された情報が、誰に帰属しどのような利活用が可能なのか、必ずしも明らかではない。我が国の医療制度の特性として、医療機関の設立母体が民間中心であることと、地域保険(市町村国保等)と職域保険(健康保険組合等)という二種類の保険制度が存在することが挙げられるが、国民皆保険を支えるこれらの特性から見た、医療等情報の利活用における課題には、次のようなものがある。

　(ⅰ) 医療サービス提供者や保険者等(一次ホルダー)に関しては、レセプトや特定健診等のデータを収集する仕組みが整備されつつあるものの、個別の目的に基づいて情報システムが構築されていることや情報が分散していることから、国民一人一人の一生涯を通じた統合的な健康管理や、医療資源・医療ニーズの地域差や医療保険制度の違いを踏まえた医療費等の分析が困難である。

　(ⅱ) 研究機関や民間事業者等(二次ホルダー)を含めると、実際の情報流通経路は複雑・多岐にわたり、責任分界点も明らかではない場合がある。このため、個人においては、どこでどのように情報が扱われるのかの不安が払拭できず、また、サービス提供者・事業者(一次・二次ホルダー)においては、同意取得や匿名化を含めたデータ処理やシステム構築・運用のコストが負担である。

○ これらの課題は、これまで臨床研究や産業振興に資する良質・多量の情報蓄積とその利用が進まなかった要因と考えられる。

(a2) 医療等情報の利活用に対する期待　～良質・多量の医療等情報の蓄積とその利活用による将来像～
○ 良質で多量の医療等情報が蓄積され、その利活用を図ることで、次のような効果の発現が期待される。
【医療行政・医療提供】
　○ 行政が、疾病(感染症や副作用等)の発生・受診等の状況を速やかに把握できることで、早期の対応を行うことが可能になる。
　○ ビッグデータ解析による費用対効果分析やアウトカムデータによる質の評価によって、安心で効果の高い治療法や医療機関等の運営の在り方を導き出すことが可能となる。
　○ こうした分析結果を活用することにより、次のようなことが可能となる。
　　① データに基づいた精度の高い医療提供体制の構築
　　② 診療支援システムによる支援による、(ⅰ)都市部と地方等における医療資源の偏在を克服した全国均一の質の高い医療の実現、(ⅱ)ゲノム情報、ウェアラブル機器から得られる情報等、患者個人の情報等とビッグデータを組み合わせることで、効率的かつ科学的根拠に基づく個々の患者に最適な医療の提供
　○ 行政機関や臨床学会等が独自に構築していたデータベース等を簡便に構築できるようになる。また、災害等の際に円滑に医療の提供を行うためのバックアップデータなど、行政の求めに応じて、様々なニーズへの対応の仕組みを検討することも可能となる。
【臨床研究・コホート研究】
　○ 医薬品、再生医療等について、より緻密なバックグラウンドデータを取得できることによる臨床研究の設計・実施の精密化や、症例数の大規模化、症例検索や市販後調査などの効率化、信頼性・安全性の向上等によって、研究開発が促進される。
　○ 幼少期から高齢期まで、治療に関する情報のみならず、健康や生活に関する情報まで、さらには人体の様々なミクロの働きに関する情報まで、多様な情報を横断的・縦断的に突合することによって、探索的な分析を始め、これまでできなかった解析が可能となる。また、データの収集が容易にできるようになることで、より多くの研究を行うことが可能になる。
【新技術・新産業】
　○ ビッグデータを用いることによって、科学的根拠に基づいて、各個人に最適な健康管理を実現するようなヘルスケアサービスが生まれる可能性がある。
　○ 医療や健康に関する個人のデータを、個人の意思で適切な費用負担で預けられるサービスが促進される。
　○ 製薬産業やヘルスケア産業等において、より効果的な研究開発やマーケティングが可能となるなど、国際競争力の強化に資する。

○ 医療分野におけるビッグデータを活用した AI（人工知能）による診療支援サービスの導入が見込まれている。

※「AI」とは、Artificial Intelligence の略

(a3) 個人情報保護の動向

○ 医療等情報を含む個人情報の保護については、情報を取り扱う主体の性格に応じて、適用される法的な枠組みが異なっており、次のような適用がなされている。
① 民間組織――個人情報保護法
② 国の行政機関――行政機関個人情報保護法
③ 独立行政法人――独立行政法人等個人情報保護法
④ 地方自治体等――各自治体の個人情報の保護に関する条例

○ 個人情報保護に関する最近の動向として、平成27年に個人情報保護法が改正され、平成29年中には完全に施行される予定となっている。

具体的には、個人の権利利益の保護と個人情報の利活用とのバランスを図るため、個人情報の定義の明確化、病歴等を含む「要配慮個人情報」の類型の新設、「匿名加工情報」の新設等の改正が行われた。

※ 平成27年の改正個人情報保護法は、平成29日5月30日に施行された。

○ また、平成28年には、行政機関個人情報保護法及び独立行政法人等個人情報保護法が改正されたが、改正法[※1]附則第4条においては、こうした適用される法的な枠組みの相違に関わらず、一体的に利用されることが公共の利益の増進及び豊かな国民生活の実現に特に資すると考えられる分野における個人情報の一体的な利用の促進のための措置を講ずることが規定された。

※1 行政機関等の保有する個人情報の適正かつ効果的な活用による新たな産業の創出並びに活力ある経済社会及び豊かな国民生活の実現に資するための関係法律の整備に関する法律をいう。

○ 医療等個人情報の利活用の在り方の検討に際しては、こうした個人情報保護に関する最近の動向を考慮する必要がある。

(B) 医療等情報の利活用を推進するための新たな基盤の趣旨・目的

○ (A)の医療等情報の利活用の現状と課題を踏まえれば、医療等情報の利活用を推進するための新たな基盤を整備する趣旨・目的は、以下のように整理される。

○ 急速な少子高齢化と厳しい財政状況の中で、健康長寿社会の実現を目指し、質の高い医療・介護サービスの提供や、国民自らの健康管理等のための情報の活用、公的保険制度の運営体制の効率化等を推進するためには、医療等情報の利活用が不可欠である。

○ 現在、医療等情報が様々な形で分散して保有されている中で、個人別の一生涯を通じた統合的な管理やビッグデータとしての利活用を実現していくためには、医療等情報の管理を個々人や個々の機関の取り組みに委ねることには限界がある。

また、改正個人情報保護法によって、医療等情報の利活用については、病歴等を含む「要配慮個人情報」の類型が新設された。

○ このため、個人の権利利益の保護に配慮しつつ、患者や医療機関等が安心して円滑に医療等情報を提供することが可能な仕組みを整備するとともに、提供された情報の価値を高めるための仕組みを併せて整備し、医療等情報の利活用を促進する。

○ これにより、未知の副作用の発見、医療の質や費用対効果の分析などの医療の質・効率性の向上、新薬や医療機器の開発のための臨床研究等の研究開発の促進、医療等情報を用いた健康管理や診療支援などの新技術・新産業の創出といった効果の発現が期待される。

(C) 医療等情報の利活用を推進するための新たな基盤の全体像

○ 医療等情報の利活用を推進するための新たな基盤については、医療等情報を生成・提供する患者・医療機関等から、医療等情報を利活用する研究機関等までの全体の流れを視野に入れて、個人の権利利益の保護に配慮しつつ、医療等情報を安心して円滑に利活用することができる仕組みを適切な公的関与の下で整備し、医療の質の向上や新薬の開発等の促進を通じて、健康長寿社会の実現に寄与するものとすべきである。

具体的には、以下のような仕組みとすることが考えられる。

(c1) 医療情報匿名加工・提供機関(仮称)の制度化

○ 高い情報セキュリティを確保し、十分な匿名加工技術を有するなどの一定の基準を満たし、医療等情報の管理や利活用のための収集・加工(匿名化を含む)・提供を安心・確実に行うことができる組織を公的に認める仕組みを設ける。

○ 認定を受けた組織(医療情報匿名加工・提供機関(仮称))は、収集・蓄積した情報を匿名加工した上で、ビッグデータとして医療行政や、研究機関・製薬企業等の利用に供する。

この場合、医療情報匿名加工・提供機関(仮称)に医療機関等が医療等情報を提供する場合に本人の同意を不要とする(本人の提供拒否は可能)個人情報保護法等の特例等を設けることが、当該機関による医療等情報の収集の促進につながると考えられる。

○ また、医療情報匿名加工・提供機関(仮称)は、個人別の医療等情報の管理に資するよう、本人の同意に基づき、各個人に最適な医療や健康管理を実現するために医療等情報を個人別にまとめて提供できることとする。

(c2) 全国に一つの支援機関の整備

○ あらゆる医療等情報を国や公的機関が独占的に管理することについては、医療等情報の機微性にかんがみ、直ちに国民や医療現場の理解が得られるとは考えにくい。また、財政的・人的な制約等から、画一的な対応となり、価値の高いデータが十分に速やかに集まらない可能性がある。

○ このため、既存の取り組みを活かしつつ、信頼できる複数の医療情報匿名加工・提供機関(仮称)が、それぞれ患者や医療現場のニーズを汲み取り、創意工夫によりデータの収集を行っていく仕組みとした上で、全国的なデータの統一的な利活用を実現するため、国が主導して相互の連携のための共通の基盤を整備する。

○ 具体的には、医療情報匿名加工・提供機関(仮称)などをネットワーク化する中立的な機関(支援機関)を全国に一つ整備し、当該機関が各医療情報匿名加工・提供機関(仮称)などの情報の保有状況を把握した上で、以下のようなデータの統合を可能とする。
① 利活用者のニーズに応じたビッグデータとしてのデータの統合
② 医療機関における診療情報の共有等のための個人単位でのデータの統合
(なお、複数の医療情報匿名加工・提供機関(仮称)におけるデータを統合した利活用が可能となるよう、医療情報匿名加工・提供機関(仮称)の認定要件として、データ間の円滑な突合が可能となる標準に対応できることを求める。)

(D) 医療情報匿名加工・提供機関(仮称)の認定
○ 医療情報匿名加工・提供機関(仮称)の制度化については、高い情報セキュリティを確保し、十分な匿名加工技術を有するなどの一定の基準を満たし、医療等情報の管理や利活用のための収集・加工(匿名化を含む)・提供を安心・確実に行うことができる組織を国が認定する以下のような仕組みとすることが考えられる。

(d1) 認定基準
○ 医療情報匿名加工・提供機関(仮称)の認定基準については、医療情報匿名加工・提供機関(仮称)に期待される役割を踏まえ、患者や医療機関等からの信頼が得られ、医療等情報の適切な利活用の推進に資する組織に限って認定を行うため、次の(ア)から(カ)までに掲げるような要件とすることが考えられる。

(ア) 高い情報セキュリティが確保されていること
○ 医療情報匿名加工・提供機関(仮称)は、機微性の高い医療等個人情報を大量に取扱うこと等から、現行の医療情報のセキュリティに関するガイドラインにおいて「推奨」とされている水準を踏まえつつ、取り扱う情報の洗い出しやリスク分析を行った上で、リスクに応じて十分なセキュリティ対策を実施することが求められる。

○ その際、①医療情報匿名加工・提供機関(仮称)を中心に、②医療情報匿名加工・提供機関(仮称)に医療等情報を提供する医療機関等、③医療情報匿名加工・提供機関(仮称)が提供する匿名加工情報の利活用者、④これらの者から業務を受託する者との関係を含め、利活用者が利活用しやすい環境の確保に配慮しつつ、総合的かつきめ細かく対策を講じることが必要である。

○ 具体的には、取り扱うデータ及び関与する人数を最小限にすること等の「データの最小化」を考慮するとともに、最近のセキュリティインシデント状況、金融機関・重要インフラ事業者の対策の状況等も踏まえ、サイバー攻撃にも耐え得るよう、多層(入口・内部・出口)防御やネットワーク分離、インシデント発生時に被害を最小化できる技術的方策及び内部不正対策を含む体制整備等を徹底することが必要である。(詳細な内容については別添参照)

○ また、継続的なセキュリティ水準の確保を図るため、行政による定期的な事業状況の把握を行うとともに、外部監査等を求め、確実なPDCAサイクルを実

現していくことが求められる。
　　※「PDCAサイクル」とは、Plan(計画)→Do(実行)→Check(評価)→Action(改善)の繰り返しによって継続的に業務の改善を図る手法をいう。
○ なお、医療情報匿名加工・提供機関(仮称)による医療機関等からの医療等情報の取得や利活用者に対する匿名加工情報の提供については、医療情報匿名加工・提供機関(仮称)の責任においてセキュリティ対策を実施すべきである。

(イ) 十分な匿名加工技術を有していること
○ 医療情報匿名加工・提供機関(仮称)は、医療機関等から収集した医療等個人情報を安心・確実に、かつ利用ニーズをできるだけ損なわず匿名化して利活用者に提供することが求められるため、十分な匿名加工技術を有することが必要である。
○ 具体的な基準の内容については、個人の疾患の状況に関する内容が多く、かつ専門性も高い医療等情報について、改正個人情報保護法による匿名加工基準を確実に満たすことができるようにしていくべきである。

(ウ) 安定的な事業運営が可能であること
○ 医療情報匿名加工・提供機関(仮称)は、医療行政・医療提供、臨床研究・コホート研究及び新技術・新産業の基盤として、医療等情報の管理や利活用のための収集・加工(匿名化を含む)を行い、利活用者に提供する機能を担うことから、安定的にこうした基盤として機能する事業運営が可能であることが求められる。
○ その際、医療情報匿名加工・提供機関(仮称)は、医療等情報を利活用者に提供する際の利用料により、自律的な運営がなされることが基本である。
　また、事業計画の計画期間中は、収集した医療等情報の保有が求められる。
○ このため、医療情報匿名加工・提供機関(仮称)については、法人格を有することを要件とすることが考えられる。
　また、認定の申請の際に、最低5年程度を期間とする事業計画を提出させ、当該計画に基づき、想定される様々な利活用ニーズに対応可能な収集情報の項目や規模[※2]の確保、アウトカム情報の収集提供を始め日本の医療分野の研究開発への貢献などの事業運営の具体的内容や、安定的な事業運営を支える体制(ガバナンス)を確認していくことが考えられる。
　　※2　医療情報匿名加工・提供機関(仮称)は、基本的に、目的別のデータベースでは対応が困難なビッグデータとしての様々な幅広い利活用ニーズに柔軟かつ速やかに対応することを目指すものであることから、海外の事例やPMDAが現在実施しているMID-NETの情報収集の規模も踏まえ、こうした対応が可能な規模の目途を示すことが考えられる。
　　※「PMDA」とは、Pharmaceuticals and Medical Devices Agency の略。独立行政法人医薬品医療機器総合機構のこと

(エ) 医療等情報の円滑な利活用のための標準や品質水準等に対応できること
○ 複数の医療情報匿名加工・提供機関(仮称)が保有するデータ相互の円滑な突合を含め、医療等情報の円滑な利活用が可能となるよう、医療情報匿名加工・

提供機関(仮称)の認定要件として、標準や品質水準に継続的に対応できる体制を有することを求めるべきである[※3]。

> ※3 具体的な標準や品質水準の内容については、医療等情報の円滑な利活用の確保に向けて、利活用者からの利用料による自律的な運営を基本とする医療情報匿名加工・提供機関(仮称)にとって過度な負担とならないよう留意しつつ、国際標準の動向、厚生労働省標準規格の果たしている役割、利活用者のニーズを踏まえるとともに、ICT が関わる日本の医療技術の発展や医療情報匿名加工・提供機関(仮称)の活動の効率的、効果的な基盤となるよう検討していくべきである。また、国際的な動向も踏まえ、標準や品質水準の向上を継続的に進める仕組みづくりも重要である。

○ また、各医療情報匿名加工・提供機関(仮称)の創意工夫を認めつつ、ビッグデータとしての統合的な利活用ニーズにも対応できるよう、各医療情報匿名加工・提供機関(仮称)が最低限共通に収集する情報項目の設定についても検討すべきである。

(オ) 患者や医療機関等に対する直接的なサービスの提供に取り組むよう努めること

○ 医療情報匿名加工・提供機関(仮称)に対する医療等情報の提供について、患者や医療機関等の理解を得ていくためには、地域の医療機関での診療情報の共有(EHR)、個人向けの経年的・統合的な健康情報の管理(PHR)、診療支援などの患者や医療機関等に対する直接的なサービスの提供に取り組むことが効果的である。

> ※「EHR」とは、Electronic Health Record の略
> ※「PHR」とは、Personal Health Records の略

○ このため、医療情報匿名加工・提供機関(仮称)については、自ら又は他の事業者と連携して、こうした患者や医療機関等に対する直接的なサービスの提供に取り組むよう努めることが考えられる。

○ EHRやPHRのみを提供する事業者との公平で公正な条件を確保する必要があるが、医療情報匿名加工・提供機関(仮称)により医療等情報の管理の基盤が整備されれば、当該事業者が医療情報匿名加工・提供機関(仮称)と連携してEHRやPHRを展開することも容易になると考えられる。

(カ) 欠格事由(要件)に該当しないこと

○ 医療情報匿名加工・提供機関(仮称)の信頼性を確保するため、認定を受ける組織の代表者等が一定の犯罪に関与したことがないこと等の欠格事由を設けることが必要と考えられる。

(d2) 認定を受けた医療情報匿名加工・提供機関(仮称)の責務

○ 医療情報匿名加工・提供機関(仮称)は、医療行政・医療提供、臨床研究・コホート研究及び新技術・新産業の基盤として、医療等情報の管理や利活用のための収集・加工(匿名化を含む)を行い、利活用者に提供するという公共性の高い機能を担うことから、次の(ア)から(キ)までに掲げるような責務を負うことが考えられる。

(ｱ) 公的主体による情報収集の要請に協力すること
　○ 医療情報匿名加工・提供機関(仮称)は、感染症や医薬品の副作用対策等の公衆衛生に関する公的主体による情報収集[※4]や、国が講じる医療分野の研究開発に関する施策に協力することが重要である[※5]。

　　※4　PMDAでは、検体検査結果を含む電子診療情報を週次で各医療機関に設置されたデータベースに格納し、薬剤疫学的手法に基づき医薬品の安全性等を評価するためのシステム(MID-NET)を構築しており、平成30年度から研究者や企業等も利活用可能となるよう厚生労働省で検討が進められている。
　　※5　ただし、医療情報匿名加工・提供機関(仮称)が収集した情報が、際限なく行政機関に提供されることのないよう留意する必要がある。

(ｲ) 医療機関等からの情報収集について排他的・恣意的契約を結ばないこと
　○ 医療等情報の円滑な利活用を推進する観点から、排他的・恣意的契約(医療機関等が他の医療情報匿名加工・提供機関(仮称)に対して医療等情報を提供することを契約で禁止することなど)を禁止することが考えられる。
　○ また、医療情報匿名加工・提供機関(仮称)は、他の医療情報匿名加工・提供機関(仮称)から(又は支援機関を経由して)、その保有する医療等情報を突合して利活用者に提供したい旨の申出があったときは、正当な事由なく拒否できないこととすることが必要と考えられる。

(ｳ) 正当な事由なく利活用者に対する匿名加工情報の提供を拒否しないこと
　○ 医療等情報を安心・確実に利活用者に提供するという機能にかんがみ、医療情報匿名加工・提供機関(仮称)は、正当な事由なく、安易に利活用者に対して匿名加工情報の提供を拒否できることとすることは適切ではないと考えられる。
　○ この場合の「正当な事由」としては、利活用者に具体的な利活用の計画がなく、匿名加工情報の単なる転売を目的とした取得が疑われる場合などが考えられる。
　○ また、医療等情報の収集加工に要したコストとかけ離れた利用料の提示についても、正当な事由なく、利活用者への提供を拒否していると判断すべきである。こうした「正当な事由」の判断を適切に行うための仕組みについても検討が必要である。

(ｴ) 特別法に基づき提供された医療等情報を個人情報のまま自ら利活用しないこと
　○ 患者や医療機関等からの医療情報匿名加工・提供機関(仮称)に対する医療等情報の提供が、匿名加工情報としての利活用者への提供を前提として特別法に基づき行われるのであれば、提供された医療等情報を医療情報匿名加工・提供機関(仮称)が自ら利活用することは、本人の同意なくして原則として認めるべきではないと考えられる。(匿名加工情報としての利活用は可能)

(ｵ) 監督官庁に対して適時に事業に関する報告等を行うとともに、監督官庁に

よる報告徴収・立入検査等運営の監視に応じること
- 〇 医療情報匿名加工・提供機関(仮称)の適正な事業運営を確保するため、医療情報匿名加工・提供機関(仮称)は、監督官庁に対して定期的に事業に関する報告を行うとともに、監督官庁の報告徴収や立入検査、改善命令に応じることが必要である。

  その際、国民・患者や医療機関等からの信頼確保に資する監督体制の確保も求められる。
- 〇 定期的な報告の内容としては、認定要件の遵守に関する事項や、事業計画の実施状況(医療等情報の収集・利活用者への提供等の状況)に関する事項が考えられる。
- 〇 また、医療情報匿名加工・提供機関(仮称)の事業運営は、同一の運営主体により、長期安定的に行われることが望ましいが、事業の休廃止等が避けられない場合には、事前に監督官庁に届出等を行い、収集した医療等情報の利活用が継続できるよう、他の医療情報匿名加工・提供機関(仮称)による承継を検討するとともに、こうした承継も困難な場合には、事業の休廃止に伴う医療等情報の安全管理や確実な廃棄について万全を期すことが必要である。こうした事態に、医療情報匿名加工・提供機関(仮称)の資力に関わらず適切に対応できるよう、認定に際して一定の供託金を課すことも考えられる。

(カ) 利活用に必要な情報を適時適切に公表すること
- 〇 医療情報匿名加工・提供機関(仮称)の保有するデータの品質は、データの利活用に大きな影響を及ぼすものである。データの適切な利活用を促進するため、医療情報匿名加工・提供機関(仮称)の保有するデータについて、利活用者が医療情報匿名加工・提供機関(仮称)を適切に選択できるよう、必要な情報が公表されている必要がある。
- 〇 例えば、医療情報匿名加工・提供機関(仮称)において、利活用可能なデータ項目、データ形式やマッピング等のコード化の手法、実施しているデータの品質確保策やデータの最新化の頻度等やその実績を、ホームページで公表することなどが考えられる。

(キ) 事業運営の状況等を適時適切に公表すること
- 〇 医療情報匿名加工・提供機関(仮称)の事業運営に関する透明性を確保する観点から、医療情報匿名加工・提供機関(仮称)は、事業運営の状況等を適時適切に公表することが必要である。
- 〇 具体的な公表の内容としては、事業計画、医療等情報の収集や利活用者に対する匿名加工情報の提供の状況(具体的な利活用者や利活用者から受領した利用料の状況を含む)等[※6]が考えられる。

  ※6 医療情報匿名加工・提供機関(仮称)が、医療機関等に対し医療等情報の提供に要する費用について対価を支払った場合には、その状況についても、公表す

ることが考えられる。
- ○ また、公表された事業運営の状況等について、事後的に評価することも考えられる。

(d3) 認定の取消
- ○ 以下の事由に該当するときは、認定の取消を行うことが適当と考えられる。
  - (ｱ) 認定基準を満たさなくなったとき
  - (ｲ) 監督官庁に対する報告を怠ったとき、虚偽報告を行ったとき。監督官庁の立入検査を拒否したとき
  - (ｳ) 公表を怠ったとき、虚偽の情報を公表したとき
  - (ｴ) 欠格事由に該当するとき
- ○ 認定の取消を行う場合には、取消の対象となる医療情報匿名加工・提供機関(仮称)が収集した医療等情報の利活用が継続できるよう、他の医療情報匿名加工・提供機関(仮称)による承継を検討するとともに、取消対象機関におけるデータの確実な廃棄を行わせることが必要である。

(d4) 利活用者に対する規制
- ○ 匿名加工情報の提供を受けた利活用者及び利活用者から当該匿名加工情報の提供を受けた者については、個人情報保護法により本人を識別するための照合等が禁止されている。
- ○ その上で、匿名加工情報の提供範囲が無限定に拡散することのないよう、医療情報匿名加工・提供機関(仮称)は、匿名加工情報の利活用者との契約において、情報の共有範囲を明確にすることも考えられる。
- ○ また、利活用者が利活用した結果として、個人が特定されることになっていないかを確認するとともに、個人情報保護法における本人を識別するための照合等の禁止に違反した利活用者等については、他の医療情報匿名加工・提供機関(仮称)の利用も認めないなどのペナルティを検討すべきである。

(d5) 守秘義務
- ○ 医療情報匿名加工・提供機関(仮称)の取り扱う情報は、機微性の高い医療等個人情報であることから、医療情報匿名加工・提供機関(仮称)の役職員である者及び役職員であった者については守秘義務を課すことが必要と考えられる。

(d6) 名称独占
- ○ 医療情報匿名加工・提供機関(仮称)に対する信頼を確保する観点から、認定を受けた医療情報匿名加工・提供機関(仮称)について名称独占を付与することが考えられる。
  (「名称独占」とは、認定を受けた医療情報匿名加工・提供機関(仮称)以外は、その名称を名乗ることができないこととするものである。)
- ○ 医療情報匿名加工・提供機関(仮称)の名称については、医療情報匿名加工・提供機関(仮称)の業務の性格を的確に反映するとともに、患者や医療機関等からの信頼の確保に資するものとなるよう検討すべきである。

(E) 医療情報匿名加工・提供機関(仮称)と個人情報保護の在り方
　(e1) 現行個人情報保護法制の枠組み
　　○ 医療情報匿名加工・提供機関(仮称)による円滑な医療等情報の収集・提供を確保するためには、医療情報匿名加工・提供機関(仮称)と個人情報保護の在り方について整理する必要がある。
　　○ その際には、個人情報の保護については、情報を取り扱う主体の性格に応じて、適用される法的な枠組みが異なっているが、そうした相違を踏まえつつも、民間医療機関等、公的医療機関等といった医療等の提供主体の相違を超えた医療等情報の一体的な利用の確保に留意が必要である。

【民間医療機関等の場合】
　　○ まず、個人情報保護法が適用される民間医療機関等については、現在は、本人の明確な同意がない場合であっても、一定の手続を踏むことで医療等個人情報を第三者に提供することが認められている(オプトアウト)が、改正個人情報保護法の施行により、病歴等の情報が要配慮個人情報と位置付けられ、こうした手法により第三者に提供することは認められなくなる。
　　　ただし、要配慮個人情報であっても、①法令に基づく場合、②公衆衛生の向上[※7]のために必要な場合、③特定の者との間で共同して利用する等の場合[※8]等には、一定の条件の下で、本人の同意がない場合であっても、第三者に提供することが認められている。
　　　また、改正個人情報保護法の下でも、匿名加工情報は、本人の同意なく第三者に提供することが可能である。

　　　※7　公衆衛生の向上のために特に必要がある場合であって、本人の同意を得ることが困難であるとき
　　　※8　特定の者との間で共同して利用される個人データが当該特定の者に提供される場合。ただし、①共同利用する旨、②共同利用される個人データの項目、③共同利用する者の範囲、④利用目的、⑤個人データの管理責任者の氏名又は名称をあらかじめ本人に通知又は容易に知り得る状態に置くことが必要である。

　　○ なお、改正個人情報保護法第76条第1項第3号においては、大学その他の学術研究を目的とする機関等が個人情報等を取り扱う場合における目的の全部又は一部が学術研究の用に供する目的である場合には、個人情報保護法第4章に規定する個人情報取扱事業者の義務等の規定は適用されないこととされている。
　　　また、改正個人情報保護法第43条第2項においては、個人情報取扱事業者が大学その他の学術研究を目的とする機関等(学術研究の用に供する目的で個人情報を取り扱う場合に限る。)に対して個人情報を提供する行為については、個人情報保護委員会はその権限を行使しないこととされている。
　　○ しかしながら、医療情報匿名加工・提供機関(仮称)に対する医療等個人情報の提供のすべてについて、これらの規定の解釈により明確に本人の同意が不要であると整理することは、これらの規定の適用対象が限定されていることや、個別事例毎の判断とならざるを得ないこと等から困難と考えられる。

第1章　総則(第1条—第3条)

【国や独立行政法人が設置する医療機関等の場合】
○ 次に、国や独立行政法人が設置する医療機関等については、行政機関個人情報保護法又は独立行政法人等個人情報保護法が適用される。これらの法律において、個人情報の取得(保有)は、法令の定める所掌事務を遂行するために必要な場合に限り、かつ、その利用の目的をできる限り特定しなければならないこととされている。

○ また、取得(保有)した個人情報の提供については、原則として当該特定された利用目的の範囲内に限って提供することとしつつ、「法令に基づく場合」には、利用目的以外の目的のために保有個人情報を提供することが認められている。

○ なお、改正行政機関個人情報保護法第53条の8においては、個人情報保護法第43条第1項の規定の趣旨に照らし、行政機関の長が個人情報保護法第76条第1項各号に掲げる者に対して行政機関非識別加工情報を提供する行為については、個人情報保護委員会はその権限を行使しないこととされている。

改正独立行政法人等個人情報保護法第48条の8第2項においても、同様に、独立行政法人等が個人情報保護法第76条第1項各号に掲げる者に対して独立行政法人等非識別加工情報を提供する行為については、個人情報保護委員会はその権限を行使しないこととされている。

【地方自治体等が設置する医療機関等の場合】
○ 最後に、地方自治体等が設置する医療機関等については、国の法令の適用はなく、各自治体の制定する個人情報保護条例が適用されている。

各自治体の個人情報保護条例の内容は、自治体ごとに異なるが、行政機関個人情報保護法や独立行政法人等個人情報保護法と同様に、「法令に基づく場合」については、利用目的以外の目的のために保有している個人情報を提供することが認められていることが一般的である。

(e2) 医療情報匿名加工・提供機関(仮称)に関する個人情報保護の在り方
○ 個人の権利利益の保護に配慮しつつ、医療情報匿名加工・提供機関(仮称)による円滑な医療等情報の収集・提供を確保するため、医療機関等が認定を受けた医療情報匿名加工・提供機関(仮称)に医療等個人情報を提供する場合には、本人の同意を要しない旨を法的に規定することが考えられる。

○ これは、現在の個人情報保護の法体系においても、一定の条件の下で、本人の同意がない場合であっても、第三者に提供することが例外的に認められていることを踏まえ、
① 日本の医療水準の向上等を目指して匿名加工情報をその利活用者に提供するという特定の目的のために、
② 国が定める基準を満たす医療情報匿名加工・提供機関(仮称)に情報を提供する場合に限って、
③ 情報を取り扱う主体の性格に応じて適用される法的な枠組みの相違にかかわらず統一的に、

本人の同意が得られていない場合でも、医療情報匿名加工・提供機関(仮称)に対する医療等個人情報の提供を認めるものである[※9]。

> ※9　利活用者の具体的な利活用目的をあらかじめ特定することは困難であるが、医療情報匿名加工・提供機関(仮称)は、国が一定の基準を満たすことを認定し、日本の医療水準の向上等のために匿名加工情報を提供する組織である。医療機関等から医療情報匿名加工・提供機関(仮称)に対して医療等情報を提供する際の倫理審査のあり方については、医療情報匿名加工・提供機関(仮称)の役割や機能を踏まえ、審査を要しないこととすることを含め、整理が必要である。

○ ただし、医療等情報は要配慮個人情報であることを踏まえ、本人の権利利益の保護をより慎重に図る観点から、例えば以下のような措置を併せて講じることが考えられる。

① 医療機関等が本人に対し、医療等個人情報の提供先である医療情報匿名加工・提供機関(仮称)の名称や所在地等[※10]を通知等する。

> ※10　医療機関等は、自らが医療等情報を提供する医療情報匿名加工・提供機関(仮称)を選択することが可能である。なお、他の医療情報匿名加工・提供機関とのデータの突合を行うことが想定されることから、当該他の機関の名称等についても通知等することが考えられる。

② 本人が医療機関等に対し、医療情報匿名加工・提供機関(仮称)への情報提供の停止を求めることを可能とするとともに、その旨及び手続に関する案内紙を本人に提示する、初診時に案内紙を本人に直接配布する等の措置を講じる。

③ 本人が、医療情報匿名加工・提供機関(仮称)に対して、医療等情報の破棄(データベースからの消去)を求めることを可能とする。

○ なお、医療情報匿名加工・提供機関(仮称)は、原則として利活用者に対して匿名加工情報を提供することを想定しているが、医療情報匿名加工・提供機関(仮称)と第三者との関係において、個人情報保護法における本人の同意を不要とする例外規定や適用除外に関する規定等に該当する場合には、当該第三者に対して本人の同意なしに匿名加工情報ではなく医療等情報を提供することが可能である[※11]。

> ※11　例えば、人の生命の保護のために必要がある場合や公衆衛生の向上のために特に必要がある場合であって、本人の同意を得ることが困難であるときは、本人の同意なしに第三者に医療等情報を提供可能である。また、医療情報匿名加工・提供機関(仮称)が大学その他の学術研究を目的とする機関等(学術研究の用に供する目的で個人情報を取り扱う場合に限る。)に対して医療等情報を提供する場合には、個人情報保護委員会はその権限を行使しないこととなる。

(e3) 医師等の守秘義務との関係

○ 医師等については守秘義務が課されているが、医療情報匿名加工・提供機関(仮称)に対して医療等個人情報を提供することについては、正当行為として、守秘義務違反を問われないものと整理すべきである。

(F) 支援機関の創設

(f1) 支援機関の必要性

○ 複数の医療情報匿名加工・提供機関(仮称)が医療等情報を収集・保有するのであれば、これらの分散した情報を突合し、縦断的な情報にすることが価値の向上につながるが、医療情報匿名加工・提供機関(仮称)には、他のどの医療情報匿名加

エ・提供機関(仮称)が突合すべき者の医療等情報を保有しているのかを把握する方法がない。
- また、医療情報匿名加工・提供機関(仮称)による収集が難しい情報の中には、例えば死亡情報のように、医療の発展に大きく貢献すると考えられるもの(収集困難情報)も存在するが、こうした情報は取得可能な主体が限定されるとともに、取得の手続が煩雑であるため、その利活用は相対的に進んでいない。
- さらに、公的主体による医療等情報の収集に当たって、匿名化処理を行うシステムが高額のため、一般の医療機関等で導入することが難しく、収集の対象とする医療機関等の広大の制約要因となっている。

(f2) 支援機関の機能
- (f1)の必要性を踏まえ、医療情報匿名加工・提供機関(仮称)とは異なる中立的な「支援機関」を新たに設け、次のような機能を担わせることが考えられる。
  ① 統合的利活用の支援
  （ⅰ）複数の医療情報匿名加工・提供機関(仮称)の保有する情報の円滑な統合的利活用を確保するため、各医療情報匿名加工・提供機関(仮称)の情報保有状況を把握するとともに、行政その他の機関とも連携して、データの標準化の促進に一定の役割を担う。
  （ⅱ）医療情報匿名加工・提供機関(仮称)の求めがある場合には、他の医療情報匿名加工・提供機関(仮称)からの情報を取得・突合することを支援する。
  ② 収集困難情報の取得・提供の支援
  　医療情報匿名加工・提供機関(仮称)では収集が困難な情報を取得し、医療情報匿名加工・提供機関(仮称)の求めに応じて、当該医療情報匿名加工・提供機関(仮称)の情報と突合して利活用することを支援する。
  ③ 公的主体の情報収集への寄与
  　公的主体からの求めに応じて、その円滑な情報収集のために医療情報匿名加工・提供機関(仮称)に対して協力を要請する。

(f3) 支援機関の機能の在り方
- 支援機関の機能が徒に肥大化することのないよう、医療等情報の突合や収集困難情報の取得については、可能な限り医療情報匿名加工・提供機関(仮称)自身の取り組みを促す。
- その上で、支援機関による突合や匿名化、収集困難情報の取得等の支援の機能については、医療情報匿名加工・提供機関(仮称)の規模、支援機関による統合に対するニーズの状況を踏まえ検討する。
- その際、突合等の実務については、支援機関から外部機関に委託して実施することも可能とすることを検討する。

(G) 実施時期等
- 医療等情報の利活用を推進するための新たな基盤については、その実施のための所要の法制上の措置が講じられた後、医療情報匿名加工・提供機関(仮称)を始めとす

る制度の趣旨や手続に関する国民や医療機関等に対する一定の周知期間を確保した上で、できる限り早く医療等情報の円滑な収集が開始できるよう実施していくべきである[※12]。

その上で、医療情報匿名加工・提供機関(仮称)相互の連携や支援機関を通じた情報の統合など、制度全体の本格的な稼働は、医療等IDが本格運用される平成32年目途となる[※13]ことを踏まえ、運用を検討していくべきである。

> ※12 改正個人情報保護法については平成29年春頃からの施行が見込まれているが、学術研究機関による学術研究についてはこれまでと同様に適用除外となっている。他方、医療情報匿名加工・提供機関(仮称)の制度は、改正個人情報保護法の適切な施行を前提に、新たな所要の法制上の措置に基づき、学術研究の範囲にとどまらない医療分野の研究開発等の推進のために医療等情報の円滑かつ適正な利活用を更に促進する仕組みと位置付けられる。
>
> ※13 日本再興戦略2016(平成28年6月2日閣議決定)においては、医療保険のオンライン資格確認及び医療等ID制度の導入について、2018年度からの段階的運用開始、2020年からの本格運用を目指すこととされている。

〇 また、制度実施後も、医療情報匿名加工・提供機関(仮称)の自律的な運営の確立を図りつつ、認定基準や個人情報保護の在り方、支援機関の在り方などを含め、制度全体について評価し、継続的に改善を図っていく仕組みとすることが重要である。

第1章　総則(第1条—第3条)

> [別添]

医療情報匿名加工・提供機関(仮称)の
セキュリティ等に関する検討サブワーキンググループ報告書

1　背景

　平成 28 年 3 月より、次世代医療 ICT 基盤協議会のもと、医療機関等から医療等情報をデジタルデータとして大規模収集・利活用する「医療情報匿名加工・提供機関(仮称)」(以下「医療情報匿名加工・提供機関」という。)を中心とした医療情報の取扱いに関する制度設計を検討する医療情報取扱制度調整ワーキンググループ(WG-B)を開催してきたところである。

　医療情報匿名加工・提供機関は個人情報の中でも機微な医療情報を取り扱うことになるため、医療機関等との間のネットワークやデジタルデータの保有・管理に関するセキュリティその他医療情報の安心・安全な取扱いに資する事項について、常に対策を講じていくことを担保する必要がある。

　現在、医療情報のセキュリティに関しては、医療機関が医療情報システムを取り扱う際のガイドラインとして厚生労働省が「医療情報システムの安全管理に関するガイドライン」を定め、ASP 事業者等が医療情報を取り扱う際のガイドラインとして総務省が「ASP・SaaS における情報セキュリティ対策ガイドライン」、「ASP・SaaS 事業者が医療情報を取り扱う際の安全管理に関するガイドライン」を定め、医療情報を受託管理する情報処理事業者が医療情報を取り扱う際のガイドラインとして経済産業省が「医療情報を受託管理する情報処理事業者向けガイドライン」を定めている。

　それぞれのガイドラインでは、すべての対象者が守るべき「最低限」の対策と、「推奨」されるより高度な対策が定められている。医療情報を扱う医療機関及び事業者については、これらのいわゆる三省四ガイドラインを基本として必要なセキュリティ対策を講じている状況である。

　一方、三省四ガイドラインは新たに創設される医療情報匿名加工・提供機関をその直接の対象として想定しておらず、必要となるセキュリティ対策の考え方について新たに整理する必要がある。

　このため、本年 10 月から WG-B のサブワーキンググループとして「医療情報匿名加工・提供機関(仮称)のセキュリティ等に関する検討サブワーキンググループ」を計 3 回開催し、医療情報匿名加工・提供機関に関するセキュリティの基本的な考え方等について検討し、その結果を本報告書に取りまとめた。

　※「ASP」とは、Application Service Provider の略
　※「SaaS」とは、Software as a Service の略
　※ ASP と SaaS は、ともにネットワークを通じてアプリケーション・サービスを提供するものであり、基本的なビジネスモデルに大きな差はないものと考えられる。

2　基本的な考え方

　医療情報匿名加工・提供機関は、医療機関等から医療等情報を収集し、その情報を匿名加工し、この匿名加工情報を第三者(大学、研究所、民間企業等)に提供することを基本的な業務としている。この医療情報匿名加工・提供機関となるためには、行政

庁による認定を受ける必要があるが、認定の際には、医療情報匿名加工・提供機関として業務を行うにあたり、十分なセキュリティ水準が確保されることを基準を設けて確認する必要がある。

具体的には、現行の三省四ガイドラインでは想定されていない、(ｱ)医療情報匿名加工・提供機関による医療機関等からの医療等情報の収集、(ｲ)医療情報匿名加工・提供機関内部における情報の取扱い(医療情報匿名加工・提供機関がASP事業者等に情報処理を外部委託する場合を含む。)、(ｳ)医療情報匿名加工・提供機関による利活用者への匿名加工情報の提供、に関するセキュリティ水準を確保する必要がある。

ここで特に留意すべき点としては、(ｱ)については、医療機関等ごとにセキュリティ水準が異なることによる影響を受けないよう、医療機関等側のネットワークとの切り分けを行うこと、(ｲ)については、医療情報匿名加工・提供機関内の基幹システムとインターネットを利用する情報系ネットワークの分離を行うことや医療情報匿名加工・提供機関における内部不正の防止、(ｳ)については、利活用者への匿名加工情報提供時のトレーサビリティの確保が挙げられる。

このため、(ｱ)から(ｳ)までの局面について基準を定め、医療情報匿名加工・提供機関を認定する際に当該基準を満たすことを確認するとともに、認定後も継続的なセキュリティ水準の確保を図るための方策を講ずるよう求めることにより、十分なセキュリティ水準の確保を担保することが適当である。

その際、現行の三省四ガイドラインにおいて「推奨」とされているより高度な水準を踏まえつつ、取り扱う情報のリストアップやこれらの情報の安全管理上の重要度に応じた分類を行い、常に最新の状態を維持するとともに、情報ごとにリスク分析を実施し、リスクに応じて十分なセキュリティ対策を実施することを基本とすべきである。また、内部不正の防止に関しては、医療情報匿名加工・提供機関の運営主体が企業の場合には、医療情報匿名加工・提供機関で扱う個人情報及び匿名加工情報について、不正競争防止法上の営業秘密として経済産業省の定める「営業秘密管理指針」を参照することも考えられる。

その上で、具体的な対策を進めるに当たっては、取り扱うデータ、関与する人数、ネットワークへの接続を必要最小限にすることや必要でないデータにはアクセスしないこと、例えば、氏名等の個人を識別できる情報と診療情報等を同時に取り扱わないようにするなど、できるだけ個人特定できないデータを取扱い、個人の行動がみえないようにし、他のデータとの照合を制限すること、目的が達成されたらデータは消去すること等のデータの最小化を考慮することが重要である。

また、セキュリティインシデントの最近の状況や、金融機関等の重要インフラ事業者の対策状況等も踏まえ、サイバー攻撃にも耐えうるよう対策を実施していくべきである。具体的には、多層防御(入口、内部、出口対策)やネットワーク分離、インシデント発生時に被害を最小化できる技術的方策及び体制整備、内部不正対策、外部監査の実施、緊急時対応計画策定等により徹底した対策を講ずることが必要である。

例えば、外部からの不正侵入を防ぐとともに、仮に侵入された場合にも、データの

暗号化やアクセスログの分析、ネットワーク分離等により被害の最小化を図ることで、国民の医療情報等を安全・安心に取り扱うことを担保していくことが求められる。

さらに「医療情報システムの安全管理に関するガイドライン」の「医療機関における情報セキュリティマネジメントシステム(ISMS)の実践」を踏まえ、ISMSの構築など、確実なPDCAサイクルを実現し、継続的なセキュリティ水準の確保を図っていくことが重要である。

なお、以上のような医療情報匿名加工・提供機関の業務の実施に当たり、医療機関等と医療情報匿名加工・提供機関の間に必要なセキュリティ対策を講ずる際には、情報提供者となる医療機関等に対策の責任を求めるのではなく、医療情報匿名加工・提供機関の責任においてセキュリティ対策を実施することが適当である。

※ 現行の「医療情報システムの安全管理に関するガイドライン4.3版」6.2章の「医療機関における情報セキュリティマネジメントシステム(ISMS)の実践」では、ISMS構築の手順や取扱い情報の把握、リスク分析についての基本的な考え方や手法が整理されている。

3 具体的な対策の方向性

「2 基本的な考え方」のもと、現行の三省四ガイドラインで想定されていない、(ｱ)医療情報匿名加工・提供機関による医療機関等からの医療等情報の収集、(ｲ)医療情報匿名加工・提供機関内部における情報の取扱い、(ｳ)医療情報匿名加工・提供機関による利活用者への匿名加工情報の提供、(ｴ)継続的なセキュリティ水準の確保、のそれぞれについて、以下のような対応を行うよう医療情報匿名加工・提供機関に求めることが適当と考えられる。

(ｱ) 医療情報匿名加工・提供機関による医療機関等からの医療等情報の収集

○ 医療情報匿名加工・提供機関による医療機関等からの情報収集に際しては、それぞれ対応状況の異なる医療機関等のセキュリティ水準による影響を受けないようにするため、医療情報匿名加工・提供機関において、匿名加工を行うためにデータを蓄積する個人情報データベースを医療機関等側とのネットワークから分離する等の対策により切り分けを行い、医療機関等側からの侵入を防ぐための措置を講ずるべきである。

○ また、ネットワークのセキュリティ水準については、原則として、「医療情報システムの安全管理に関するガイドライン」の「外部と個人情報を含む医療情報を交換する場合の安全管理」と同等のセキュリティ水準の担保されたネットワークを利用することが適当である。

○ なお、医療機関等から医療情報匿名加工・提供機関に対する医療等情報の提供が外部事業者のデータセンター等を経由して行われる場合には、医療機関等から医療情報匿名加工・提供機関に対して直接医療等情報の提供が行われる場合と同等のセキュリティ水準を確保すべきである。この際、外部事業者の情報管理が適切に行われていることについては、医療情報匿名加工・提供機関が確認した上で接続することが必要である。

※ 現行の「医療情報システムの安全管理に関するガイドライン第4.3版」(平成28年3月厚生労働省)の「6.11 外部と個人情報を含む医療情報を交換する場合の安全管理」

及び「「医療情報システムの安全管理に関するガイドライン第 4.3 版」に関する Q&A」(平成 28 年 8 月)では、ネットワークのセキュリティについて、専用線、公衆網(ISDN、ダイヤルアップ等)、閉域 IP 網を利用した IP-VPN 接続、オープンなネットワークにおいては IPSec と IKE を組み合わせた接続若しくは SSL／TLS1.2 による接続が示されている。

※ 厚生労働省通知：平成 18 年 4 月 10 日付け保発第 0410006 号及び平成 20 年 2 月 20 日付け保発第 0220004 号

- なお、医療情報匿名加工・提供機関から他の医療情報匿名加工・提供機関に対して医療等情報の提供を行う場合についても、本項と同等のセキュリティの確保が求められる。

(イ) 医療情報匿名加工・提供機関内部における情報の取扱い
  ① 総論
    - 医療情報匿名加工・提供機関における医療情報の安全管理を徹底し、情報漏洩を防止するため、現行の「医療情報システムの安全管理に関するガイドライン」で「推奨」とされている対策を踏まえ、以下のような事項等を確保すべきである。
      (i) 組織的安全対策(例えば、運用責任者の設置、管理規程の策定等)
      (ii) 物理的安全対策(例えば、入退館管理、監視、施錠等)
      (iii) 技術的安全対策(利用者の識別・認証、アクセス制限等)
      (iv) 人的安全管理対策(守秘義務、罰則の確保等)
    - これらの対策を実施するに当たっては、特に内部不正による情報漏洩や改ざん等が生ずることの無いよう、内部不正対策の基本方針の策定や組織的な管理体制の構築等に取り組むことが必要である。
    - 近年の情報セキュリティインシデントの増加に伴う、政府機関等の情報セキュリティの強化策を踏まえ、医療情報を管理・運用する領域を根幹システムに限定する、医療情報匿名加工・提供機関内の情報系システムからの分離を徹底する、データの暗号化、高頻度のアクセスログの取得による監視の実施等、各システムの入口・内部・出口の多重の防御対策の実施が必要である。
    - また、基幹的なシステムを構成するデータベースについては、外部事業者に管理を委託する場合を含め、行政による監督権限を適切に及ぼす観点から、サーバは国内に設置すべきである。
    - 加えて、医療情報匿名加工・提供機関は機微な医療等情報を取り扱うことから、情報システムの構築を外部委託する場合や機器を調達する場合等において、委託先企業等選定条件にハードウェアへの意図せざる変更が加えられないための管理体制の確保等を含めること等により、不正プログラム等が情報システム等に意図に反して埋め込まれ情報窃取がされる、いわゆる情報セキュリティ上のサプライチェーン・リスクの軽減を図ることが重要である。
    - なお、医療情報匿名加工・提供機関が外部事業者に情報処理等を委託する場合にも、三省四ガイドラインの推奨される水準を踏まえた、医療情報匿名加工・

提供機関に求められる水準と同等のリスクに応じたセキュリティの確保が求められる。

② ネットワーク（外部の ASP 事業者等に情報処理を委託する場合）

　　ネットワークのセキュリティ水準については、原則として、「医療情報システムの安全管理に関するガイドライン」の「外部と個人情報を含む医療情報を交換する場合の安全管理」と同等のセキュリティ水準の担保されたネットワークを利用することが適当である。

　　※ 厚生労働省通知：平成 18 年 4 月 10 日付け保発第 0410006 号及び平成 20 年 2 月 20 日付け保発第 0220004 号

③ 利用者認証

　　利用者認証については、原則として、「医療情報システムの安全管理に関するガイドライン」の「技術的安全対策」の推奨レベルの水準に従って、ID＋バイオメトリックスあるいは IC カード等のセキュリティ・デバイス＋パスワード又はバイオメトリックスのように利用者しか持ち得ない 2 つの独立した要素を用いて行う方式（2 要素方式）等、認証強度が高い方式を採用することが適当である。

　　※ 「ID」とは、identification の略
　　※ 「IC」とは、Integrated Circuit の略
　　※ 現行の「医療情報システムの安全管理に関するガイドライン第 4.3 版」（平成 28 年 3 月厚生労働省）の「技術的安全対策」の推奨されるガイドラインとして「ID＋バイオメトリックスあるいは IC カード等のセキュリティ・デバイス＋パスワード又はバイオメトリックスのように利用者しか持ち得ない 2 つの独立した要素を用いて行う方式（2 要素認証）等、認証強度が高い方式を採用すること」が示されている。

④ 匿名加工情報の安全管理措置

　　医療情報匿名加工・提供機関が匿名加工情報を取り扱うに当たっては、個人情報保護法第 39 条に従い、匿名加工情報の安全管理のために必要かつ適切な措置、匿名加工情報の取扱いに関する苦情の処理その他の匿名加工情報の適正な取扱いを確保するために必要な措置を自ら講じ、かつ、当該措置の内容を公表するよう努める必要がある。

(ウ) 医療情報匿名加工・提供機関による利活用者への匿名加工情報の提供

○ 医療情報匿名加工・提供機関から利活用者に提供される匿名加工情報は、特定の個人を識別すること及びその作成に用いる個人情報を復元することができないように加工されたものであり、匿名加工情報の提供を受けた者が本人を識別するための照合等を行うことが禁止されているが、医療等情報から作成されることにかんがみ、その利活用者への提供については、一定のセキュリティ水準の確保が必要である。

○ 具体的には、匿名加工情報の提供に当たっては、ネットワークのセキュリティ水準については、原則として、「医療情報システムの安全管理に関するガイドライン」の「外部と個人情報を含む医療情報を交換する場合の安全管理」と同等のセキュリティ水準の担保されたネットワークによる提供や電子媒体による提供、対面で匿名加工情報の取扱状況を確認し、その後のトレーサビリティ確保を要しないオ

ンサイトセンターでの画面表示による提供の方法によって行うこととし、医療情報匿名加工・提供機関が認めた利用範囲に応じた利用端末の制限や利用者認証（二要素認証等）等を実施する。なお、医療情報匿名加工・提供機関の判断として、オンサイトセンターにおける提供を原則とするなど、受け取る二次利用者におけるセキュリティ要件や情報提供の条件を設定することを妨げるものではない。
- なお、円滑なデータ利活用を促進する観点から、匿名加工情報に該当しない統計的な情報などを提供する場合については、上記の基準による取扱いによらないことも可能とする。

(エ) 継続的なセキュリティ水準の確保や緊急時の対応体制の確保
- (ア)～(ウ)のすべてを含む十分なセキュリティ水準の継続的な確保を図るため、内部監査及び独立した外部の専門家による情報セキュリティ監査（リスク評価・分析及び脆弱性診断による情報セキュリティの問題点の把握、これに対して適切に処理しているかの定期的・継続的な情報セキュリティ監査）、プライバシーマークや適用範囲等を定義した上での ISMS 認証等の第三者認証の取得を求めるべきである。
    ※「ISMS」とは、Information Security Management System の略
- また、こうした継続的な取り組みを確保しつつ、情報漏洩や事故発生時においても迅速かつ適切な対応を確保するため、情報管理対策室、医療情報匿名加工・提供機関CSIRT 等の設置やインシデント対応手順書を制定することが必要である。
    ※「CSIRT」とは、Computer Security Incident Response Team の略
- 加えて、セキュリティ演習（NICT 実施）を受講することが適切である。
    ※「NICT」とは、National Institute of Information and Communications Technology の略。国立研究開発法人情報通信研究機構のこと

4　制度検討の具体化に応じたセキュリティ対策の具体化

　医療情報匿名加工・提供機関制度の検討状況の具体化に応じ、「2　基本的な考え方」、「3　具体的な対応の方向性」を基に、セキュリティ対策の具体化を図ることが必要である。

　例えば、支援機関による突合や匿名化、収集困難情報の取得等の支援の機能、医療等 ID の取扱い、医療情報匿名加工・提供機関における情報の保存期間の考え方、認められる匿名加工処理の方法等の整理の状況に応じて、セキュリティ対策の具体化を図っていくことが必要である。

第1章　総則(第1条—第3条)

第二条(定義)

■第2条第1項■

　この法律において「医療情報」とは、特定の個人の病歴その他の当該個人の心身の状態に関する情報であって、当該心身の状態を理由とする当該個人又はその子孫に対する不当な差別、偏見その他の不利益が生じないようにその取扱いに特に配慮を要するものとして政令で定める記述等(文書、図画若しくは電磁的記録(電磁的方式(電子的方式、磁気的方式その他人の知覚によっては認識することができない方式をいう。)で作られる記録をいう。以下同じ。)に記載され、若しくは記録され、又は音声、動作その他の方法を用いて表された一切の事項(個人識別符号(個人情報の保護に関する法律(平成十五年法律第五十七号)第二条第二項に規定する個人識別符号をいう。以下同じ。)を除く。)をいう。以下同じ。)であるものが含まれる個人に関する情報のうち、次の各号のいずれかに該当するものをいう。

一　当該情報に含まれる氏名、生年月日その他の記述等により特定の個人を識別することができるもの(他の情報と容易に照合することができ、それにより特定の個人を識別することができることとなるものを含む。)

二　個人識別符号が含まれるもの

趣旨

　本規定は、医療情報の定義を定めたものである。

解説

1　医療情報は、特定の個人(生存しているか否かを問わない)の病歴など当該個人の心身の状態に関する情報であって、当該個人等に心身の状態を理由とする不利益が生じないようにその取扱いに特に配慮を要する記述等が含まれる個人に関する情報のうち、特定の個人を識別できる情報と定義されている。

　つまり、医療情報は、次の要素のすべてを満たしている必要がある。

① 心身の状態との関連性
② 要配慮性
③ 個人識別性

2　「個人」とは、医療情報の収集の対象となる者のことをいう。国内在住の住民が該当し、これには、日本国民のみならず外国人も含まれる。

3　「病歴」とは、病気になった、又は負傷した経歴を意味するもので、特定の病歴を示した部分(例:がんに罹患している、統合失調症を患っている)が該当する。

　過去に、ハンセン病、後天性免疫不全症候群等の感染症の患者等に対するいわれのない差別や偏見が存在したという事実を重く受け止め、これを教訓として今後に生かすこと等を理念として、『感染症の予防及び感染症の患者に対する医療に関する法律(平成10年10月2日法律第114号)』が制定された。

　また、らい予防法を中心とする国の隔離政策により、ハンセン病の患者であった者等

が社会生活全般にわたる人権上の制限、差別等を受けたことについて深刻に受け止め、ハンセン病の患者であった者等の名誉の回復、福祉の増進等を図るために、『ハンセン病問題の解決の促進に関する法律（平成20年6月18日法律第82号）』が制定された。

　そして、これらの法律が適用されない病気等であっても、何らかの差別や偏見、不利益を被ることをおそれて秘匿を望む人は多く、刑法においても、医師、薬剤師、医薬品販売業者、助産師等が、その業務上取り扱ったことについて知り得た人の秘密を漏らしたときは刑罰に処することとしている（刑法第134条第1項）。

　これは、良い医療を施すためには患者からの率直な事実の開示が不可欠であり、そのためには開示された事実が他に漏えいされることがあってはならないことから設けられたものである。このような刑罰の存在からも、病気等に関する情報の秘匿性及び要保護性が高いことを伺い知ることができる。

　なお、かぜのように比較的軽微かつ一般的な病気の場合には特に差別や偏見の原因になるおそれがないと考えられるが、差別を生み得るものとそうでないものとの線引きは困難であることを踏まえると、かぜの罹患といった情報についても「病歴」に含まれるものと考えられる。

4　「個人の心身の状態に関する情報」については、レセプトやカルテなどその種類が多岐にわたるほか、電子データや医師の手書きによるものなどその形態も様々であるが、本法において種類や形態に関する制限は設けられていない。

5　「特定の個人の病歴その他の当該個人の心身の状態に関する情報」とは、個人の既往歴、家族歴、内服歴、身体所見、ラボデータ、画像データ、治療方針等の個人の心身の状態に関するあらゆる情報を含んだものである。公刊物等によって公にされている情報も含まれ、暗号化等によって秘匿化されているかどうかは問われない。〈ガイドライン〉

6　「その子孫に対する不当な差別」とあるように、不当な差別等の理由を『特定の個人』の心身の状態に限定しつつ、要配慮性については当該個人のみならず、「その子孫」に対しても対象としている。

7　「政令で定める記述等」は、次に掲げるものとする。〈令第1条〉
　(A)　特定の個人の病歴
　(B)　次に掲げる事項のいずれかを内容とする記述等（(A)に該当するものを除く。）
　　(b1)　身体障害、知的障害、精神障害（発達障害を含む。）その他の主務省令で定める心身の機能の障害があること
　　(b2)　健康診断等の結果
　　　　※「健康診断等」とは、特定の個人に対して医師等により行われた疾病の予防及び早期発見のための健康診断その他の検査をいう。
　　(b3)　健康診断等の結果に基づき、又は疾病、負傷その他の心身の変化を理由として、特定の個人に対して医師等により心身の状態の改善のための指導又は診療もしくは調剤が行われたこと
　　　　※「医師等」とは、医師その他医療に関連する職務に従事する者をいう。

8　解説7の(b1)の「主務省令で定める心身の機能の障害」は、次に掲げる障害とする。

〈則第2条〉
　(ｱ)　身体障害者福祉法別表に掲げる身体上の障害
　(ｲ)　知的障害者福祉法にいう知的障害
　(ｳ)　精神保健及び精神障害者福祉に関する法律にいう精神障害(発達障害者支援法第2条第2項に規定する発達障害を含み、(ｲ)に掲げるものを除く。)
　(ｴ)　治療方法が確立していない疾病その他の特殊の疾病であって障害者総合支援法第4条第1項の政令で定めるものによる障害の程度が同項の厚生労働大臣が定める程度であるもの

⇒　上記(ｱ)について、「身体障害者福祉法別表に掲げる身体上の障害」があることを特定させる情報として、次のようなものが考えられる。〈個情法通則ガイドラインの準用〉
　○　医師又は身体障害者更生相談所により、当該別表に掲げる身体上の障害があることを診断又は判定されたこと(当該別表上の障害の名称や程度に関する情報を含む。)
　○　都道府県知事、指定都市の長又は中核市の長から身体障害者手帳の交付を受けこれを所持していること又は過去に所持していたこと(当該別表上の障害の名称や程度に関する情報を含む。)
　○　本人の外見上明らかに当該別表に掲げる身体上の障害があること

⇒　上記(ｱ)の「身体上の障害」とは、次に掲げるものをいう。〈身体障害者福祉法別表〉
　①　次に掲げる視覚障害で、永続するもの
　　(i)　両眼の視力がそれぞれ0.1以下のもの
　　　※「両眼の視力」とは、万国式試視力表によって測ったものをいい、屈折異常がある者については、矯正視力について測ったものをいう。
　　(ii)　一眼の視力が0.02以下、他眼の視力が0.6以下のもの
　　(iii)　両眼の視野がそれぞれ10度以内のもの
　　(iv)　両眼による視野の2分の1以上が欠けているもの
　②　次に掲げる聴覚又は平衡機能の障害で、永続するもの
　　(i)　両耳の聴力レベルがそれぞれ70デシベル以上のもの
　　(ii)　一耳の聴力レベルが90デシベル以上、他耳の聴力レベルが50デシベル以上のもの
　　(iii)　両耳による普通話声の最良の語音明瞭度が50パーセント以下のもの
　　(iv)　平衡機能の著しい障害
　③　次に掲げる音声機能、言語機能又はそしゃく機能の障害
　　(i)　音声機能、言語機能又はそしゃく機能の喪失
　　(ii)　音声機能、言語機能又はそしゃく機能の著しい障害で、永続するもの
　④　次に掲げる肢体不自由
　　(i)　一上肢、一下肢又は体幹の機能の著しい障害で、永続するもの
　　(ii)　一上肢のおや指を指骨間関節以上で欠くもの又はひとさし指を含めて一上肢の二指以上をそれぞれ第一指骨間関節以上で欠くもの
　　(iii)　一下肢をリスフラン関節以上で欠くもの

　　　　(ⅳ) 両下肢のすべての指を欠くもの
　　　　(ⅴ) 一上肢のおや指の機能の著しい障害又はひとさし指を含めて一上肢の三指以上の機能の著しい障害で、永続するもの
　　　　(ⅵ) (ⅰ)から(ⅴ)までに掲げるもののほか、その程度が(ⅰ)から(ⅴ)までに掲げる障害の程度以上であると認められる障害
　　⑤ 心臓、じん臓又は呼吸器の機能の障害その他政令で定める障害で、永続し、かつ、日常生活が著しい制限を受ける程度であると認められるもの
⇒　上記(ｲ)について、「知的障害者福祉法にいう知的障害」があることを特定させる情報として、次のようなものが考えられる。〈個情法通則ガイドラインの準用〉
　　○　医師、児童相談所、知的障害者更生相談所、精神保健福祉センター、障害者職業センターにより、知的障害があると診断又は判定されたこと(障害の程度に関する情報を含む。)
　　○　都道府県知事又は指定都市の長から療育手帳の交付を受けこれを所持していること又は過去に所持していたこと(障害の程度に関する情報を含む。)
⇒　上記(ｳ)について、「精神保健及び精神障害者福祉に関する法律にいう精神障害(略)」があることを特定させる情報として、次のようなものが考えられる。〈個情法通則ガイドラインの準用〉
　　○　医師又は精神保健福祉センターにより精神障害や発達障害があると診断又は判定されたこと(障害の程度に関する情報を含む。)
　　○　都道府県知事又は指定都市の長から精神障害者保健福祉手帳の交付を受けこれを所持していること又は過去に所持していたこと(障害の程度に関する情報を含む。)
⇒　上記(ｴ)について、「治療方法が確立していない疾病その他の特殊の疾病(略)」があることを特定させる情報として、次のようなものが考えられる。〈個情法通則ガイドラインの準用〉
　　○　医師により、厚生労働大臣が定める特殊の疾病による障害により継続的に日常生活又は社会生活に相当な制限を受けていると診断されたこと(疾病の名称や程度に関する情報を含む。)
⇒　上記(ｴ)の「政令で定めるもの」は、治療方法が確立しておらず、その診断に関し客観的な指標による一定の基準が定まっており、かつ、当該疾病にかかることにより長期にわたり療養を必要とすることとなるものであって、当該疾病の患者の置かれている状況からみて当該疾病の患者が日常生活又は社会生活を営むための支援を行うことが特に必要なものとして厚生労働大臣が定めるものとする。〈障害者総合支援法施行令第1条〉
　　※「厚生労働大臣が定めるもの」として、例えば、アイカルディ症候群、IgA腎症、アジソン病が定められている。〈H27/6/9厚生労働省告示第292号〉

9　「個人識別符号(略)を除く」とあるように、個人識別符号を外した概念として「記述等」を定義し、その上で、記述等により特定の個人を識別できる医療情報(法第2条第1項第1号)と個人識別符号が含まれる医療情報(法第2条第1項第2号)とに分けて規定している。つまり、第1号と第2号は相互排他的関係となっている。

第1章　総則(第1条—第3条)

10　個人情報保護法上の個人情報では、『生存する個人に関する情報であって(個情法第2条第1項)』とすることにより死亡した個人に関する情報を除外している。
　　一方、「個人に関する情報」とあるように、次世代医療基盤法上の医療情報には死亡した個人に関する情報が含まれるものとしている。

11　死亡した個人に関する情報が、同時に、遺族等の生存する個人に関する情報である場合には、当該生存する個人に関する情報に該当する。〈ガイドライン〉

12　病院、診療所、薬局など医療機関等が保有する情報のすべてが「医療情報」に該当するわけではない。例えば、医療機関の食堂を利用した際のクレジットカードの利用記録は、個人情報保護法上の『個人情報』に該当する。

⇒　個人情報保護法では、生存する個人に関する情報であって、次のいずれかに該当するものを、『個人情報』と定義している。〈個情法第2条第1項〉
　① 当該情報に含まれる氏名、生年月日等の記述等により特定の個人を識別することができるもの
　② 個人識別符号が含まれるもの

13　医療情報として、次のようなものが該当する。〈ガイドライン〉
　○ 医療機関が保有するカルテ
　○ 薬局が保有する調剤レセプト
　○ 保険者が保有する各種健診データ
　○ 地方公共団体が保有する小児慢性特定疾病医療費支給認定申請書
　○ 学校における児童生徒等の健康診断の結果

＜第1号＞

14　本号は、特定の個人の心身の状態に関する情報であって、当該個人等に対する不利益が生じないようにその取扱いに特に配慮を要する記述等が含まれる個人に関する情報のうち、当該情報に含まれる氏名、生年月日その他の記述等により特定の個人を識別することができるものを医療情報としている。

15　「その他の記述等」とあるが、映像又は音声であっても特定の個人の識別に至る限りは医療情報に含まれる。

16　「他の情報と容易に照合することができ、それにより特定の個人を識別することができることとなるものを含む」とあるように、他の情報との照合が容易でない場合については、特定の個人の識別が容易ではなく、当該個人等に不利益が生じるおそれが小さいと考えられることから、医療情報の範囲から除外されることとなる。

17　「特定の個人を識別することができるもの(他の情報と容易に照合することができ、それにより特定の個人を識別することができることとなるものを含む。)」とあるが、これについて次のように整理することができる。
　(ｱ) 特定の個人を識別することができるか否かという識別性は、医療情報の概念の相対性を認めないようにするため、一般人の判断能力を基準にすることとしている。
　　　一方、他の情報と容易に照合することができるか否かという容易照合性については、当該情報を取り扱う事業者を基準に判断することとしている。これは、事業者ごとに

保有する情報や管理状況が異なり、それぞれの事業者によって容易照合性が異なることを踏まえ、その事業者にとって特定の個人を識別できるものであれば医療情報として取り扱われるべきであるとして実態に即した判断がなされることを意図したものである。

　※「容易照合性」とは、通常の業務における一般的な方法で、特定の個人を識別する他の情報との照合が可能な状態をいう。

(ｲ) 識別性については、社会通念上、ある情報から特定の個人を識別することができるか否かという基準によって判断することとしている。

　例えば、データセットに氏名、住所、年齢が含まれている場合、その住所に居住するA歳の甲さんは、一般人の判断能力で特定の個人を識別することができるため、そのデータセットは医療情報に該当することとなる。

(ｳ) 容易照合性について、事業者の通常の業務における一般的な方法で特定の個人を識別する他の情報との照合が可能な状態にあれば、当該事業者においてはこれらをすべて医療情報として取り扱うことが求められる。

　例えば、事業者がサービス提供の便宜のためにIDを付与している場合、記号等の羅列であるID単体は、一般人を基準とすると特定の個人を識別できるものとは言い難いものの、氏名等の他の情報と一体となることで特定の個人を識別することができるため、全体としては医療情報になり得るものといえる。

　また、当該事業者が、IDを保存しているデータベースとは別のデータベースに氏名、住所等の情報を保存し、業務の一環として両データベース内の情報を照合しているときは、やはり容易に照合できるものとして、そのIDは医療情報に該当することになる。

(ｴ) このように、事業者の事態に即して医療情報の該当性を判断できるようになっているため、情報通信技術の進展にも柔軟に対応できるという利点があるものの、一方で、法解釈に曖昧さに起因して情報の利活用に躊躇するという事態も考えられる。そこで、医療情報該当性を可能な限り明確にすることを目的として、個人識別符号が含まれるもの(法第2条第1項第2号)についてはすべて医療情報に該当することとしている。

18　本号に該当する医療情報として、例えば次のようなものがある。

　　糖尿病　＋　阿井 植夫　昭和43年2月1日生まれ

＜第2号＞

19　本号では、医療情報の該当性の解釈をより明確化するため、特定の個人の心身の状態に関する情報であって、当該個人等に対する不利益が生じないようにその取扱いに特に配慮を要する記述等が含まれる個人に関する情報のうち、個人識別符号が含まれるものを医療情報としている。

20　情報の性質上、特定の個人との間に強度の連結性があるために情報の突合等の一定の方法によって特定の個人を識別することができるものが本号の医療情報に該当する。

　例えば次のようなものがある。

　　糖尿病　＋　厚生労働省共済組合 87654321

<個人識別符号＞

21 情報の性質上、特定の個人との間に強度の連結性があるため一定の方法によって特定の個人を識別することができる符号を、個人識別符号の対象とすべきといえる。

ある情報が強度の連結性を有しているかを判断するものとして、次に掲げる指標が考えられる。

(ｱ) 本人と密接性があること

特定の個人を識別する情報に付与される番号や符号等は、本人との直接的な関係があることから、特定の個人を識別する蓋然性が高い。また、指紋や掌の静脈パターンといった本人が生来的に持つ特徴のほか、環境によって形成される特徴（例：歩行パターン）であっても第三者から同一人物のものであると識別される場合は、それ自体が識別子と同等の機能を有するものといえる。

(ｲ) 一意性があること

他と重複することがないよう、一つの対象に一つの識別子が付与されている場合には、対象が異なっていても同一の識別子が存在する可能性がある場合と比較して、特定の個人を識別する蓋然性が高いといえる。

(ｳ) 不変性があること

本人の意思によらず、時間や状態によって動的に変化するものは、外的要因によって変化しない静的なものと比較して、特定の個人を識別する蓋然性が低くなる。また、付与された番号等が、本人の意思により変更可能であるものと、変更できないものとを比べると、前者の方が本人についての情報が集積されにくく、特定の個人を識別する蓋然性が低いと考えられる。

他方、本人の意思により変更可能であるものであっても、容易に変更できない場合には、容易に変更できる場合と比較して、特定の個人を識別する蓋然性が高くなり得る。加えて、一旦付与された番号等について、当該番号等に関する利用を停止できる機能がない場合には、その機能がある場合と比べて、特定の個人を識別する蓋然性は高くなるといえる。

22 指紋データや顔認識データが含まれる情報を保護の対象とする理由について、次のように整理することができる。

(ｱ) 指紋データは、本人ですらよくわからないものであり、氏名等の情報に比べて流通・利活用されることが少ないものといえるが、この情報は、特定の個人に特有の情報であり、変更の自由度がなく、その性質上特定の個人のとの間に強度の連結性が認められるものである。また、他の情報と照合する等の一定の方法により、特定の個人を識別することができる。例えば、指紋データは、個人ごとに固有のものであって、通常、生涯にわたって変わることがないため、一度取得された情報があれば、情報解析技術を有する者が照合することで容易かつ確実に特定の個人を識別することができる。

そこで、性質上特定の個人との間に強度の連結性があり、特定の個人の情報を集積することが可能なものは、その取扱いの適切を欠いた場合に当該個人等に不利益が生じる深刻さを考慮すると、法の保護を受ける必要性があるといえる。

(イ) 情報通信技術が飛躍的発展を遂げ、情報通信端末機器が一般に普及し、事業者が有する電算処理能力も向上していることから、現在では、顔認識データのように、単なる文字や記号の羅列であって視覚情報のみでは特定の個人を識別することができないものであっても、電算処理によって確実性をもって特定の個人を識別できるようになっている。

　　確実性をもって特定の個人を識別する情報は、これを媒介して事業者が相互に保有する情報を照合して結びつけ、さらにはインターネット上に氾濫する情報をも紐づけできることから、多種多様かつ大量の情報を集積することが可能であり、不適正な取扱いがなされた場合、甚大な権利利益の侵害が生じ得るものといえる。

　(ウ) また、客観的指標によって医療情報の該当性を明確に判断し得ることも重要である。特定の個人を識別することができるものは、医療情報の該当性の要件(法第2条第1項第1号)となっているが、これには、どのような情報がどのように組み合わされば特定の個人を識別することができるのか曖昧なところがある。この曖昧さにより、その情報が医療情報であるかを判断できず、事業者にあってはその情報の取扱いに必要以上に慎重になり利用を躊躇することにもつながりかねない。

　(エ) そこで、類型的に特定の個人を識別することができるものとして政令で定めるものを個人識別符号とし、医療情報の該当性判断を容易かつ客観的なものとしている。

23　「個人識別符号」とは、次のいずれかに該当する文字、番号、記号その他の符号のうち、政令で定めるものをいう。〈個情法第2条第2項〉

　(A) 特定の個人の身体の一部の特徴を電子計算機の用に供するために変換した文字、番号、記号その他の符号であって、当該特定の個人を識別することができるもの

　(B) 個人に提供される役務の利用もしくは個人に販売される商品の購入に関し割り当てられ、又は個人に発行されるカードその他の書類に記載され、もしくは電磁的方式により記録された文字、番号、記号その他の符号であって、その利用者もしくは購入者又は発行を受ける者ごとに異なるものとなるように割り当てられ、又は記載され、もしくは記録されることにより、特定の利用者もしくは購入者又は発行を受ける者を識別することができるもの

⇒　上記(A)の個人識別符号とは、特定の個人の身体の一部の特徴を電子計算機の用に供するために変換した符号であって、当該個人を識別することができるもの(例：指紋データ、顔認識データ)をいう。

　　したがって、①特定の個人の心身の状態に関する情報であって、当該個人等に対する不利益が生じないようにその取扱いに特に配慮を要する記述等が含まれる個人に関する情報のうち、②特定の個人の身体の一部の特徴を電子計算機の用に供するために変換した符号のうち当該個人を識別することができるものであり、③政令で定めるものは、医療情報と位置づけられることになる。

⇒　上記(A)の「特定の個人」とは、「身体の一部の特徴を電子計算機の用に供するために変換した文字、番号、記号その他の符号」の元となる人間を意味し、情報の取扱いによって不利益がもたらされる個人をいう。

⇒　上記(A)の「身体の一部」とは、人間の生来的又は環境によって形成される他人とは異なる特徴であり、身体の構成部分及びその動作をいう。

⇒　上記(A)の「電子計算機」とは、パーソナルコンピュータやスーパーコンピュータなど自動的に計算やデータ処理を行う電子装置をいう。

⇒　上記(A)の「電子計算機の用に供するために」とは、コンピュータを利用してデータ処理を行うことに適するようにすることをいう。例えば、手の静脈、指紋、本人顔写真の画像情報を電磁的方法によって採取することが該当する。

⇒　上記(A)の「文字」とは、英文字、ひらがな、カタカナ、漢字等をいう。

⇒　上記(A)の「番号」とは、0から9までの数字をいう。

⇒　上記(A)の「記号」とは、『＠』、『.』、『/』等をいう。

⇒　上記(A)の「符号」とは、意思、感情、事実等を電磁的等の方式により相手に認識できるように表現したものをいう。例えば、バーコード、モールス符号、手旗信号等が該当する。

⇒　上記(A)の「電子計算機の用に供するために変換した文字、番号、記号その他の符号」とは、コンピュータ処理が可能となるよう、身体に関する情報を数値化する等したものをいう。

⇒　上記(A)の身体的特徴のデータに関する該当性について、次のように整理することができる。

　(ア)　個人識別符号に該当し得るもの
　　○　指紋データ、顔認識データ、遺伝子データ、その他生体認証で利用される身体的特徴（筆跡、歩行、声紋、歯型、静脈、虹彩）のデータ
　　【理由】特定の個人を識別することが可能であるため

　(イ)　個人識別符号に該当しないもの
　　○　髪型、血液型、性別、髪・肌・瞳の色、血圧、体温
　　【理由】同内容を有する人が複数存在し、特定の個人を識別できないため

⇒　上記(B)の個人識別符号とは、個人に提供される役務の利用等に関し割り当てられ、又は個人に発行される書類等に記載された符号であって、その利用者等ごとに異なるものとなるように割り当てられ、又は記載等されることにより、特定の利用者等又は発行を受ける者を識別することができるもの（例：国民健康保険の被保険者証の記号、番号及び保険者番号）をいう。

　　したがって、①特定の個人の心身の状態に関する情報であって、当該個人等に対する不利益が生じないようにその取扱いに特に配慮を要する記述等が含まれる個人に関する情報のうち、②個人に提供される役務の利用等に関し割り当てられた符号等であって、その利用者等ごとに異なるものとなるように割り当てられることにより、特定の利用者等を識別することができるものであり、③政令で定めるものは、医療情報と位置づけられることになる。

24　解説23の(A)に該当する個人識別符号として、次に掲げるものが定められている。〈個情法施行令第1条第1号、第8号〉

(ア) 次に掲げる身体の特徴のいずれかを電子計算機の用に供するために変換した文字、番号、記号その他の符号であって、特定の個人を識別するに足りるものとして個人情報保護委員会規則で定める基準に適合するもの
① 細胞から採取されたデオキシリボ核酸(別名DNA)を構成する塩基の配列
② 顔の骨格及び皮膚の色並びに目、鼻、口その他の顔の部位の位置及び形状によって定まる容貌
③ 虹彩の表面の起伏により形成される線状の模様
④ 発声の際の声帯の振動、声門の開閉並びに声道の形状及びその変化
⑤ 歩行の際の姿勢及び両腕の動作、歩幅その他の歩行の態様
⑥ 手のひら又は手の甲もしくは指の皮下の静脈の分岐及び端点によって定まるその静脈の形状
⑦ 指紋又は掌紋
(イ) その他(ア)に準ずるものとして個人情報保護委員会規則で定める文字、番号、記号その他の符号

⇒ 上記(ア)の「個人情報保護委員会規則で定める基準」は、特定の個人を識別することができる水準が確保されるよう、適切な範囲を適切な手法により電子計算機の用に供するために変換することとする。〈個情法施行規則第2条〉

⇒ 上記(ア)①は、ゲノムデータのうち、遺伝型情報(例:全核ゲノムシークエンスデータ、全エクソームシークエンスデータ、全ゲノム一塩基多型(SNP)データ、互いに独立な40箇所以上のSNPから構成されるシークエンスデータ、9座位以上の4塩基単位の繰り返し配列(STR))により本人を認証することができるようにしたものをさす。〈個情法通則ガイドライン〉

※「ゲノムデータ」とは、細胞から採取されたデオキシリボ核酸(別名 DNA)を構成する塩基の配列を文字列で表記したものをいう。
※「SNP」とは、single nucleotide polymorphism の略
※「STR」とは、short tandem repeat の略

⇒ 上記(ア)②は、顔の骨格及び皮膚の色並びに目、鼻、口その他の顔の部位の位置及び形状から抽出した特徴情報を、本人を認証することを目的とした装置やソフトウェアにより、本人を認証することができるようにしたものをさす。〈個情法通則ガイドライン〉

⇒ 上記(ア)③は、虹彩の表面の起伏により形成される線状の模様から、赤外光や可視光等を用い、抽出した特徴情報を、本人を認証することを目的とした装置やソフトウェアにより、本人を認証することができるようにしたものをさす。〈個情法通則ガイドライン〉

⇒ 上記(ア)④は、音声から抽出した発声の際の声帯の振動、声門の開閉並びに声道の形状及びその変化に関する特徴情報を、話者認識システム等本人を認証することを目的とした装置やソフトウェアにより、本人を認証することができるようにしたものをさす。〈個情法通則ガイドライン〉

⇒ 上記(ア)⑤は、歩行の際の姿勢及び両腕の動作、歩幅その他の歩行の態様から抽出した特徴情報を、本人を認証することを目的とした装置やソフトウェアにより、本人を認証することができるようにしたものをさす。〈個情法通則ガイドライン〉

⇒　上記(ア)⑥は、手のひら又は手の甲もしくは指の皮下の静脈の分岐及び端点によって定まるその静脈の形状等から、赤外光や可視光等を用い抽出した特徴情報を、本人を認証することを目的とした装置やソフトウェアにより、本人を認証することができるようにしたものをさす。〈個情法通則ガイドライン〉

⇒　上記(ア)⑦の「指紋」は、指の表面の隆線等で形成された指紋から抽出した特徴情報を、本人を認証することを目的とした装置やソフトウェアにより、本人を認証することができるようにしたものをさす。〈個情法通則ガイドライン〉

⇒　上記(ア)⑦の「掌紋」は、手のひらの表面の隆線や皺等で形成された掌紋から抽出した特徴情報を、本人を認証することを目的とした装置やソフトウェアにより、本人を認証することができるようにしたものをさす。〈個情法通則ガイドライン〉

⇒　上記(ア)①から⑦までのほか、これらのものから抽出した特徴情報を組み合わせ、本人を認証することを目的とした装置やソフトウェアにより、本人を認証することができるようにしたものも個人識別符号に含まれる。〈個情法通則ガイドライン〉

⇒　上記(イ)に「個人情報保護委員会規則で定める文字、番号、記号その他の符号」とあるが、現在のところ、(ア)に準ずるものとして定められたものはない。

25　解説23の(B)に該当する個人識別符号として、次に掲げるものが定められている。〈個情法施行令第1条第2号から第8号まで〉

(ア)　旅券の番号(旅券法第6条第1項第1号)
(イ)　国民年金の基礎年金番号(国民年金法第14条)
(ウ)　運転免許証の番号(道路交通法第93条第1項第1号)
(エ)　住民票コード(住民基本台帳法第7条13号)
(オ)　個人番号(行政手続における特定の個人を識別するための番号の利用等に関する法律第2条第5項)
(カ)　次に掲げる証明書にその発行を受ける者ごとに異なるものとなるように記載された個人情報保護委員会規則で定める文字、番号、記号その他の符号
　①　国民健康保険の被保険者証(国民健康保険法第9条第2項)
　②　高齢者医療の被保険者証(高齢者の医療の確保に関する法律第54条第3項)
　③　介護保険の被保険者証(介護保険法第12条第3項)
(キ)　その他(ア)から(カ)までに準ずるものとして個人情報保護委員会規則で定める文字、番号、記号その他の符号

⇒　上記(カ)の「個人情報保護委員会規則で定める文字、番号、記号その他の符号」は、次に掲げる証明書ごとに、それぞれに定めるものとする。〈個情法施行規則第3条〉
　①　国民健康保険の被保険者証――被保険者証の記号、番号及び保険者番号
　②　高齢者医療の被保険者証――被保険者証の番号及び保険者番号
　③　介護保険の被保険者証――被保険者証の番号及び保険者番号

⇒　上記(キ)の「個人情報保護委員会規則で定める文字、番号、記号その他の符号」は、次に掲げるものとする。〈個情法施行規則第4条〉
　①　健康保険の被保険者証の記号、番号及び保険者番号(健康保険法施行規則第47条第2項)

② 健康保険の高齢受給者証の記号、番号及び保険者番号(健康保険法施行規則第52条第1項)
③ 船員保険の被保険者証の記号、番号及び保険者番号(船員保険法施行規則第35条第1項)
④ 船員保険の高齢受給者証の記号、番号及び保険者番号(船員保険法施行規則第41条第1項)
⑤ 旅券(日本国政府の発行したものを除く。)の番号(出入国管理及び難民認定法第2条第5号)
⑥ 在留カードの番号(出入国管理及び難民認定法第19条の4第1項第5号)
⑦ 私立学校教職員共済の加入者証の加入者番号(私立学校教職員共済法施行規則第1条の7)
⑧ 私立学校教職員共済の加入者被扶養者証の加入者番号(私立学校教職員共済法施行規則第3条第1項)
⑨ 私立学校教職員共済の高齢受給者証の加入者番号(私立学校教職員共済法施行規則第3条の2第1項)
⑩ 国民健康保険の高齢受給者証の記号、番号及び保険者番号(国民健康保険法施行規則第7条の4第1項)
⑪ 国家公務員共済組合の組合員証の記号、番号及び保険者番号(国家公務員共済組合法施行規則第89条)
⑫ 国家公務員共済組合の組合員被扶養者証の記号、番号及び保険者番号(国家公務員共済組合法施行規則第95条第1項)
⑬ 国家公務員共済組合の高齢受給者証の記号、番号及び保険者番号(国家公務員共済組合法施行規則第95条の2第1項)
⑭ 国家公務員共済組合の船員組合員証及び船員組合員被扶養者証の記号、番号及び保険者番号(国家公務員共済組合法施行規則第127条の2第1項)
⑮ 地方公務員等共済組合の組合員証の記号、番号及び保険者番号(地方公務員等共済組合法規程第93条第2項)
⑯ 地方公務員等共済組合の組合員被扶養者証の記号、番号及び保険者番号(地方公務員等共済組合法規程第100条第1項)
⑰ 地方公務員等共済組合の高齢受給者証の記号、番号及び保険者番号(地方公務員等共済組合法規程第100条の2第1項)
⑱ 地方公務員等共済組合の船員組合員証及び船員組合員被扶養者証の記号、番号及び保険者番号(地方公務員等共済組合法規程第176条第2項)
⑲ 雇用保険被保険者証の被保険者番号(雇用保険法施行規則第10条第1項)
⑳ 特別永住者証明書の番号(日本国との平和条約に基づき日本の国籍を離脱した者等の出入国管理に関する特例法第8条第1項第3号)

26 解説23の(B)について、個人に提供される役務の利用又は個人に販売される商品の購入に関し割り当てられた文字、番号、記号その他の符号であって、特定の利用者又は購入者を識別することができるものとして、次のようなものが考えられる。ただし、いずれも政令で定められていないため、個人識別符号には該当しない。

○ 携帯電話番号
○ 電子メールアドレス
○ ICカード固有のID

○ SNS 等のユーザ ID
○ ポイントカード番号
○ 銀行口座番号
○ クレジットカード番号
○ 情報通信端末 ID
○ IP アドレス
　※「IP アドレス」とは、インターネット接続を成立させるために割り当てられる番号をいう。

27 解説 23 の(B)について、個人に発行されるカードその他の書類に記載された文字、番号、記号その他の符号であって、発行を受ける者を識別することができるものとして、次のようなものが考えられる。
○ 旅券番号
○ 国民年金の基礎年金番号
○ 免許証番号
○ 住民票コード
○ 個人番号
○ 社員証番号
○ 受験票番号
○ 学籍番号

　このうち、旅券番号、国民年金の基礎年金番号、免許証番号、住民票コード及び個人番号は、政令で定められているため、個人識別符号に該当する。一方、社員証番号、受験票番号及び学籍番号については、いずれも政令で定められていないため、個人識別符号には該当しない。

28 次のような文字、番号、記号その他の符号については、政令によるまでもなく、個人識別符号に該当しない。
○ 受付番号
　【理由】事業者が定める上限に達した場合にゼロに戻って付番され、発行を受ける者ごとに異なるものとなるように割り当てられたものではないため
○ マック・アドレス(MAC アドレス)
　【理由】端末(物)に割り振られるものであり、人に対して割り当てられたものではないため
○ 日本銀行券、株券、クオカード(QUO カード)
　【理由】流通して複数の人が利用するものであり、利用者ごとに異なるものとなるように割り当てられたものではないため
○ クッキー(Cookie)
　※「クッキー」とは、ウェブサイトを閲覧した際に、ウェブサーバからブラウザに情報を保存する仕組みをいう。ブラウザが持っている機能で、ウェブページ上のスクリプト(簡易的なプログラム)等から設定されたクッキー情報をコンピュータ内に保存し、ログイン状態を示す情報を保存したり一度アクセスした人のブラウザに一意の番号を保存することにより、次にそ

のブラウザからアクセスがあった場合、同一のブラウザからのアクセスであると判断することができる。

【理由】ウェブサイト管理者が運営するサーバと閲覧者の端末間において閲覧時のブラウザを識別することにより、閲覧終了後再び同じサイトを閲覧した場合に前回と同様の状態を作り出し、その端末での閲覧履歴を集積するものであって、利用者ごとに異なるものとなるように割り当てられたものではないため

<個人情報（参考）>

29　個人情報保護法では、個人の権利利益を保護することを目的としていることから、個人に関する情報であっても、特定の個人を識別できないものを対象とする必要性は認められないため、生存する個人に関する情報であって、特定の個人を識別することができるものを、個人情報としている。

30　「個人情報」とは、生存する個人に関する情報であって、次のいずれかに該当するものをいう。〈個情法第2条第1項〉

(A) 当該情報に含まれる氏名、生年月日その他の記述等により特定の個人を識別することができるもの（他の情報と容易に照合することができ、それにより特定の個人を識別することができることとなるものを含む。）

(B) 個人識別符号が含まれるもの

⇒ 上記に「生存する個人」とあるが、これについて次のように整理することができる。

(ア) 個人情報保護法では、生存する個人に関する情報に限って対象としている。死者に関する情報が、同時に遺族等の生存する個人に関する情報でもある場合は、生存する個人に関する情報として個人情報保護法の対象となる。

(イ) 個人情報保護法は、個人情報の本人を対象として、本人の権利利益の侵害又は侵害のおそれが発生することを未然に防止することを目的としており、死者に関する情報の保護によって、相続人や遺族等の第三者の権利利益を保護することまでを意図していない。

(ウ) もし仮に死者に関する情報を対象にしたとしても、開示の請求（個情法第28条第1項）を行うことができないなど意義は乏しい。死者に関する情報の取扱いが生存する個人の権利利益を侵害する場合には、むしろ、当該個人情報が被侵害者に関する個人情報であるかどうかを論ずべきであろう。

例えば、相続財産に関する情報は、死者に関する情報であるが、同時に相続人に関する情報でもある。しかし、相続財産に関する情報が、相続人に関する情報として個人情報保護法の対象となるためには、当該情報により相続人が識別できなければならない。例えば、相続財産に関する情報に相続人の氏名が含まれている場合は、生存する個人を識別できるものとして個人情報保護法の対象となる。

⇒ 上記の「個人に関する情報」とは、氏名、住所、性別、生年月日、顔画像等個人を識別する情報に限られず、個人の身体、財産、職種、肩書等の属性に関して、事実、判断、評価を表すすべての情報である。評価情報、公刊物等によって公にされている情報のほか、映像や音声による情報も含まれ、暗号化等によって秘匿化されているかどうかは問

31 法人その他の団体は個人に該当しないため、法人等の団体に関する情報は個人情報に含まれない。一方、法人等の役員に関する情報は個人情報に該当するが、法人等の団体に関する情報すべてが法人等の役員等の個人に関する情報となるわけではない。

法人等の役員に関する情報は、法人等についての情報の一部としての側面を有するが、役員自身の個人情報としての側面が否定されるわけではない。また、個人事業者については、事業者としての情報と個人としての情報を区別することが困難である。これらの事情を考慮し、法人等の役員に関する情報を個人情報の定義から除外することとはしていない。

■第2条第2項■

> この法律において医療情報について「本人」とは、医療情報によって識別される特定の個人をいう。

趣旨
本規定は、本人の定義を定めたものである。

解説
1 医療情報は、特定の個人の心身の状態に関する情報であって、当該心身の状態を理由とする当該個人等に対する不利益が生じないようにその取扱いに特に配慮を要する記述等が含まれる個人に関する情報のうち、当該情報に含まれる記述等により特定の個人を識別することができるもの等と定義されているが(法第2条第1項)、この裏返しとして、医療情報により識別されることとなる特定の個人を「本人」と定義し、本法による保護が図られる対象としたものである。

2 「本人」には、法人その他の団体は含まれないが、自然人であれば日本国民のみならず、外国人も含まれる。

> ■第2条第3項■
>
> 　この法律において「匿名加工医療情報」とは、次の各号に掲げる医療情報の区分に応じて当該各号に定める措置を講じて特定の個人を識別することができないように医療情報を加工して得られる個人に関する情報であって、当該医療情報を復元することができないようにしたものをいう。
> 一　第一項第一号に該当する医療情報　当該医療情報に含まれる記述等の一部を削除すること（当該一部の記述等を復元することのできる規則性を有しない方法により他の記述等に置き換えることを含む。）。
> 二　第一項第二号に該当する医療情報　当該医療情報に含まれる個人識別符号の全部を削除すること（当該個人識別符号を復元することのできる規則性を有しない方法により他の記述等に置き換えることを含む。）。

趣旨

　本規定は、匿名加工医療情報の定義を定めたものである。

解説

1　匿名加工医療情報とは、医療情報を定められた措置（法第2条第3項各号）を講じて特定の個人を識別することができないように加工して得られる個人に関する情報であって、当該医療情報を復元して特定の個人を再識別することができないようにしたものをいう。

2　本法では、匿名加工医療情報の作成の方法、すなわち特定の個人を識別することができないようにするための医療情報の加工の方法を定めるとともに、その取扱いに関する規制が設けられている。これに伴い、特定の個人を識別することができないように医療情報を加工して得られる個人に関する情報であって、当該医療情報を復元することができないようにしたものを匿名加工医療情報としている。

3　匿名加工医療情報は、医療情報に含まれる記述等の一部を削除すること等（法第2条第3項各号）によって、その第三者提供にあたって本人の同意等を要さないようにするなど、別の規律による取扱いを可能とするものである。

　ただし、匿名加工医療情報といえども、匿名加工措置を講じた者においては容易照合性がある。また、匿名加工医療情報の受領者にあっては、自身が取り扱っている個人情報が当該匿名加工医療情報と同一人物の情報である可能性があり、その場合には匿名加工医療情報の項目を媒介して照合が可能であるため、受領者における容易照合性を否定し得ない部分もある。

　このように、匿名加工措置を講じたとしても提供者や受領者における容易照合性が否定されるものではない。そこで、別途、復元や照合によって特定の個人を識別することを禁止することによって、"匿名加工医療情報は医療情報に含まれない"ものと位置づけている。

　匿名加工医療情報は、特定の個人を識別することができないように措置を施したもの

であり、特定の個人を識別できる情報が含まれないものであることから、当該個人等に不利益が生じないとの前提の下、匿名加工医療情報には個人医療情報と同じ規律を課さず、より緩やかな規律で取扱いができるようにしたものといえる。

4 医療情報と匿名加工医療情報の関係性について、次のように整理することができる。
 (ｱ) 医療情報は、特定の個人を識別することができるからこそ、当該個人等に不利益を生ずるものでもある。一方、匿名加工医療情報は、他の情報と照合したり削除された項目を復元すること等によって医療情報となり得るものであるが、そのような行為がなされない限り医療情報ではないものである。

   すなわち、匿名加工医療情報による当該個人等への不利益の発生は、医療情報に復元する、他の情報を追加する、又は他の情報と照合することにより、特定の個人を識別することができるようになった場合にのみ起こるといえる。

   したがって、匿名加工医療情報は、その取扱いによっては医療情報に変化し得るものということができる。

 (ｲ) 医療情報に加工を施した事業者においては、加工を施す前のデータセットや加工方法(例：削除のアルゴリズム、対応表)を保持していることがあり、その場合、匿名加工医療情報を元の状態に戻すことができる。他方、匿名加工医療情報を受領した事業者であっても、加工方法を入手すること等によって医療情報に復元することは可能である。

 (ｳ) そこで、匿名加工医療情報を取り扱う者に対し、医療情報に復元しないこと及び他の情報と照合して特定の個人を識別すること等を禁止することにより、医療情報の取扱いに必要となる規制の一部の免除を可能としている。

   さらに、匿名加工医療情報の提供を受ける者にも、当該匿名加工医療情報の作成にあたって医療情報から削除された記述等や個人識別符号又は加工方法に関する情報を取得すること、当該匿名加工医療情報を他の情報と照合することを禁止している。

5 医療情報と匿名加工医療情報における容易照合性の考え方について、次のように整理することができる。
 (ｱ) 単体のデータ又はデータセットからは特定の個人を識別できない情報であっても、他の情報と容易照合性があり特定の個人を識別することができることとなるものは、本法による保護の対象となる。

   これは、医療情報の定義において、『他の情報と容易に照合することができ、それにより特定の個人を識別することができることとなるものを含む(法第2条第1項第1号括弧書)』と明記されていることからも明らかである。

   このように、事業者の通常の業務において一般的な方法で他の情報との照合が可能な状態にあれば、特定の個人を識別することが可能であるため、このような情報を医療情報として取り扱うことを求めることにより、本人等への不利益の発生を防止することとしている。

 (ｲ) 容易照合性の判断については、実際に情報を取り扱う事業者が有する情報、組織体制、知識及び技術等のすべての事情を基礎として、そのような状況にあれば特定の個

人を識別することができるか否かを一般人の感覚をもって判断するものとされている。
〈H26/11/7 衆議院内閣委員会〉
(ｳ) 匿名加工医療情報は、氏名、生年月日等の記述等の一部を削除し、個人識別符号の全部を削除することによって、そのデータから特定の個人を識別することができなくなったものをいう。

とはいえ、他の情報と照合することによって特定の個人を識別できるようになるため、その意味では、医療情報の定義として明記されている『他の情報と容易に照合することができ、それにより特定の個人を識別することができることとなるものを含む(法第2条第1項第1号括弧書)』との関係性が問題となる。

(ｴ) 匿名加工措置を講じた事業者は、通常、匿名加工医療情報の元となった医療情報を引き続き保持し、かつ、匿名加工の方法を有している状態にあるといえる。また、双方のデータへのアクセスが可能な従業者が存在する等の事情があれば、容易照合性の状態にあるといえる。匿名加工医療情報を取得した事業者においても、その提供者との間で業務上の取引関係があり、元データを入手する等して特段のコストをかけることなく照合できる可能性があれば、やはり容易照合性の状態にあるといえるだろう。

しかしながら、本法では、匿名加工医療情報を元のデータに復元すること、記述等を加えて新たな医療情報とすること、医療情報を含む他の情報と照合することを禁止している。

このように、匿名加工医療情報から特定の個人を識別しようとしても、その行為は法的に遮断されている。そのため、匿名加工医療情報は、容易に照合可能な状態にあるとはいえず、解釈上、医療情報に該当しないものとしている。

6 匿名加工医療情報の取扱いについて、次のように整理することができる。

(ｱ) 匿名加工医療情報を作成した者における匿名加工医療情報の取扱い

① 事業者が自己の保有する医療情報を加工して匿名加工医療情報を作成した場合、その情報は保有状態その他保有している情報によっては、当該事業者において医療情報に該当し得る。

② 匿名加工医療情報は、加工により、特定の個人を識別することができず、また、個人識別符号を含まないものとしていることから、単体では医療情報に該当しないものであるが、匿名加工医療情報を作成した者においては、その元となった医療情報が保有されているため、匿名加工医療情報の形に加工したとしても、これに含まれている情報の内容が一致する部分を用いて照合することは可能である。たとえ情報の置換、抽象化といった加工を行っている場合であっても、加工のアルゴリズムや対応表を破棄していないときは、やはり当該事業者において特定の個人を識別することは可能といえる。

③ そこで、匿名加工医療情報を作成した者に対して、当該匿名加工医療情報を他の情報と照合することを禁止しており、この識別行為の禁止規定(法第18条第2項)を設けることにより、容易照合性はないものとしている。

④ なお、事業者において匿名加工医療情報とその他の情報が容易照合性を有し、照合

することで特定の個人を識別することができる限りは、その匿名加工医療情報は医療情報に該当する。
(イ) 匿名加工医療情報の提供を受けた者における匿名加工医療情報の取扱い
① 匿名加工医療情報の受領者においては、医療情報を含む様々な個人に関する情報を保有していることが考えられ、保有している情報によっては、当該匿名加工医療情報との間で容易照合性が存在することになり、その場合は医療情報としての取り扱いが求められることになる。
② こうした状況を想定して、匿名加工医療情報の受領者に対して、加工の方法に関する情報を取得し、当該匿名加工医療情報を他の情報と照合することを禁止しており、この識別行為の禁止規定(法第18条第3項)を設けることにより、容易照合性はないものとしている。

7 「特定の個人を識別することができないように」とあるが、これは、匿名加工医療情報そのものにより、特定の個人を識別することができない状態になっていることをいう。
　特定の個人を識別することができない状態とするためには、医療情報に含まれる氏名、生年月日等の情報を、当該医療情報に含まれる項目に合わせて削除する必要がある。
　例えば、医療情報に氏名、住所、生年月日、勤務先、メールアドレス、介護保険の被保険者証の番号及び保険者番号等の項目が含まれている場合、氏名と住所が組み合わされば、その住所に居住するその氏名の者は通常一人しかおらず特定の人物を識別できることから、氏名及び住所の詳細を削除し置き換える等の措置が必要となる。また、勤務先や生年月日は、住所等の情報と組み合わさることにより特定の人物を識別できるようになることから、やはり削除や置き換え等の措置を行うことが求められる。他方、介護保険の被保険者証の番号及び保険者番号は、個人識別符号に該当することから全部を削除する必要がある。

8 匿名加工医療情報に求められる「特定の個人を識別することができない」という要件は、あらゆる手法によって特定することができないよう技術的側面からすべての可能性を排除することまでを求めるものではなく、少なくとも、一般人及び一般的な事業者の能力、手法等を基準として当該情報を医療情報取扱事業者又は匿名加工医療情報取扱事業者が通常の方法により特定できないような状態にすることを求めるものである。
　この場合の『一般人又は一般的な事業者』とは、一般人及び一般的な医療従事者、一般的な医療機関等を意味する。これは、ある特定の疾患や治療法について専門性を有していない一般的な医療従事者(医師、看護師等)を想定するものである。
　また、判断の基準となる『一般人又は一般的な事業者の能力、手法等』については、例えば、スーパーコンピュータのような高度な機能を有する資源や高度なハッキング・スキルを利用する等のあらゆる手法によって特定や復元を試みたとしてもできないというように、技術的側面からすべての可能性を排除することまでを求めるものではない。
〈ガイドライン〉

9 「個人に関する情報であって」とあるが、統計情報の取扱いについて次のように整理することができる。〈ガイドライン〉

(ｱ) 統計情報は、複数人の情報から共通要素に係る項目を抽出して同じ分類ごとに集計して得られるデータであり、集団の傾向又は性質などを数量的に把握するものであることを踏まえると、特定の個人との対応関係が排斥されている限りにおいては、「個人に関する情報」に該当するものではないため、匿名加工医療情報の範囲に含まれない。

 (ｲ) したがって、認定匿名加工医療情報作成事業者が統計情報を作成した場合、その統計情報の第三者へ提供は、本法の規制の対象とならない。

10　「当該医療情報を復元することができないようにしたもの」とは、通常の方法では、匿名加工医療情報から匿名加工医療情報の作成の元となった医療情報に含まれていた特定の個人を識別することとなる記述等又は個人識別符号の内容を特定すること等により、匿名加工医療情報を医療情報に戻すことができない状態にすることをいう。

　これは、あらゆる手法によって復元することができないよう技術的側面からすべての可能性を排除することまでを求めるものではなく、少なくとも、一般人及び一般的な事業者(一般的な医療従事者)の能力、手法等を基準として当該情報を医療情報取扱事業者又は匿名加工医療情報取扱事業者が通常の方法により復元できないような状態にすることを求めるものである。〈ガイドライン〉

＜第１号＞

11　本号は、氏名、生年月日その他の記述等が含まれる医療情報については、特定の個人を識別するに至るすべての項目を削除したものを、匿名加工医療情報とすることとしている。

12　「記述等の一部を削除」とあるが、これは、記述等の内容によって特定の個人を識別できないようにするために削除すべき範囲が異なるためである。

13　「削除すること(略)」とあるが、これには、特定の個人の識別に至る項目を削除することのみならず、その項目を復元できない方法で別の情報に置き換えること(詳細な情報を一般的、抽象的な事項に置換することを含む。)も含まれる。

＜第２号＞

14　本号は、個人識別符号が含まれる医療情報については、当該個人識別符号を削除したものを、匿名加工医療情報とすることとしている。なお、個人識別符号が複数含まれている場合には、そのすべてを削除する必要がある。

15　「個人識別符号の全部を削除」とあるが、これは、個人識別符号そのもので特定の個人を識別できるためである。

16　「削除すること(略)」とあるが、これには、当該個人識別符号のすべてを削除することのみならず、その個人識別符号を復元できない方法で他の番号、記号等に置き換えることも含まれる。

第1章　総則(第1条—第3条)

■**第2条第4項**■

> この法律において「匿名加工医療情報作成事業」とは、医療分野の研究開発に資するよう、医療情報を整理し、及び加工して匿名加工医療情報(匿名加工医療情報データベース等[3](匿名加工医療情報を含む情報の集合物であって[4]、特定の匿名加工医療情報を電子計算機を用いて検索することができるように体系的に構成したものその他特定の匿名加工医療情報を容易に検索することができるように体系的に構成したものとして政令で定めるもの[5]をいう。第十八条第三項において同じ。)を構成するものに限る[2]。以下同じ。)を作成する事業をいう。

趣旨

本規定は、匿名加工医療情報作成事業の定義を定めたものである。

解説

1　本法では、医療分野の研究開発に資するよう、医療情報を整理・加工して匿名加工医療情報を作成する事業を匿名加工医療情報作成事業としている。

2　「匿名加工医療情報データベース等(略)を構成するものに限る」とあるように、匿名加工医療情報作成事業では、匿名加工医療情報データベース等を構成するものに対象を限定している。

そもそも医療分野においては、大量の医療情報を匿名化し、データベース化された匿名加工医療情報(いわゆるビッグデータ)が求められており、散在情報を個別に匿名化することを必要としているわけではない。

匿名加工医療情報の作成事業を行う者は、匿名加工医療情報データベース等を構成する匿名加工医療情報を作成することはあっても、データベース化することを意図せず個別の医療情報をバラバラに匿名加工を行うことはないと考えられるため、匿名加工医療情報作成事業の対象を、匿名加工医療情報データベース等を構成するものに限ることとしたものである。

※「散在情報」とは、データベースを構成しない情報、容易に検索し得ない情報をいう。

＜匿名加工医療情報データベース等＞

3　本法では、匿名加工医療情報を含む情報の集合物であって、①特定の匿名加工医療情報を電子計算機を用いて検索することができるように体系的に構成したもの、②その他特定の匿名加工医療情報を容易に検索することができるように体系的に構成したものとして政令で定めるものを匿名加工医療情報データベース等としている。

4　「匿名加工医療情報を含む情報の集合物であって」とあるが、これは、データベースに含まれる情報が必ずしも匿名加工医療情報のみであるとは限らないことを考慮したものである。

5　「政令で定めるもの」は、これに含まれる匿名加工医療情報を一定の規則に従って整理することにより特定の匿名加工医療情報を容易に検索することができるように体系的に構成した情報の集合物であって、目次、索引その他検索を容易にするためのものを有するものをいう。〈令第2条〉

■第２条第５項■

> この法律において「医療情報取扱事業者」とは、医療情報を含む情報の集合物であって、特定の医療情報を電子計算機を用いて検索することができるように体系的に構成したものその他特定の医療情報を容易に検索することができるように体系的に構成したものとして政令で定めるもの（第四十四条において「医療情報データベース等」という。）を事業の用に供している者をいう。

趣　旨

本規定は、医療情報取扱事業者の定義を定めたものである。

解　説

1　本法では、医療情報データベース等を事業の用に供している者を医療情報取扱事業者としている。

2　医療分野の研究開発（例：医薬品の副作用の解析）においては、数百万人単位の匿名加工医療情報が求められる場合があるが、このような大量の匿名加工医療情報を作成するためには、本人又はその遺族の安心感を確保し、その理解と協力を得た中で事業者に医療情報が提供される必要がある。

　医療情報が体系的に構成されていなければ、本人又はその遺族の意思を尊重する手続を確実にこなしつつ、大量の医療情報を提供する業務を効率的に実施することは期待できない。

　また、本人又はその遺族が医療情報の提供の停止を求めた場合（法第30条第1項）においても、医療情報が体系的に構成されていなければ、その対象となる医療情報を特定し、認定匿名加工医療情報作成事業者への提供を確実に停止することが期待できない。

　そのような観点から、医療情報データベース等を事業の用に供している者のみを医療情報取扱事業者としている。

3　「事業の用に供している者」とあるが、「事業」とは、一定の目的をもって反復継続して遂行される同種の行為であって、かつ、社会通念上事業と認められるものをいい、営利であるか非営利であるかは問われない。

　また、「者」については、法人であるか個人であるかは問われない。権利能力のない社団（任意団体）又は個人であっても、医療情報データベース等を事業の用に供している場合は医療情報取扱事業者に該当するため、その医療情報の取扱いについて本法の適用を受けることとなる。

　なお、医療情報データベース等を事業の用に供している者であれば、当該医療情報データベース等を構成する医療情報によって識別される特定の個人の数の多寡にかかわらず、医療情報取扱事業者に該当する。

4　医療情報取扱事業者として、例えば、保有する医療情報を認定匿名加工医療情報作成事業者に対して提供する医療機関等が該当する。

5　個人情報保護法では、個人情報データベース等を事業の用に供している者を『個人情

報取扱事業者』としつつ、国の機関、地方公共団体、独立行政法人等及び地方独立行政法人を対象から除外している(個情法第2条第5項)。

　一方、次世代医療基盤法では、除外規定を設けず、医療情報データベース等を事業の用に供している者すべてを医療情報取扱事業者としている。これは、国立大学付属病院や地方公共団体が経営する病院など、医療機関等には多様な主体が存在すること等を考慮したものである。

6　『個人情報』は、その取扱者の位置づけにより適用される法令が異なるが、「医療情報」については、医療情報取扱事業者の位置づけの如何にかかわらず、本法に基づいて取り扱われることとなる。

　これは、行政機関等の保有する個人情報の適正かつ効果的な活用による新たな産業の創出並びに活力ある経済社会及び豊かな国民生活の実現に資するための関係法律の整備に関する法律(平成28年5月27日法律第51号)において、『政府は、この法律の公布後2年以内に、個人情報保護法に規定する個人情報取扱事業者、国の機関、地方公共団体、独立行政法人等及び地方独立行政法人が保有する個人情報が一体的に利用されることが公共の利益の増進及び豊かな国民生活の実現に特に資すると考えられる分野における個人情報の一体的な利用の促進のための措置を講ずる(附則第4条第1項)』と規定されたことに対応したものである。

⇒　上記に「その取扱者の位置づけにより適用される法令が異なる」とあるが、個人情報の取扱いについては、民間事業者にあっては個人情報保護法、国の機関にあっては行政機関個人情報保護法、独立行政法人等にあっては独立行政法人等個人情報保護法、地方公共団体にあっては地方公共団体が定める条例が適用される。

<医療情報データベース等>

7　本法では、医療情報を含む情報の集合物であって、①特定の医療情報を電子計算機を用いて検索することができるように体系的に構成したもの、②その他特定の医療情報を容易に検索することができるように体系的に構成したものとして政令で定めるものを医療情報データベース等としている。

8　「医療情報を含む情報の集合物であって」とあるが、これは、データベースに含まれる情報が必ずしも医療情報のみであるとは限らないことを考慮したものである。

9　「データベース」とは、法令上、特定の情報を電子計算機を用いて検索することができるように体系的に構成したものと規定される。〈著作権法第2条第10の3項、住民基本台帳法第30条の38第3項〉

　一方、技術的観点からは、データの共有化、統合管理、高い独立性を目的として、データを集中管理する構造をいう。

　データベースの特徴は、一般的なファイル管理におけるデータの重複を排除し、データの修正等を一度の作業によって行うことができるなど、データの管理を容易にするとともに、データの保護のため、利用者ごとにデータの検索、更新についての権限を設定できることである。しかしながらその一方で、データベースが特定のグループのためだけに構築されていても、データとして統合化されている規則さえ開放されれば他の者が

容易に利用することができるため、十分な管理が行われなければ不測の権利利害の侵害をもたらす可能性が著しく高まることとなる。

　こうした情報の管理方式は、情報通信技術の発達、とりわけコンピュータ技術の発達により可能となったものであり、高度情報通信社会の進展に伴う法整備の必要性と密接に関連するものといえよう。

10　「政令で定めるもの」は、これに含まれる医療情報を一定の規則に従って整理することにより特定の医療情報を容易に検索することができるように体系的に構成した情報の集合物であって、目次、索引その他検索を容易にするためのものを有するものをいう。

〈令第3条〉

⇒　電子計算機を用いていない場合であっても、カルテ等の医療情報が記載された紙面を一定の方式(例：五十音順)に従って整理・分類し、第三者によって容易に検索可能な状態においているとき(例：目次、索引、符号等を付している場合)は、医療情報データベース等に該当するものとしている。

第1章　総則(第1条—第3条)

第三条（国の責務）

> 国は、健康・医療に関する先端的研究開発及び新産業創出に関する施策の一環として、医療分野の研究開発に資するための匿名加工医療情報に関し必要な施策を講ずる責務を有する。

趣旨

本規定は、医療分野の研究開発に資するため、匿名加工医療情報に関して必要な施策の整備に取り組む国の責務についての考え方を明らかにしたものである。

解説

1　我が国において健康長寿社会を形成するためには、健康・医療に関する先端的研究開発及び新産業創出が重要であり、そのためには医療分野の研究開発に資するための匿名加工医療情報に関して必要な施策を講ずることが必要となる。

　このため、本法では、医療分野の研究開発に資するよう、医療情報を整理し、及び加工して匿名加工医療情報を作成する事業を適正かつ確実に行うことができるものと認められる旨の主務大臣の認定制度（法第8条第1項）を設けるとともに、当該認定を受けた者いわゆる認定匿名加工医療情報作成事業者が、医療分野の研究開発に必要とされる大量の匿名加工医療情報を作成できるようにするため、その作成に用いる医療情報について、当該医療情報に係る本人又はその遺族の意思を尊重する手続を経ることを条件として、医療情報取扱事業者から提供を受けることができるものとしている（法第30条第1項）。

　また、健康・医療に関する先端的研究開発及び新産業創出に関する施策の一環として、匿名加工医療情報作成事業が適正かつ確実に実施されるよう、認定匿名加工医療情報作成事業者及びその委託を受けて医療情報等又は匿名加工医療情報を取り扱う事業を行う者いわゆる認定医療情報等取扱受託事業者に対する監督権限を適切に行使するとともに、医療情報に係る本人又はその遺族等の安心感を確保して医療情報の提供に理解と協力を得るための広報活動（法第5条）、医療情報及び匿名加工医療情報に関する規格の適正化（法第6条）、情報システムの整備（法第7条）といった規定が設けられている。

　そこで、医療分野の研究開発に資するため、匿名加工医療情報に関し必要な施策を講ずる責務を国が有していることを本規定により明らかにしている。

2　「国」とあるが、これは、一般には行政府、立法府及び司法府を含めた総体という意味合いを持たせる場合に用いられることが多い。

　なお、法第4条第1項においては、関連施策の具体的な実施の主体を明確にするため、「国」ではなく、『政府』としている。

3　「匿名加工医療情報」とは、医療情報に含まれる記述等の一部を削除等又は個人識別符号の全部を削除等する措置を講じて特定の個人を識別することができないように医療情報を加工して得られる個人に関する情報であって、当該医療情報を復元することができないようにしたものをいう。〈法第2条第3項〉

4 国の責務の対象となる匿名加工医療情報は、匿名加工医療情報データベース等を構成するものに限られる(法第2条第4項)。

　これは、医療分野の研究開発において有用性があるのは、データベース化された情報(いわゆるビッグデータ)のみであることから、匿名加工医療情報データベース等を構成しない匿名加工医療情報を除外したものである。

第二章　医療分野の研究開発に資するための匿名加工医療情報に関する施策

第一節　医療分野の研究開発に資するための匿名加工医療情報に関する基本方針

第四条

■第4条第1項■

> 政府は、医療分野の研究開発に資するための匿名加工医療情報に関する施策の総合的かつ一体的な推進を図るため、医療分野の研究開発に資するための匿名加工医療情報に関する基本方針(以下「基本方針」という。)を定めなければならない。

趣旨

本規定は、次世代医療基盤法の下に、関連する個別の法令や制度施策が全体として総合的かつ一体的に運用されるよう、政府において、医療分野の研究開発に資するための匿名加工医療情報の保護に関して基本となる方針を作成する旨を定めたものである。

解説

1　基本方針は、健康・医療に関する先端的研究開発及び新産業創出を促進し、もって健康長寿社会の形成に資するという次世代医療基盤法の目的を達成するため、医療分野の研究開発に資するための匿名加工医療情報に関する施策の推進に関する基本的な方向、国が講ずべき措置等について定めたものである。

　　本法の目的たる健康長寿社会の形成への寄与を実現するためには、内閣総理大臣、文部科学大臣、厚生労働大臣及び経済産業大臣のみならず、個人情報保護委員会、総務省その他医療分野の研究開発に資するための匿名加工医療情報に関係する多数の省庁の協力を通じて総合的かつ一体的に推進される必要があることから、政府全体として基本となる方針を定め、この基本方針に基づき諸施策を推進するものとしている。

2　次世代医療基盤法は、医療分野の研究開発に資するための匿名加工医療情報に関し、匿名加工医療情報作成事業を行う者の認定、医療情報及び匿名加工医療情報等の取扱いに関する規制等を定めることにより、健康・医療に関する先端的研究開発及び新産業創出を促進し、もって健康長寿社会の形成に資することを目的としたものである。

　　医療情報については、現在、全国規模で利活用が可能なデータは、診療報酬明細書、調剤報酬明細書(レセプト)等のインプットに関するデータが基本であり、診療行為の実施結果(アウトカム)に関するデータ(例：検査データ、各種画像データ)の利活用は十分には進んでいるとは言い難い状況にある。

　　海外でも大規模な医療情報データベースの整備・活用が進展しつつある中で、我が国としても、アウトカムを含む質の高い大規模な医療情報の収集・利活用を進めていく必

要があるが、我が国の医療制度の特性として、医療機関の設立母体が民間中心であるとともに、保険制度等が分立していることもあり、こうした情報は分散して保有されている傾向にある。

こうした中、2017年5月に改正個人情報保護法が施行され、病歴等の情報を要配慮個人情報と位置付ける一方で、要配慮個人情報を含め、特定の個人を識別すること及びその作成に用いる個人情報を復元することができないように個人情報保護委員会規則で定める基準に従い、当該個人情報を加工した匿名加工情報の利活用に関する仕組みの整備が行われた。

他方、2016年12月に、官民データの適正かつ効果的な活用の推進に関し、基本理念を定め、国等の責務を明らかにするとともに、官民データ活用推進基本計画の策定その他施策の基本となる事項について定める『官民データ活用推進基本法(平成28年12月14日法律第103号)も施行されており、我が国の現在の医療情報の保有の実態を踏まえれば、個人単位での連結を含め質の高い医療情報の利活用を推進するためには、一層の環境整備を図る必要があると考えられた。

こうした状況を踏まえて制定された次世代医療基盤法の目的を達成するため、医療分野の研究開発に資するための匿名加工医療情報に関する施策の推進に関する基本的な方向、国が講ずべき措置等について定めることにより、施策の総合的かつ一体的な推進を図るものとして、基本方針が定められている。〈H30/5/31 府医第36号・30文科振第111号・医政発0531第25号・20180508商第1号〉

3 基本方針の性格について、次のように整理することができる。
 (ｱ) 基本方針は、次世代医療基盤法で定める諸規定と相まって、各分野における医療分野の研究開発に資するための匿名加工医療情報に関する施策を一層推進するために政府として作成する統一的な指針であり、目指すべき方向、国の関係行政機関が講ずべき措置、事業者等の取り組みに関する基本的な考え方を示すものである。
 (ｲ) 基本方針の作成にあたっては閣議の決定を求める(法第4条第3項)こととしており、内閣の意思決定として国の行政機関にはこれに従って適切な措置を講ずる義務が生じる。一方で、事業者等に対しては法律上の義務を課すものではなく、当該主体が取り組みを行う際に参考となる考え方を示すものとなる。
 (ｳ) 政府においては、国の責務(法第3条)を受けて、健康・医療に関する先端的研究開発及び新産業創出に関する施策の一環として基本方針を作成することが求められる。

4 「政府」とあるが、これは、医療分野の研究開発に資するための匿名加工医療情報に関する施策は、特定の行政機関のみがその任に当たるものではなく、政府全体として関係行政機関が分担して関係施策を推進していくものであるため、政府を基本方針の作成主体としたものである。

5 「総合的かつ一体的」とあるが、これは、医療分野の研究開発に資するための匿名加工医療情報に関する施策を特定の行政機関が専ら担うのではなく、関係行政機関がそれぞれの所管行政の観点から分担して推進することとしていることを踏まえ、各行政機関が所管する個別の関係法令や各種の制度施策を、政府全体として統一的な方針の下、そ

第2章第1節　医療分野の研究開発に資するための匿名加工医療情報に関する基本方針(第4条)

れぞれの分野における匿名加工医療情報の取扱いの実情等に応じつつ、相互に有機的な連携を保ちながら運用していくという趣旨を表現したものである。

6　「定めなければならない」とあるように、政府に対し、法律上の義務として、基本方針の作成が求められている。

7　基本方針の対象となる匿名加工医療情報は、匿名加工医療情報データベース等を構成するものに限られる(法第2条第4項)。

これは、医療分野の研究開発において有用性があるのは、データベース化された情報のみであることから、匿名加工医療情報データベース等を構成しない匿名加工医療情報を除外したものである。

8　政府は、次世代医療基盤法の施行日(平成30年5月11日)前においても、基本方針を定めることができる。〈法附則第2条第1項前段〉　これは、本法の施行日から円滑に新制度を運営するためには、医療分野の研究開発に資するための匿名加工医療情報に関する基本方針を事前に策定しておくことが適当であるためである。

なお、この基本方針は、この法律の施行の日において法第4条の規定により定められたものとみなされる。〈法附則第2条第2項〉

⇒　法附則第2条は、本法の公布の日(平成29年5月12日)から施行する。〈法附則第1条但書〉

■第4条第2項■

> 基本方針は、次に掲げる事項について定めるものとする。
> 一 医療分野の研究開発に資するための匿名加工医療情報に関する施策の推進に関する基本的な方向
> 二 国が講ずべき医療分野の研究開発に資するための匿名加工医療情報に関する措置に関する事項
> 三 匿名加工医療情報の作成に用いる医療情報に係る本人の病歴その他の本人の心身の状態を理由とする本人又はその子孫その他の個人に対する不当な差別、偏見その他の不利益が生じないための措置に関する事項
> 四 第八条第一項及び第二十八条の認定に関する基本的な事項
> 五 その他医療分野の研究開発に資するための匿名加工医療情報に関する施策の推進に関する重要事項

【趣旨】

本規定は、基本方針に定める事項について明示したものである。

【解説】

1 各行政機関は、基本方針との整合性を保ちつつ、所管行政の観点から必要に応じてガイドラインの策定・普及等により、次世代医療基盤法に定める諸規定よりも高い水準を目指し、事業者等による取り組みを促すこととなる。

＜第1号＞

2 本号の「医療分野の研究開発に資するための匿名加工医療情報に関する施策の推進に関する基本的な方向」として、次のとおり定められている。〈基本方針〉

(ｱ) 「新しい健康・医療・介護システム」の実現に向けたオールジャパンでのデータ利活用基盤の構築

健康・医療・介護分野においては、未来投資戦略(平成29年6月9日閣議決定)や健康・医療戦略(平成26年7月22日閣議決定、平成29年2月17日一部変更)に沿って、団塊の世代がすべて75歳以上となる2025年には、ビッグデータ・AIなど技術革新を最大限活用し、国民・患者本位で、最適な健康管理と診療、自立支援に軸足を置いた介護など、「新しい健康・医療・介護システム」を確立することにより、健康寿命を更に延伸し、世界に先駆けて生涯現役社会を実現させることを目指すこととしている。

その上で、こうした「新しい健康・医療・介護システム」の実現に向けて、オールジャパンでのデータ利活用基盤を、2020年度からの本格稼働に向けて整備することとしている。

我が国には、国民皆保険制度や介護保険制度の下でデータが豊富に存在し、地域での情報連携やレセプト等のデータベースの整備等が進んでいるが、現状では、こうした健康・医療・介護データが分散しており、データベースごとに縦割りで、活用できる主体も限られている。

第2章第1節　医療分野の研究開発に資するための匿名加工医療情報に関する基本方針(第4条)

　このため、医療・介護の現場や産学官の力を引き出し、国民や患者が適切に関与してメリットをより一層実感できるデータ利活用基盤の整備に向けて、
① データの収集段階から、その集積・分析を通じて医療・介護の質の向上につながるアウトカム志向のデータを作ること
② 個人の健康なときから疾病・介護段階までの健康・医療・介護の経年的なデータを統合し、医療・介護職等に共有し、連携できるようにするとともに、各個人がこうした情報を確認・活用できるようにすること
③ 産学官の様々な主体がこうしたデータにアクセスし、医療分野の研究開発に活用すること

の3つのパラダイムシフトを国民・患者・現場の理解を得ながら実行することが必要である。さらには、こうした仕組みを社会に実装し、持続的に運営するために必要となるインセンティブの設計や費用負担の在り方等の制度面の課題、データの円滑な収集・分析等を実現するための標準化・構造化等の技術的な課題についても検討していく必要がある。

　こうした取り組みを行うことで、デジタル化した現場から収集された多様なデータが標準化・構造化等を通じ関係者間で安心・安全に共有できる全体的な基盤として連携・集約化され、この基盤を活用することにより、①医療行政、医療サービス等の高度化・効率化、②臨床研究及び治験の効率化等による研究の促進、③新しい医療技術やヘルスケアサービスの創出等を実現していくことが可能となる。

　その上で、こうしたデータ利活用基盤の構築はそれ自体が目的ではなく、情報の利活用の成果が健康・医療・介護の現場に還元され、デジタル化、ICT化を通じた現場の高度化・効率化が促進され、データ利活用基盤の整備及び情報の利活用がさらに加速・高度化されるような社会全体の好循環を生み出すことが重要である。

(イ) 法の理念と制度運用の基本的考え方
　① 法の目的と制度の趣旨
　　　法は、(ア)のオールジャパンでのデータ利活用基盤の構築に向けた取り組みの一環として、医療分野の研究開発に資するための匿名加工医療情報に関し、匿名加工医療情報作成事業を行う者の認定、医療情報及び匿名加工医療情報等の取扱いに関する規制等を定めることにより、健康・医療に関する先端的研究開発及び新産業創出を促進し、もって健康長寿社会の形成に資することを目的とするものである。

　　　医療情報については、現在、全国規模で利活用が可能なデータは、診療行為の実施情報(インプット)である診療報酬明細書(レセプト)データが基本であり、診療行為の実施結果(アウトカム)に関するデータの利活用は十分には進んでいない。

　　　海外でも大規模な医療情報データベースの整備・活用が進展しつつある中で、我が国としても、アウトカムを含む質の高い大規模な医療情報の収集・利活用を進めていく必要があるが、我が国の医療制度の特性として、医療機関の設立母体が民間中心であるとともに、保険制度等が分立していることもあり、こうした情報は分散

して保有されている。

こうした中で、2017年5月から個人情報の保護に関する法律及び行政手続における特定の個人を識別するための番号の利用等に関する法律の一部を改正する法律（平成27年9月9日法律第65号）が施行され、病歴等の情報を要配慮個人情報と位置付ける一方で、要配慮個人情報を含め、特定の個人を識別すること及びその作成に用いる個人情報を復元することができないように個人情報保護委員会規則で定める基準に従い、当該個人情報を加工した匿名加工情報の利活用に関する仕組みが設けられた。2016年12月には、官民データの適正かつ効果的な活用の推進に関し、基本理念を定め、国等の責務を明らかにするとともに、官民データ活用推進基本計画の策定その他施策の基本となる事項について定める官民データ活用推進基本法（平成28年12月14日法律第103号）も施行されたところであるが、上記のような我が国の医療情報の保有の実態を踏まえれば、個人単位での連結を含め質の高い医療情報の利活用を推進するためには、一層の環境整備を図る必要がある。こうした状況を踏まえ、個人の権利利益の保護に配慮しつつ、匿名加工された医療情報を安心して適正に利活用することが可能な新たな仕組みを整備することとしたものである。

② 制度運用の基本的考え方

法は、個人の権利利益の保護に配慮しつつ、匿名加工された医療情報を安心して適正に利活用することができるよう、

・高い情報セキュリティを確保し、十分な匿名加工技術を有するなどの一定の基準を満たし、医療情報の管理や利活用のための匿名加工を適正かつ確実に行うことができる者を認定する仕組みを設けるとともに、

・医療機関等の医療情報取扱事業者は、本人が提供を拒否しない場合には、この認定を受けた認定匿名加工医療情報作成事業者に対して医療情報を提供できることとし、このように収集した医療情報を認定匿名加工医療情報作成事業者が匿名加工し、医療分野の研究開発の用に供することとしたものである。

このように、法においては、認定匿名加工医療情報作成事業者に対する医療情報の提供は医療情報取扱事業者の任意であるとともに、本人・患者も医療情報の提供を拒否できるとされていることから、認定匿名加工医療情報作成事業者がデータ利活用基盤として適切に機能するためには、医療情報の提供に関する本人・患者や医療情報取扱事業者の理解を得ることが不可欠である。

このため、法の運用については、自らが受けた治療や保健指導の内容や結果を、データとして研究・分析のために提供し、その成果が自らを含む国民・患者全体のメリットとして還元されることについての国民・患者の期待に応えることを基本とすべきである。

こうした制度運用の基本的考え方を踏まえ、認定匿名加工医療情報作成事業者については、医療情報の取得から、整理・加工、匿名加工医療情報の作成、提供に至るまでの一連の対応を適正かつ確実に行うことができる能力を有し、日本の医療分

第２章第１節　医療分野の研究開発に資するための匿名加工医療情報に関する基本方針(第４条)

　　　野の研究開発に資する信頼できる事業者であることが求められる。
　　　　その上で、認定匿名加工医療情報作成事業者が産学官の多様な主体に提供する匿名加工医療情報の利活用により実現が期待される多様な成果(※)を、健康・医療・介護の現場、本人・患者に還元していくことが重要である。
　　　　同時に、認定匿名加工医療情報作成事業者による匿名加工医療情報の提供については、医療情報の一定の標準化・構造化等が前提となる。このため、法施行当初に十分に利活用が可能な医療情報の範囲には一定の限界があると考えられるが、そうした中でも可能な利活用を技術・手法等の開発を含めて進め、その成果を健康・医療・介護の現場に還元しつつ、現場のデジタル化、ICT化、規格の整備等の取り組み、利活用が十分に進んでいないアウトカムデータを含むデータの提供について、インセンティブの付与も含めて現場の理解を得ながら取り組むことを通じて、医療情報の利活用が加速・高度化し、健康・医療・介護の質の向上等につながる好循環を実現していくことが重要である。
　　　　このように、認定匿名加工医療情報作成事業者によるデータ利活用基盤については、利活用の成果等を確認し、本人・患者や健康・医療・介護現場の医療情報の提供に関する理解を得ながら、着実に充実させていくこととする。

　　(※)　認定匿名加工医療情報作成事業者が産学官に提供する匿名加工医療情報の利活用により実現が期待される成果の例
　　　＜最適な医療の提供等＞
　　　　治療の効果や効率性等に関する大規模な研究の結果を活用することで、個々の患者に最適な医療の提供が可能となる。また、疾病の発生・受診等の状況を速やかに把握し、行政が早期の対応を行うことが可能になる。
　　　＜医薬品・医療機器の研究開発や安全対策の向上＞
　　　　臨床研究の設計・実施の精密化等により、医薬品や医療機器の効率的な研究開発が促進される。また、副作用の発生頻度の把握や比較が可能となり、医薬品等の安全対策が向上する。
　　　＜新産業の創出＞
　　　　ビッグデータを活用した人工知能による診療支援サービスや、科学的根拠に基づいて各個人に最適な健康管理を実現するような新たなヘルスケアサービスの創出が見込まれる。

③　オールジャパンのデータ利活用基盤における認定匿名加工医療情報作成事業者の位置付け
　　　認定匿名加工医療情報作成事業者による医療情報データベース等は、認定匿名加工医療情報作成事業者に対する医療情報の提供が医療情報取扱事業者の任意であることから悉皆性を有しないが、診療行為の実施結果(アウトカム)に関する情報を含め、医療分野の研究開発の多様なニーズに柔軟に応えるデータを収集することが期待される。他方、未来投資戦略2017において2020年度の稼働を目指すこととされ

ている「保健医療データプラットフォーム」は、レセプト・特定健診情報のNDB(National Data Base)等の公的データベースを基礎として、一定の項目について悉皆的な情報を収集するものである。

この他にも、現状では多様な官民の医療情報データベースが存在しているが、基本的には特定の目的のために必要な項目について医療情報を収集するものであり、データベースごとに、収集する情報の深さや対象者の網羅性、追跡可能性等が異なっており、こうしたデータベースの特性に応じた利活用を推進していくことが重要である。

こうしたことを踏まえ、認定匿名加工医療情報作成事業者と、こうした多様な特性を有する他の医療情報データベースとの役割分担や連携について、認定匿名加工医療情報作成事業者による医療情報の収集や匿名加工医療情報の提供・利活用の成果の状況を見つつ、一定の期間ごとに医療等分野データ利活用プログラムを見直すことにより、セキュリティを含めたデータベースの整備・持続的運営の確保・効率化や情報の統合的な利活用の効果が享受できるよう横串調整を行い、オールジャパンのデータ利活用基盤としての最適化を図る。

＜第2号＞

3 本号の「国が講ずべき医療分野の研究開発に資するための匿名加工医療情報に関する措置に関する事項」については、匿名加工医療情報の利活用の成果が健康・医療・介護の現場に還元され、また、現場のデジタル化、ICT化、規格の整備等の取り組みとあいまって、利活用可能な医療情報が質的・量的に充実することにより、産学官による利活用がさらに加速・高度化する好循環を実現していくため、国は以下の措置を講ずるものとしている。〈基本方針〉

(ｱ) 国民の理解の増進に関する措置

認定匿名加工医療情報作成事業者がデータ利活用基盤として適切に機能するためには、本人・患者や医療情報を提供する医療情報取扱事業者の理解を深め、信頼を得ることが不可欠である。

このため、法第5条においては、国は、広報活動、啓発活動その他の活動を通じて、医療分野の研究開発に資するための匿名加工医療情報に関する国民の理解を深めるよう必要な措置を講ずるものとされている。

国は、法の趣旨・目的や、主務大臣による認定匿名加工医療情報作成事業者の認定等の状況、匿名加工医療情報の利活用やその成果等に係る認定匿名加工医療情報作成事業者の事業運営の状況等について、認定匿名加工医療情報作成事業者と協力しつつ、国民・患者や医療情報取扱事業者、医療分野の研究開発を行う者に対する適切な情報提供を継続的に行うものとする。

(ｲ) 匿名加工医療情報の利活用の推進に関する措置

国は、産学官による匿名加工医療情報の積極的な利活用を推進するため、以下の措置を講ずる。

① 疫学研究等の学術研究・研究開発における匿名加工医療情報の活用の推進に関する

第2章第1節　医療分野の研究開発に資するための匿名加工医療情報に関する基本方針(第4条)

　　措置
　　　大学、各種研究機関、学会等における疫学研究者を始めとする医療分野の研究開発に従事する研究者に対して、認定匿名加工医療情報作成事業者における医療情報の収集や匿名加工医療情報を利活用した学術研究・研究開発の成果等に関する情報提供を行うとともに、国の研究費を用いた学術研究・研究開発について、研究の内容に応じて、認定匿名加工医療情報作成事業者や匿名加工医療情報の活用による効果的・効率的な研究の実施について適切に助言・情報提供する。
②　産業における匿名加工医療情報の活用の推進に関する措置
　　　2018年4月から、医薬品、医療機器等の品質、有効性及び安全性の確保等に関する法律(昭和35年8月10日法律第145号)に基づく医薬品の製造販売後の調査及び試験の実施の基準に関する省令の改正を受け、医薬品等の製造販売後調査等において、認定匿名加工医療情報作成事業者が構築したデータベースの活用も見込まれる。また、開発が困難な医薬品の早期実用化のための条件付き早期承認制度が開始されているが、この制度では、製造販売後の有効性・安全性の確認において、リアルワールドデータを活用することができるとされている。引き続き、2017年に京都で開催された薬事規制当局サミットでの議論等も踏まえ、国際的な意見交換を推進しつつ、薬事規制における更なるリアルワールドデータの活用について、検討を進める。
　　　認定匿名加工医療情報作成事業者によるデータ利活用基盤の構築に合わせて、革新的な人工知能(AI)の基盤技術を構築し、収集された医療情報を基に人工知能技術を活用することで、診療支援や新たな医療技術の創出に資する研究開発を進めるとともに、実用化に向けて、AIを活用した医療機器の質や安全性を確保するための評価の在り方等のルール整備を行う。
　　　また、匿名加工医療情報等の研究分析結果を適用することや、認定匿名加工医療情報作成事業者とPHR(本人が自らの生涯にわたる医療等の情報を経年的に把握できる仕組み：Personal Health Record)との適切な連携に関するモデルを構築すること等により、科学的根拠に基づいて個人に最適な健康管理を実現するサービスなど、新たな民間による健康情報利活用サービスの創出・高度化を図る。
③　行政等における匿名加工医療情報の活用の推進に関する措置
　　　国における各種行政施策(公衆衛生、医薬品・医療機器、医療提供体制、医療保険等)の立案や実施に際して、施策の内容に応じて、認定匿名加工医療情報作成事業者や匿名加工医療情報を積極的に活用する。
　　　その際、国は、医療機関等が施策の立案や実施に資する質の高い医療情報を認定匿名加工医療情報作成事業者等に提供することに対するインセンティブの在り方についても検討する。
　　　また、地方自治体や保険者における各種行政施策等の立案や実施に際しての同様の活用について、国における活用の内容や成果も踏まえて助言・情報提供する。
(ｳ)　規格の整備等に関する措置
　　　法第6条第1項において、国は、医療分野の研究開発に資するための匿名加工医療

情報の作成に寄与するため、医療情報及び匿名加工医療情報について、適正な規格の整備、その普及及び活用の促進その他の必要な措置を講ずるものとされている。また、同条第2項においては、こうした規格の整備について、国際的動向、医療分野の研究開発の進展等に応じて行うものとされている。

保健医療情報分野における標準規格については、厚生労働省が「保健医療情報分野の標準規格（厚生労働省標準規格）について」を定めており、当該規格を踏まえつつ、こうした法の規定等に沿って、国は、データの一次利用の目的を損なわないことに留意しつつ、データの利活用主体がデータの共有や二次利用を円滑に行えるよう、データの入力段階を含め構造化や標準化すべきデータの範囲とその手法、データの品質及び信頼性の確保の方策等の具体的な進め方について、検討・整理し、実施に向けたロードマップを示す。その際、医療機関等が、こうした構造化や標準化の取り組みに沿った質の高い医療情報を認定匿名加工医療情報作成事業者等のデータ利活用基盤に提供することに対するインセンティブの在り方についても検討する。

(エ) 医療等分野に用いる識別子(ID)の実現

医療分野の研究開発を推進していく上では、個人の健康なときから疾病・介護段階までの健康・医療・介護の経年的なデータを、個々人を中心に統合した上で、匿名加工して利活用していくことが重要である。

こうした個人単位での情報の円滑な統合に資する医療等分野に用いる識別子(ID)について、法施行後当面の間の統合方法との接続に留意しつつ、2020年からの本格運用を目指す。

(オ) 情報システムの整備に関する措置

法第7条において、国は、医療分野の研究開発に資するための匿名加工医療情報の作成を図るため、情報システムの整備、その普及及び活用の促進その他の必要な措置を講ずるよう努めるものとされている。

健康・医療・介護分野における情報システムの整備について、大規模な医療機関を中心に相当程度普及しているが、小規模な医療機関等、介護事業者や各種健康診査の実施機関を含め、十分には進んでいない。

また、患者等の医療情報の共有や医療機関間の連携を実現するためのEHR(Electronic Health Record)の取り組みが全国各地で進められているが、その多くは、中核病院の情報を参加医療機関が閲覧するだけにとどまっており、医療機関の参加や患者の利用率が低い上、出力の違いなどから異なるベンダー間での連携が図られておらず、医療情報の二次利用が難しいといった課題を抱えている。

こうした現状を踏まえ、高い情報セキュリティを確保することを前提として、情報システムの整備、その普及及び活用の促進その他の必要な措置を進める。

医療・介護事業者のネットワーク化については、クラウド化・双方向化等による地域のEHRの高度化を推進するとともに、全国展開を進める。

さらに、一層のデジタル化に向けた機器やシステム等の研究開発の推進を含め、健康・医療・介護現場のデジタル化を推進する。

第2章第1節　医療分野の研究開発に資するための匿名加工医療情報に関する基本方針(第4条)

　　こうした措置を講じることで、医療・介護事業者が相互に医療情報を閲覧できる仕組みが整備されることにより、医療情報の二次利用の推進にも資すると考えられる。
　　その際、情報を単にデジタル化し、保存、共有するためだけのシステムではなく、データとしての利活用を含め、健康・医療・介護の質の向上や業務の効率化に資する次世代型のシステムの研究開発を推進する。
(カ) 人材の育成に関する措置
　　認定匿名加工医療情報作成事業者がデータ利活用基盤として適切に機能していくためには、こうした基盤を適切に構築・運営できる人材や、匿名加工医療情報を適切に利活用できる人材の養成・確保が必要である。基盤の構築・運営を担う人材については、医療についての基礎的な知識を有し、医療情報の具体的内容や規格等を理解し、医療分野の研究開発に資する医療情報を適確に収集するとともに、収集した医療情報を安全に管理しつつ、利活用の目的に応じて適切な匿名加工を行うことが求められる。
　　同時に匿名加工医療情報を利活用した医療分野の研究開発を推進していくためには、産学官の幅広い医療分野の研究開発に従事する者及び現場の医療従事者について、医療情報の利活用により解決すべき研究の課題を適切に設定し、データ基盤構築人材と対話しつつ、適切に匿名加工医療情報を取得・分析できるようにする必要がある。
　　このため、データ利活用基盤を構築・運営する能力や医療情報を利活用する能力を育成する取り組みを通して、我が国全体として必要とされる人材を計画的かつ確実に養成・確保する観点から、キャリアパスの在り方の検討、育成の場としての大学や認定匿名加工医療情報作成事業者、学会等の連携を含め、人材の育成を継続・充実させる。
(キ) 地方公共団体や保険者との連携に関する措置
　　地方公共団体や地方独立行政法人、保険者は、医療機関等の設置者や、各種健康診査の実施者でもあり、医療分野の研究開発に資する医療情報を保有していることから、認定匿名加工医療情報作成事業者に対する医療情報の提供について、その理解を得ていくことが重要である。
　　官民データ活用推進基本法(平成28年12月14日法律第103号)においても、地方公共団体や独立行政法人、その他の事業者の保有する情報の活用が規定されており、法の趣旨・目的等について、認定匿名加工医療情報作成事業者と連携しつつ、地方公共団体(教育委員会を含む)や地方独立行政法人、保険者の職員に対する研修の実施の支援を含め、その理解と協力を求める。
　　その際、地方公共団体及び地方独立行政法人の保有する医療情報についても、法第30条の規定に基づき認定匿名加工医療情報作成事業者に対して提供することは、地方公共団体の個人情報の保護に関する条例上も可能であることを地方公共団体及び地方独立行政法人に対して周知する。
　　同時に、地方公共団体における公衆衛生・医療政策の立案・実施に際しての匿名加工医療情報の積極的な利活用についても助言・情報提供する。
(ク) 独立行政法人との連携に関する措置

独立行政法人の中には、医療機関を設置するなど、医療分野の研究開発に資する医療情報を豊富に保有する法人が存在している。こうした独立行政法人が保有する医療情報についても、法第30条の規定に基づき認定匿名加工医療情報作成事業者に対して提供することは、独立行政法人等の保有する個人情報の保護に関する法律（平成15年5月30日法律第59号）上も可能であることを含め、法の趣旨と内容について当該独立行政法人に対して周知し、認定匿名加工医療情報作成事業者に対する医療情報の提供について理解と協力を求める。

　国立研究開発法人日本医療研究開発機構(AMED)においては、認定匿名加工医療情報作成事業者の事業の運営状況に関する国や認定匿名加工医療情報作成事業者からの情報提供を受けて、医療分野の研究開発の効果的・効率的な推進を図る観点から、医療分野の研究開発に従事する者に対して、研究の内容に応じて、匿名加工医療情報や認定匿名加工医療情報作成事業者の活用について適切に助言や情報提供を行うとともに、健康・医療・介護現場のICT化に資する研究を推進する。

　独立行政法人医薬品医療機器総合機構(PMDA)において運用される医療情報データベース(MID-NET)については、質的・量的拡充を図る観点から、医薬品の安全対策に活用できることを前提に、認定匿名加工医療情報作成事業者との将来的な連携や協力の在り方について検討する。

(ケ) 国際的な展開に関する措置

　健康・医療・介護に関する国際展開の促進に際して、データの二次利用に向けた医療情報の取扱い、データ標準化等に係る国際標準の確立に向けて取り組むとともに、我が国で先駆けて実現を目指すデータ利活用基盤の構築・運営手法等についても、新興国・途上国等の実情を十分に踏まえつつ、その展開を図る。

＜第3号＞

4 本号の「匿名加工医療情報の作成に用いる医療情報に係る本人の病歴その他の本人の心身の状態を理由とする本人又はその子孫その他の個人に対する不当な差別、偏見その他の不利益が生じないための措置に関する事項」については、匿名加工医療情報の作成に用いる医療情報は、特定の個人の病歴その他の当該個人の心身の状態に関する情報であって、当該心身の状態を理由とする当該個人又はその子孫に対する不当な差別、偏見その他の不利益が生じないようにその取扱いに特に配慮を要する記述等が含まれる情報であることから、こうした不当な差別、偏見その他の不利益が生じないよう、以下の措置を講ずるものとしている。〈基本方針〉

(ア) 認定匿名加工医療情報作成事業者の適正な事業運営の確保

　法は、個人の権利利益の保護に配慮しつつ、匿名加工された医療情報を安心して適正に利活用することができるよう、高い情報セキュリティを確保し、十分な匿名加工技術を有するなどの一定の基準を満たし、医療情報の管理や利活用のための匿名加工を適正かつ確実に行うことができる事業者を認定する仕組みを設けることとしたものである。

　その上で、認定匿名加工医療情報作成事業者については、医療情報が医療分野の研

第２章第１節　医療分野の研究開発に資するための匿名加工医療情報に関する基本方針(第４条)

究開発に資するために提供されたものであるという趣旨に反することのないよう、認定事業の目的の達成に必要な範囲を超えて当該医療情報を取り扱ってはならないこととするとともに、認定事業に関し利用する必要がなくなったときは、遅滞なく、消去しなければならないこととしている。

　また、認定匿名加工医療情報作成事業者については、情報の漏えい、滅失又は毀損の防止その他の安全管理のために必要な措置を講ずるとともに、従業者に対する適切な監督を及ぼさなければならないこととしている。

　さらに、認定匿名加工医療情報作成事業者の従業者等については、認定事業に関して知り得た情報の内容をみだりに他人に知らせ、又は不当な目的に利用してはならないこととしている。

　国は、認定匿名加工医療情報作成事業者が、こうした医療情報等及び匿名加工医療情報の取扱いに関する規制を遵守した適正な事業運営を行うよう適切に監督するものとする。

(イ) 医療情報取扱事業者による認定匿名加工医療情報作成事業者に対する医療情報の適正な提供の確保

　法においては、本人又はその遺族からの求めがあるときは、医療情報の認定匿名加工医療情報作成事業者への提供を停止することとしている場合であって、あらかじめ本人に通知するとともに、主務大臣に届け出たときは、医療情報を認定匿名加工医療情報作成事業者に提供することができることとしている。

　この本人に対するあらかじめの通知(※1)については、本人に直接知らしめるものであり、内容が本人に認識される合理的かつ適切な方法により行うこととする。具体的な方法については、医療情報取扱事業者の事業の性質及び医療情報の取扱状況に応じて適切に対応することが求められるが、医療機関等の場合には、法施行前から通院している患者を含め法施行後最初の受診時に書面により行うことを基本とする。その上で、国や認定匿名加工医療情報作成事業者が行う広報・啓発活動、通知書面の内容や、書面の交付を行う担当者の設定等の通知の方法(※2)をあらかじめ認定匿名加工医療情報作成事業者が確認し、確認した内容に沿って医療機関等が通知する旨を契約書に記載すること、医療機関等における通知の実施状況を国が継続的に調査・監督すること等を通じて、本人に認識される機会を総合的に確保する。

　認定匿名加工医療情報作成事業者に対する医療情報の提供は医療情報取扱事業者の任意であるが、その上で本人との関係に応じて、より丁寧な形で通知を行うことは、認定匿名加工医療情報作成事業者に対して医療情報の提供を行うこととした医療情報取扱事業者の判断による。

　　(※1)　この通知については、患者が16歳未満又は16歳以上で判断能力を有しない者である場合、保護者等に対しても行うことを基本とする。なお、本人が幼少期から継続的に同一の医療機関等を受診している場合には、成長後に自らの判断により提供停止の求めを行うことが可能であることが当該本人に認識されるよう、

本人が16歳に達した後に改めて通知することなどにより周知することとする。
(※2) ①医師等が診察の際に書面を交付・説明する、あるいは②看護師による問診票の配布や回収と併せて書面を交付・説明するとともに、適宜会計の際に書面を交付されたことを確認するなどの方法から医療機関等ごとに適切な方法を選択する。

　本人による医療情報の提供を停止することの求めについては、受診時等に口頭を含め医療機関等の窓口で受け付けることを可能とするとともに、その後本人の求めがいつでも可能であることについて、掲示などにより継続的に周知することを基本とする。
　さらに、本人から認定匿名加工医療情報作成事業者に対して、既に医療情報取扱事業者から認定匿名加工医療情報作成事業者に提供された医療情報の削除の求めがあったときは、本人を識別可能な情報は可能な限り削除することとする。
　なお、学校、職場等における健康診断の結果も医療情報に該当し、学校設置者や事業者は、医療情報取扱事業者として法第30条に基づき健康診断の結果を認定匿名加工医療情報作成事業者に提供することが可能であるが、その際には、認定匿名加工医療情報作成事業者は、医療情報取扱事業者である学校設置者等の理解を得るだけでなく、学校現場等の理解も丁寧に得るとともに、学校現場等に過度な負担が生じることのないようにすることを徹底する。その際には、本人の権利利益の保護に適切に配慮することも求められる。
　こうした手続に関して、障害者や高齢者等に対して十分配慮がなされるようにするとともに、認定匿名加工医療情報作成事業者は、本人又はその遺族等からの問合せに係る窓口機能を確保する。

(ウ) 匿名加工医療情報の作成及び提供
　法において、認定匿名加工医療情報作成事業者は、医療情報から匿名加工医療情報を作成する際には、特定の個人を識別すること及びその作成に用いる医療情報を復元することができないようにするための基準に従い、医療情報を匿名加工しなければならないこととされている。
　その際、認定匿名加工医療情報作成事業者は、医療情報の性質のほか、匿名加工医療情報としての利活用の用途や形態等を踏まえて匿名加工の程度を調整するとともに、匿名加工医療情報取扱事業者がこうした利活用の条件を遵守していることについて、適確に監督する必要がある。
　なお、認定匿名加工医療情報作成事業者については法第18条第2項の規定、及び匿名加工医療情報取扱事業者については法第18条第3項の規定により、本人を識別するために匿名加工医療情報を他の情報と照合することが禁止されている。
　また、匿名加工医療情報の利活用に際して、一定の地域や団体に属する者等の本人やその子孫以外の者にも不利益が生じ得る可能性があることを踏まえ、利活用の結果を一般市民に提供する際には、こうした不利益が生じないよう、その方法や表現振りを十分に事前に検討するなど適切な措置を講ずる必要がある。

第2章第1節　医療分野の研究開発に資するための匿名加工医療情報に関する基本方針(第4条)

　　国は、こうした匿名加工医療情報の適正な取扱が確保されるよう、認定匿名加工医療情報作成事業者及び匿名加工医療情報取扱事業者を適切に監督するものとする。
　(エ) 情報セキュリティ対策に関する措置
　　認定匿名加工医療情報作成事業者がデータ利活用基盤として適切に機能するためには、医療情報取扱事業者との間のネットワークやデジタルデータの保有・管理に関するセキュリティその他の医療情報の安心・安全な取扱いに資する事項について、恒常的に対策を講じていくことを担保する必要がある。
　　このため、認定匿名加工医療情報作成事業者の認定要件として、医療情報等及び匿名加工医療情報の安全管理のための措置及びその適確な実施のための能力の確保を求めている。
　　具体的には、①認定匿名加工医療情報作成事業者による医療情報取扱事業者からの医療情報の収集、②認定匿名加工医療情報作成事業者内部における医療情報等及び匿名加工医療情報の取扱い、③認定匿名加工医療情報作成事業者による匿名加工医療情報取扱事業者に対する匿名加工医療情報の提供に関して、取り扱う情報の洗い出しやリスク分析を行った上で、リスクに応じて総合的かつきめ細かく対策を講ずることが必要である。
　　特に、①については、医療情報取扱事業者ごとにセキュリティ水準が異なることによる影響を受けないよう、医療情報取扱事業者側のネットワークとの切り分けを行うこと、②については、認定匿名加工医療情報作成事業者内の基幹システムとインターネットを利用する情報系ネットワークの分離を行うことや内部不正の防止、③については、匿名加工医療情報取扱事業者に対して匿名加工医療情報を提供する際のトレーサビリティの確保に留意し、局面に応じた基準を定め、法第8条第1項の認定を行う際に当該基準を満たすことを確認するとともに、認定後も継続的なセキュリティ水準の確保を担保することが必要である。
　　その際、取り扱うデータ及び関与する人数を最小限にすること等の「データの最小化」を考慮するとともに、最近のセキュリティ・インシデントの状況、金融機関・重要インフラ事業者の対策の状況等も踏まえ、サイバー攻撃にも耐え得るよう、多層(入口・内部・出口)防御やネットワーク分離、インシデント発生時に被害を最小化できる技術的方策及び内部不正対策、緊急時の対応や監督官庁への連絡体制を含む体制整備等を徹底することが必要である。
　　さらに、主務大臣による定期的な事業状況の把握・監督を行うとともに、第三者認証を求め、確実なPDCAサイクルを実現し、継続的にセキュリティ水準を確保していくことが求められる。

＜第4号＞
5　「第八条第一項(略)の認定」とは、匿名加工医療情報の作成事業を行う者の認定をいう。
6　「第二十八条の認定」とは、認定匿名加工医療情報作成事業者の委託を受けて医療情報等又は匿名加工医療情報を取り扱う事業を行う者の認定をいう。

7 本号の「第八条第一項及び第二十八条の認定に関する基本的な事項」として、次のとおり定められている。〈基本方針〉

(7) 法第 8 条第 1 項の認定に関する基本的な事項

　　認定匿名加工医療情報作成事業者の認定については、法第 1 条に規定する「健康・医療に関する先端的研究開発及び新産業創出を促進し、もって健康長寿社会の形成に資する」との法の目的を踏まえて行うことが必要である。

　　このため、認定匿名加工医療情報作成事業者については、こうした法の目的の達成に資する質の高いデータ利活用基盤の迅速な実現に向けて、医療情報を提供する国民・患者や医療情報取扱事業者の信頼が得られ、医療情報を取得・整理・加工して作成された匿名加工医療情報を提供するに至るまでの一連の対応を適正かつ確実に行うことにより、我が国の医療分野の研究開発に資する事業者を認定することとする。

　　こうした基本的考え方を踏まえ、認定匿名加工医療情報作成事業者については、現在の我が国では十分に活用が進んでいない診療行為の実施結果（アウトカム）に関する情報を含む医療情報を、多様な医療分野の研究開発ニーズに柔軟に応えることが可能な一定以上の規模で自ら収集し、安全・安心に管理・匿名加工した上で、医療分野の研究開発の用途に円滑かつ適正に提供する事業を安定的・継続的に行うことが求められる。

　　そのためには、認定匿名加工医療情報作成事業者は、日本の医療分野の研究開発、情報セキュリティや規格等に関する理解を含む大量の医療情報の適切な収集や管理、医療情報の匿名加工等に関する高度の専門性を継続的に確保することが必要である。

　　また、医療情報の取得に際しては、排他的・恣意的な契約としないことが求められる。医療情報の整理に際しては、複数の医療情報取扱事業者から取得した医療情報を相互に突合することが求められる。さらに、匿名加工医療情報の提供に関して、特定の者に不当な差別的な取扱いを行うことなく、産学官の多様な医療分野の研究開発ニーズに円滑に応えることができるようにしつつ、科学的な妥当性を含め個別の提供の是非を適切に判断することが求められる。加えて、公的主体による公衆衛生や研究開発の取り組みに適切に協力することが求められる。

　　さらに、認定匿名加工医療情報作成事業者については、利活用者の利用料による自律的な事業運営が基本となるが、安定的・継続的な運営を確保しつつ、産学官の多様な利活用者が利活用できるよう、情報の収集・加工・提供に要する費用の利活用者への転嫁を基本とするとともに、医療情報取扱事業者に対して、医療情報の提供に要する費用を超えた情報の対価となるような支払は行わないことを基本として、事業の効果的・能率的な運営に努めるべきである。ただし、我が国における健康・医療・介護現場の ICT 化の現状を踏まえ、質の高い医療情報を収集するための情報システム等の基盤の拡大に資する費用については、こうした情報の収集・加工・提供に要する費用として位置付け、こうした基盤の拡充に積極的に取り組むことを求めるべきである。

　　認定匿名加工医療情報作成事業者が、医療情報を提供する国民・患者や医療情報取扱事業者、医療分野の研究開発に従事する者の信頼を得ていくためには、こうした事

第２章第１節　医療分野の研究開発に資するための匿名加工医療情報に関する基本方針(第4条)

業運営の状況の開示など事業運営の透明性の確保や広報啓発相談への適切な対応も求められる。

また、認定匿名加工医療情報作成事業者が、それぞれの創意工夫をいかしつつ、保有する医療情報を統合した利活用ニーズにも円滑かつ適正に対応できるようにすることも必要である。

認定匿名加工医療情報作成事業者の認定基準については、こうした認定の基本的な考え方に沿って、事業者の組織体制、人員、設備、収集する医療情報、事業計画等に基づき総合的に判断するものとする。

(ｲ) 法第28条の認定に関する基本的な事項

認定匿名加工医療情報作成事業者が、データ利活用基盤として適切に機能するためには、その業務の一部を委託することが必要となることも考えられるが、こうした委託を行う場合においても、医療情報の適切な取扱いが確保される必要がある。

このため、認定匿名加工医療情報作成事業者については、法第28条の規定による主務大臣の認定を受けた認定医療情報等取扱受託事業者に対してする場合に限り、認定事業に関し管理する医療情報等又は匿名加工医療情報の取扱いの全部又は一部を委託することができることとするとともに、委託を受けた者に対する必要かつ適切な監督を行うよう求めている。

認定医療情報等取扱受託事業者に対して委託する「認定事業に関し管理する医療情報等又は匿名加工医療情報の取扱い」は、医療情報等や匿名加工医療情報の保存や整理など、直接医療情報を取り扱う業務であるが、医療情報の保有や匿名加工医療情報の提供は、認定匿名加工医療情報作成事業者自身が行う必要がある。

こうした認定医療情報等取扱受託事業者の位置づけを踏まえ、その認定については、認定匿名加工医療情報作成事業者の事業運営における適切な位置づけと監督を前提に行うものとする。

(ｳ) 認定匿名加工医療情報作成事業者及び認定医療情報等取扱受託事業者の監督等に関する考え方

認定匿名加工医療情報作成事業者及び認定医療情報等取扱受託事業者が、データ利活用基盤として適切に機能するよう、これらの者に対して法に基づき適切に監督等を行うことが必要である。

このため、法第38条に基づき、主務大臣、個人情報保護委員会及び総務大臣は、法の施行に当たり、医療情報等及び匿名加工医療情報の適正な取扱いに関する事項について、相互に緊密に連絡し、及び協力するものとする。

また、主務大臣は、法第35条に基づく立入検査等の権限及び法第37条の規定に基づく是正命令の権限を適切に行使し、認定匿名加工医療情報作成事業者及び認定医療情報等取扱受託事業者が適切な事業運営を行うことができない場合には、認定の取消等必要な措置を講ずる。

さらに、主務大臣は、日本の医療分野の研究開発に資するよう、認定匿名加工医療情報作成事業者の運営状況について定期的に報告を求め、法第36条の規定に基づき、

認定に係る事業の適確な実施に必要な指導及び助言を行うものとする。

<第5号>

8 本号の「その他医療分野の研究開発に資するための匿名加工医療情報に関する施策の推進に関する重要事項」については、この基本方針に基づき、国は、認定匿名加工医療情報作成事業者の事業運営の状況、関連する施策の実施状況など、その進捗について適切に把握・管理し、着実に推進するものとする。

また、未来投資戦略や健康・医療戦略において、2020年度からデータ利活用基盤の本格稼働を目指すこととしていることなどを踏まえつつ、法附則第5条に基づき、法の施行後5年を経過した場合において、法の施行の状況について検討を加え、必要があると認めるときは、その結果に基づいて所要の措置を講ずるものとされていることを踏まえ、認定匿名加工医療情報作成事業者の事業運営の状況や関連する施策の実施状況等を見つつ、適切な機会に基本方針の見直しを行うものとしている。〈基本方針〉

■第4条第3項■

> 内閣総理大臣は、基本方針の案を作成し、閣議の決定を求めなければならない。

趣旨

本規定は、内閣総理大臣が基本方針の案を作成し、これについて閣議の決定を求める旨を定めたものである。

解説

1 基本方針は、政府に対して作成が義務づけられており(法第4条第1項)、基本方針に基づく諸施策が関係行政機関によって着実に推進されることを確保する観点から、内閣の意思決定にかからしめることが適当かつ必要であると考えられる。基本方針の案について閣議に諮ることにより、原案を作成する内閣総理大臣と、基本方針に基づいて諸施策を講ずる関係行政機関との間の調整も実質的に図られることとなる。

2 「閣議」とは、内閣の意思決定のために行われる全大臣による合議をいう。内閣総理大臣は、閣議を主宰し、内閣の重要政策に関する基本的な方針その他の案件を発議することができる。〈内閣法第4条第1項、第2項〉

内閣総理大臣及びその他の国務大臣により構成されるが、閣議の案件について説明を行ったり、閣議運営上の庶務に従事したりする等のために、内閣官房副長官(政務担当、事務担当)及び内閣法制局長官が陪席する。

第 2 章第 1 節　医療分野の研究開発に資するための匿名加工医療情報に関する基本方針（第 4 条）

■第 4 条第 4 項■

> 　内閣総理大臣は、前項の規定による閣議の決定があったときは、遅滞なく、基本方針を公表しなければならない。

趣旨

　本規定は、基本方針の案について閣議決定がなされたときは、内閣総理大臣が基本方針を公表する旨を定めたものである。

解説

1　関係行政機関においては、閣議によって決定された基本方針に基づいて具体的な施策を展開することとなるが、これらの施策は、医療分野の研究開発に資するための匿名加工医療情報を取り扱う各主体の活動に様々な形で影響を与えるものとなる。
　このため、政府が基本方針を対外的に明らかにすることにより、国が講ずる施策への事業者等の理解と協力を求めるとともに、これらの主体による自主的な取り組みに向けた気運が醸成されているものと考えられる。

2　「公表」の方法として、官報告示、ホームページへの掲載、報道機関への資料配付、広報誌・印刷物への掲載が考えられる。なお、公表は基本方針の全文について行われ、必要に応じて要旨や概要が作成される。

3　内閣総理大臣は、次世代医療基盤法の施行日（平成 30 年 5 月 11 日）前においても、基本方針を公表することができる。〈法附則第 2 条第 1 項後段〉
　これは、本法の施行日から円滑に新制度を運営するためには、医療分野の研究開発に資するための匿名加工医療情報に関する基本方針を事前に公表しておくことが適当であるためである。

⇒　法附則第 2 条第 1 項は、本法の公布の日（平成 29 年 5 月 12 日）から施行する。〈法附則第 1 条但書〉

■第4条第5項■

> 前二項の規定は、基本方針の変更について準用する。

趣旨

　本規定は、基本方針の変更の際には、内閣総理大臣がその変更案を作成して閣議決定を受ける必要がある旨を定めたものである。また、基本方針の内容が変更されたときは、遅滞なく公表することとしている。

解説

1　基本方針は、我が国における医療分野の研究開発に資するための匿名加工医療情報の取扱いに関する基本的な方向性及び事項を明らかにするものであり、ある程度の期間を視野に入れて作成することが適当と考えられる。

　しかしながら、情報通信技術が急速に発展する中、諸外国の動向も含めて基本方針の内容が的確に対応したものとなっているか常に留意し、必要があればその内容を機動的に改めていく必要があるため、本規定が設けられている。

2　「変更」とあるが、これには基本方針の一部又は全部を廃止し、新たな基本方針を作成することも含まれる。

3　内閣総理大臣は、基本方針の変更案を作成し、閣議の決定を求めなければならない。〈法第4条第3項の準用〉

4　内閣総理大臣は、基本方針の変更案について閣議の決定があったときは、遅滞なく、変更された基本方針を公表しなければならない。〈法第4条第4項の準用〉

第二節　国の施策

第五条（国民の理解の増進）

> 国は、広報活動、啓発活動その他の活動を通じて、医療分野の研究開発に資するための匿名加工医療情報に関する国民の理解を深めるよう必要な措置を講ずるものとする。

趣旨

本規定は、国の施策として、医療分野の研究開発に資するための匿名加工医療情報に関する国民の理解を深めるよう必要な措置を講ずべきことを明らかにしたものである。

解説

1　医療分野の研究開発に資するための匿名加工医療情報の作成を図るためには、認定匿名加工医療情報作成事業者に提供される医療情報の質及び量を高めるとともに、その整理及び加工が適正かつ確実に行われるようにする必要がある。このため、次世代医療基盤法では、基本方針（法第4条）を定めるとともに、国が行う具体的な施策として、次に掲げる規定を設けている。

① 広報活動等を通じて、医療分野の研究開発に資するための匿名加工医療情報に関する国民の理解を深めるよう必要な措置を講ずること（法第5条）

② 医療分野の研究開発に資するための匿名加工医療情報の作成に寄与するため、医療情報及び匿名加工医療情報について、適正な規格を整備し、その普及を図るなど必要な措置を講ずること（法第6条）

③ 医療分野の研究開発に資するための匿名加工医療情報の作成を図るため、情報システムの整備その他の必要な措置を講ずるよう努めること（法第7条）

2　匿名加工医療情報による研究開発を行う上で、まずはビッグデータとして利活用できる質・量の医療情報を収集することができるかが重要となる。医療情報の収集にあたっては医療機関や患者等の理解を得ることが必要であり、制度そのものやその運用について、国として広報活動等を行うものとしている。

3　「広報活動」「啓発活動」とあるが、これらは、国民の理解の増進に関する国の施策の内容を明確化するため、当該施策を例示したものである。

4　国の施策に関する規定（法第5条から第7条まで）の対象となる匿名加工医療情報は、匿名加工医療情報データベース等を構成するものに限られる（法第2条第4項）。

これは、医療分野の研究開発において有用性があるのは、データベース化された情報のみであることから、匿名加工医療情報データベース等を構成しない匿名加工医療情報を除外したものである。

第六条(規格の適正化)

■第6条第1項■

> 国は、医療分野の研究開発に資するための匿名加工医療情報の作成に寄与するため、医療情報及び匿名加工医療情報について、適正な規格の整備、その普及及び活用の促進その他の必要な措置を講ずるものとする。

趣旨

本規定は、国の施策として、医療情報及び匿名加工医療情報の適正な規格の整備、その普及及び活用の促進等の必要な措置を講ずべきことを明らかにしたものである。

解説

1 医療機関の内部や異なる医療機関の間における相互運用性を確保するためには、医療情報システムを標準規格に基づき設計することが不可欠となることから、厚生労働省では、保健医療情報分野において必要な標準規格を厚生労働省標準規格と定めて普及を図っている。ビッグデータの解析のため、本法に基づき医療情報の収集や匿名加工を行う場合においても、規格の適正化は重要な課題であるため、国として必要な措置を講ずるものとしている。

2 「適正な規格の整備、その普及及び活用の促進」とあるが、これらは、規格の適正化に関する国の施策の内容を明確化するため、当該施策を例示したものである。

■第6条第2項■

> 前項の規定による規格の整備は、これに関する国際的動向、医療分野の研究開発の進展等に応じて行うものとする。

趣旨

本規定は、医療情報及び匿名加工医療情報の適正な規格の整備は、国際的動向、医療分野の研究開発の進展等に応じて行うこととしたものである。

第七条（情報システムの整備）

> 国は、医療分野の研究開発に資するための匿名加工医療情報の作成を図るため、情報システムの整備、その普及及び活用の促進その他の必要な措置を講ずるよう努めるものとする。

趣旨

本規定は、国の施策として、匿名加工医療情報の作成を図るため、情報システムの整備、その普及及び活用の促進等の必要な措置を講ずるよう努めるべきことを明らかにしたものである。

解説

1　医療情報や匿名加工医療情報の提供は情報通信ネットワークを通じて行われる。そうした情報システムの整備は、匿名加工医療情報作成事業者が主として行うこととなるが、国としても必要な措置を講ずるよう努めるものとしている。

2　「情報システムの整備、その普及及び活用の促進」とあるが、これらは、情報システムの整備に関する国の施策の内容を明確化するため、当該施策を例示したものである。

第三章　認定匿名加工医療情報作成事業者

第一節　匿名加工医療情報作成事業を行う者の認定

第八条（認定）

■第8条第1項■

> 匿名加工医療情報作成事業を行う者(法人に限る。)は、申請により、匿名加工医療情報作成事業を適正かつ確実に行うことができるものと認められる旨の主務大臣の認定を受けることができる。

趣旨

本規定は、匿名加工医療情報作成事業を行う者は、主務大臣の認定を受けることができる旨を定めたものである。

解説

1　次世代医療基盤法では、匿名加工の技能やセキュリティ対策について主務大臣の認定を受けた匿名加工医療情報作成事業者の責任の下、複数の医療機関から収集した医療情報の匿名加工や匿名加工医療情報の提供を行うことを可能にしているが、本規定はその認定について定めたものである。

2　個人情報保護法においても、医療機関等が匿名加工情報を自ら作成し、又はその作成を委託して、当該情報を研究機関等に提供することは可能であるが、その場合は、匿名加工情報の作成及び提供に係る義務(個情法第36条)のほか、作成を委託した場合は委託先の監督義務(個情法第22条)を負う。また、匿名加工を行う業務的余裕や技能を有する医療機関等が限られる中、研究機関等にとっては個々の医療機関等に対して匿名加工情報の提供を依頼する手間がかかることになる。

3　「匿名加工医療情報作成事業を行う者」とあるが、これには外国の事業者も含まれる。

4　「法人に限る」とあるように、適切な統治体制を有する「法人」であることを要件としている。これは、数百万人規模の医療情報を取り扱うことが想定され、組織として一定の継続性を持ちながら、責任を持って適正かつ確実に高度な安全管理措置や法令遵守の体制を維持することが求められることを考慮したものである。

なお、認定を受けて匿名加工医療情報作成事業を行う者としては、株式会社のほか、一般社団法人及び一般財団法人等が該当し、個人事業主や任意団体は含まれない。また、所掌事務や業務に制約のある行政機関や独立行政法人についても想定されていない。

5　「申請」とは、許認可等を求める行為であって、当該行為に対して行政庁が諾否の応答をすべきこととされているものをいう。〈行政手続法第2条第3号〉

※「許認可等」とは、法令に基づき、行政庁の許可、認可、免許その他の自己に対し何らかの利益を付与する処分をいう。

6　「申請により」とあるように、認定は、匿名加工医療情報作成事業を行う者からの申

第3章第1節　匿名加工医療情報作成事業を行う者の認定(第8条—第16条)

請が前提となっており、主務大臣が一方的に認定することはできない。

7　本法の「主務大臣」は、内閣総理大臣、文部科学大臣、厚生労働大臣及び経済産業大臣とする。〈法第39条第1項〉

8　「適正かつ確実に行うことができるものと認められる旨の主務大臣の認定」とあるように、匿名加工医療情報作成事業そのものは規制の対象となっていない。

認定を受けなくても匿名加工医療情報作成事業を行うことは可能であるが、本法では、医療情報に係る本人及びその遺族並びに医療情報取扱事業者が、医療情報の提供が可能な認定匿名加工医療情報作成事業者(法第30条第1項)であるか否かについて、主務大臣の公示(法第8条第5項)及び名称使用制限(法第14条)により明確に判別できるようにしている。

9　「認定」とは、一定の事実の存否又は当否を有権的に確認する行政庁の行為をいう。

10　主務大臣は、認定匿名加工医療情報作成事業者に対し、本規定の認定事業の適確な実施に必要な指導及び助言を行うものとする。〈法第36条〉

11　偽りその他不正の手段により本規定の認定を受けた者は、1年以下の懲役もしくは50万円以下の罰金に処し、又はこれを併科する。〈法第46条第1号〉

また、いわゆる両罰規定の対象となっており、この行為者を使用する法人には50万円以下の罰金刑が科される。〈法第49条第1項〉

■第8条第2項■

> 前項の認定を受けようとする者は、主務省令で定めるところにより、次に掲げる事項を記載した申請書に、次項各号に掲げる認定の基準に適合していることを証する書類その他主務省令で定める書類を添えて、これを主務大臣に提出しなければならない。
> 一　名称及び住所
> 二　医療情報の整理の方法
> 三　医療情報の加工の方法
> 四　医療情報等(医療情報、匿名加工医療情報の作成に用いた医療情報から削除した記述等及び個人識別符号並びに第十八条第一項(第二十九条において準用する場合を含む。)の規定により行った加工の方法に関する情報をいう。以下同じ。)及び匿名加工医療情報の管理の方法
> 五　その他主務省令で定める事項

趣旨

　本規定は、匿名加工医療情報作成事業者の認定の申請書の記載事項及び添付書類について明示したものである。

解説

1　認定制度において、その申請の際に提出される書類は、その者を特定する事項その他の申請の基礎となる事項が記された申請書及び添付書類で構成されることが一般的であり、認定にあたっては、申請者が匿名加工医療情報作成事業を適正かつ確実に行うことができるか否かを主務大臣が判断するため、医療情報の整理及び加工を行う能力や医療情報等及び匿名加工医療情報の安全管理のための措置等を勘案することとしている。

2　認定を受けようとする者は、認定申請書(規則様式第一)を主務大臣に提出しなければならない。〈則第3条第1項〉

⇒　認定の審査にあたっては、申請内容の認定基準への適合や行政処分の有無等の確認のほか、物理的安全管理措置の実施状況等を把握するため、必要に応じて現地調査による確認も行われる。〈ガイドライン〉

⇒　認定の審査の標準処理期間は4ヶ月とされている。

⇒　認定の申請者には、登録免許税として1件につき15万円が課税される。〈登録免許税法第2条〉

　　納税方法は、あらかじめ、銀行や郵便局等に備付けの納付書で現金を納付し、その領収証書の正本を申請書の裏面に貼付の上、提出することとされている。

3　「主務省令で定める書類」は、次のとおりとする。〈則第3条第2項〉
　①　申請者に係る次に掲げる書類
　　（i）定款及び登記事項証明書又はこれらに準ずるもの
　　（ii）役員及び使用人に係る住民票の写し又はこれに代わる書類
　　　　※「役員」とは、匿名加工医療情報作成事業を行う役員をいう。

第3章第1節　匿名加工医療情報作成事業を行う者の認定（第8条—第16条）

※「使用人」とは、申請者の使用人であって、当該申請者の匿名加工医療情報作成事業に関する権限及び責任を有する者をいう。
② 申請の日の属する事業年度及び翌事業年度における事業計画書及び収支予算書
③ その他主務大臣が必要と認める書類

4　認定申請書には、次に掲げる書類を添付する。〈認定申請に当たっての留意事項（内閣府）〉
○ 認定の基準（法第8条第3項各号）に適合していることを証する書類
- 申請者が法第8条第3項第1号イ及びロのいずれにも該当しないことを誓約する書類
- 匿名加工医療情報作成事業を行う役員及び使用人が法第8条第3項第1号ハ(1)から(4)までのいずれにも該当しないことを誓約する書類
- 匿名加工医療情報作成事業を行う役員及び使用人が法第8条第3項第1号ハ(1)に該当しない者であることを確認するための医師の診断書
- 匿名加工医療情報作成事業を行う役員及び使用人が法第8条第3項第1号ハ(2)に該当しない旨の官公署の証明書又はこれに代わる書面
- 統括管理責任者を有することを証する書類
- 則第5条第2号の基準に適合することを証する書類
- 経理的基礎を有することを証する書類
- 則第5条第9号の基準に適合することを証する書類
- 則第6条第1号ロの基準に適合することを証する書類
- 認定事業医療情報等を取り扱う者が、法8条第3項第1号ハ(1)から(4)までのいずれにも該当しない者であることを確認するための書類

○ 定款及び登記事項証明書又はこれらに準ずるもの
○ 匿名加工医療情報作成事業を行う役員及び使用人に係る住民票の写し又はこれに代わる書類
○ 申請の日の属する事業年度及び翌事業年度における事業計画書及び収支予算書
○ その他主務大臣が必要と認める書類

＜第1号＞

5　「名称」は、登記事項証明書に記載された法人名を記載し、押印する。〈認定申請に当たっての留意事項（内閣府）〉

6　「住所」は、登記事項証明書に記載された住所を記載し、連絡先として、郵便物の受け取りが可能な住所、氏名、法人名、担当部署、担当者名、電話番号、E-mailアドレス等を記載することとされている。〈認定申請に当たっての留意事項（内閣府）〉

＜第2・3号＞

7　「医療情報の整理の方法」「医療情報の加工の方法」として、①統括管理責任者、②則第5条第2号イからハまでに掲げる者の氏名を記載するともに、別紙1から6までを提出する。〈認定申請に当たっての留意事項（内閣府）〉
○ 別紙1「統括管理責任者及び規則第5条第2号イからハまでに掲げる者の名簿等」
○ 別紙2「匿名加工医療情報作成事業に必要な設備の配置図」
○ 別紙3「法令等を遵守した運営の確保に関する書類」

- 別紙4「匿名加工医療情報作成事業に関する中期的な計画」
- 別紙5「匿名加工医療情報の提供の是非の判断に際しての審査体制に関する書類」
- 別紙6「広報啓発相談体制に関する書類」

＜第4号＞

8 本号は、医療情報等及び匿名加工医療情報の管理の方法を申請書の記載事項としたものである。「医療情報等」と「匿名加工医療情報」を区別している理由について、次のように整理することができる。

(ｱ) 以下の情報については、医療情報への復元に悪用されるおそれがあることから、医療情報と同様の厳格な管理が求められるため、これらの情報をまとめて「医療情報等」という略称を用いている。
　① 匿名加工医療情報の作成に用いた医療情報から削除した記述等及び個人識別符号
　② 匿名加工医療情報を作成するときに行った医療情報の加工の方法(法第18条第1項、第29条)に関する情報

(ｲ) 一方、匿名加工医療情報については、特定の個人を識別できず、医療情報に復元できないように加工されたものであるため、その漏えい等は発生した場合のリスクは、医療情報等と比較して小さいと考えられる。

(ｳ) そこで、医療情報等と匿名加工医療情報では、おのずと管理の方法が異なるものになることを踏まえ、匿名加工医療情報を「医療情報等」の範疇に含めず、別の扱いとしている。

9 たとえ医療情報そのものが漏えい等しなくても、匿名加工医療情報に加え、匿名加工医療情報の作成に用いた医療情報から削除した記述等又は個人識別符号、あるいは医療情報の加工の方法が漏えい等した場合には、医療情報が復元されてしまう可能性がある。
　そこで、医療情報、削除した記述等・個人識別符号、加工の方法、匿名加工医療情報のすべてを認定匿名加工医療情報作成事業者による安全管理措置等の対象としている。

10 医療情報等及び匿名加工医療情報の管理の方法については、認定の申請書の記載事項であるとともに、法第3章第2節(法第17条から第27条まで)において安全管理措置等の対象となっている。

11 「記述等」とは、文書、図画もしくは電磁的記録に記載され、もしくは記録され、又は音声、動作その他の方法を用いて表された一切の事項(個人識別符号を除く。)をいう。
〈法第2条第1項〉

12 「医療情報等及び匿名加工医療情報の管理の方法」として、認定事業医療情報等の取扱業務に関する責任者の氏名を記載するとともに、別紙AからSまでを提出する。〈認定申請に当たっての留意事項(内閣府)〉
- 別紙A「認定事業医療情報等の安全管理に係る基本方針」
- 別紙B「認定事業医療情報等の取扱い業務に関する責任者及び認定事業医療情報等を取り扱う者の名簿等」
- 別紙C「認定事業医療情報等の漏えい、滅失又は毀損の発生時における事務処理体制が分かる書類」

第3章第1節　匿名加工医療情報作成事業を行う者の認定(第8条—第16条)

- ○ 別紙D「組織的安全管理措置、人的安全管理措置、物理的安全管理措置及び技術的安全管理措置に関する内部規則等」
- ○ 別紙E「外部の専門家による情報セキュリティ監査の受検に関する書類又は第三者認証の取得に関する書類(写しで可)」
- ○ 別紙F「認定事業医療情報等を取り扱う者が、認定事業の目的の達成に必要な範囲を超えて、認定事業医療情報等を取り扱うことがないことを確保するための措置及び認定事業医療情報等を取り扱う者に対する必要な教育及び訓練に関する書類」
- ○ 別紙G「認定事業医療情報等を取り扱う権限を有しない者による認定事業医療情報等の取扱いを防止する措置に関する書類」
- ○ 別紙H「認定事業医療情報等を取り扱う施設設備と他の施設設備との区分の整理等に関する書類」
- ○ 別紙I「認定事業に関し管理する医療情報等の取扱いに係る端末装置に関する書類」
- ○ 別紙J「認定事業医療情報等の削除に関する書類」
- ○ 別紙K「不正アクセス行為を防止するための措置に関する書類」
- ○ 別紙L「認定事業医療情報等の取扱いに係る電子計算機及び端末装置の動作を記録するとともに、通常想定されない当該電子計算機及び端末装置の操作を検知し、当該操作が行われた電子計算機及び端末装置を制御する措置に関する書類」
- ○ 別紙M「認定事業医療情報等の取扱いに係る電子計算機又は端末装置において、第三者が当該電子計算機又は端末装置に使用目的に反する動作をさせる機能が具備されていないことの確認に関する書類」
- ○ 別紙N「認定事業医療情報等の送受信に関する書類」
- ○ 別紙O「則第6条第4号ホに規定する措置が講じられていることが分かる書類」
- ○ 別紙P「認定事業医療情報等の漏えいその他の事故が生じた場合における被害の補償のための措置に関する書類」
- ○ 別紙Q「認定事業医療情報等を取り扱う施設設備の障害の発生の防止、障害の発生の検知、及び障害が発生した場合の対策のための措置に関する書類」
- ○ 別紙R「医療情報の提供を受ける際に、医療情報取扱事業者による当該医療情報の提供の方法及びこれに係る安全管理のための措置が適正である旨を確認する書類」
- ○ 別紙S「匿名加工医療情報の提供の契約において、匿名加工医療情報取扱事業者による当該匿名加工医療情報の利用の態様及びこれに係る安全管理のための措置が匿名加工の程度に応じて適正であることを確保するための書類」

＜第5号＞

13　「主務省令で定める事項」として現在のところ定められたものはないが、匿名加工医療情報作成事業を行う役員又は使用人の氏名及び住所を記載することとされている。〈認定申請に当たっての留意事項(内閣府)〉

■第8条第3項■

　主務大臣は、第一項の認定の申請が次に掲げる基準に適合すると認めるときは、同項の認定をしなければならない。
一　申請者が次のいずれにも該当しないこと。
　イ　この法律その他個人情報の適正な取扱いに関する法律で政令で定めるもの又はこれらの法律に基づく命令の規定に違反し、罰金の刑に処せられ、その執行を終わり、又は執行を受けることがなくなった日から二年を経過しない者
　ロ　第十五条第一項又は第十六条第一項（これらの規定を第二十九条において準用する場合を含む。）の規定により認定を取り消され、その取消しの日から二年を経過しない者
　ハ　匿名加工医療情報作成事業を行う役員又は主務省令で定める使用人のうちに次のいずれかに該当する者があるもの
　　(1)　成年被後見人若しくは被保佐人又は外国の法令上これらに相当する者
　　(2)　破産手続開始の決定を受けて復権を得ない者又は外国の法令上これらに相当する者
　　(3)　この法律その他個人情報の適正な取扱いに関する法律で政令で定めるもの又はこれらの法律に基づく命令の規定に違反し、罰金以上の刑に処せられ、その執行を終わり、又は執行を受けることがなくなった日から二年を経過しない者
　　(4)　第一項又は第二十八条の認定を受けた者が第十五条第一項又は第十六条第一項（これらの規定を第二十九条において準用する場合を含む。）の規定により認定を取り消された場合において、その処分のあった日前三十日以内に当該認定に係る事業を行う役員又は主務省令で定める使用人であった者で、その処分のあった日から二年を経過しないもの
二　申請者が、医療分野の研究開発に資するよう、医療情報を取得し、並びに整理し、及び加工して匿名加工医療情報を適確に作成し、及び提供するに足りる能力を有するものとして主務省令で定める基準に適合していること。
三　医療情報等及び匿名加工医療情報の漏えい、滅失又は毀損の防止その他の当該医療情報等及び匿名加工医療情報の安全管理のために必要かつ適切なものとして主務省令で定める措置が講じられていること。
四　申請者が、前号に規定する医療情報等及び匿名加工医療情報の安全管理のための措置を適確に実施するに足りる能力を有すること。

趣旨

　本規定は、匿名加工医療情報作成事業者の認定の基準について明示したものである。

解説

1　「認定をしなければならない」とあるように、本規定各号のいずれの基準にも適合するときは認定を与えなければならない。このように、匿名加工医療情報作成事業者の認定は、主務大臣の裁量行為に属するものではなく、羈束行為に属している。
　※「裁量行為」とは、行政行為の要件・内容が法規により厳格には拘束されておらず、行政庁に

第3章第1節　匿名加工医療情報作成事業を行う者の認定（第8条—第16条）

　　裁量の自由がある行政行為をいう。
　　※「羈束行為」とは、行政行為の要件・内容が法規により厳格に拘束され、行政庁に裁量の自由がない行政行為をいう。

＜第1号＞

2　本号は、申請者の欠格要件を定めたものである。

＜第1号・イ＞

3　本号イは、2年以内に個人情報の適正な取扱いに関する法律の規定に違反して罰金の刑に処せられていた者を申請者の欠格要件の一つとしたものである。罰金の刑に処せられても一定の期間が経過すれば、再度同様の違反行為を行う可能性は低くなっているものと考えられることから、2年を経過した場合には認定の適格者にすることとしている。

4　個人情報保護法上の要配慮個人情報（個情法第2条第3項）に相当する医療情報の取扱いについて適正かつ確実に行うことができる者を認定することとしていることから、個人情報保護法等の規定に違反した者を認定匿名加工医療情報作成事業者として認定することは不適切であると考えられる。

　　認定匿名加工医療情報作成事業者による医療情報等及び匿名加工医療情報の取扱いについて、医療情報に係る本人又はその遺族の安心感を確保し、医療情報の提供について理解と協力を得るためには、個人情報の適正な取扱いに関する法律を幅広く取り上げ、これらの法律又はこれらの法律に基づく命令の規定に違反した者についても認定匿名加工医療情報作成事業者から確実に排除することが必要といえよう。

5　本号では、国内法に抵触した者のみを対象とし、外国の法令に違反した者は排除の対象としていない。

　　これは、本法には医療情報の特別な取扱いが許される認定制度が設けられているほか、本人又はその遺族の意思を尊重する手続など独自の規定も多く盛り込まれており、海外における対象法令の同定が自明とは言い難いことを考慮し、本号の欠格要件として外国の法令に違反した者を含めないこととしたものである。

6　「政令で定めるもの」は、次のとおりとする。〈令第4条〉
　① 個人情報保護法
　② 行政機関個人情報保護法
　③ 独立行政法人等個人情報保護法
　④ 行政手続における特定の個人を識別するための番号の利用等に関する法律

⇒　上記②及び③について、行政機関個人情報保護法第53条及び独立行政法人等個人情報保護法第50条では、行政機関や独立行政法人等から受託した業務に従事している者又は従事していた者についても罰則の対象としている。したがって、民間事業者の役職員又は役職員であった者であっても、これらの法律に違反して処罰された経歴を有する可能性がある。

7　「刑に処せられ」とは、刑の判決が確定した場合をいい、公判中の者又は控訴もしくは上告中の者はこれに含まれない。

8　「執行を終わり」とあるが、これは刑の執行が完了したときをいう。刑の執行猶予中

の場合は、刑の執行が終わったことにはならない。

9　「執行を受けることがなくなった」とは、刑の執行免除（恩赦法第8条）、外国において既に刑の執行を受けたときの刑の執行免除（刑法第5条但書）、時効による刑の執行免除（刑法第31条）により、刑の執行が免除されたことをいう。

10　刑の執行猶予の言い渡しを取り消されることなく猶予の期間を経過した者は、刑の言い渡し自体が効力を失うため、本号の欠格要件には該当しない。

＜第1号・ロ＞

11　本号ロは、2年以内に認定匿名加工医療情報作成事業者の認定を取り消された者を申請者の欠格要件の一つとしたものである。これは、医療情報に係る本人又はその遺族の安心感を確保し、医療情報の提供について理解と協力を得るためには、認定の取消を受けた経歴を有する者も排除する必要があると考えられるためである。

　なお、認定を取り消されても一定の期間が経過すれば、再度同様の違反行為を行う可能性は低くなっているものと考えられることから、2年を経過した場合には認定の適格者にすることとしている。

＜第1号・ハ＞

12　認定匿名加工医療情報作成事業者による医療情報等及び匿名加工医療情報の取扱いについて、医療情報に係る本人又はその遺族の安心感を確保し、医療情報の提供について理解と協力を得るためには、匿名加工医療情報の作成事業を適正かつ確実に行うために必要な判断能力や経済的能力が不十分な者を排除する必要がある。

　そこで、必要な判断能力が不十分な者として成年被後見人と被保佐人を、経済的能力が不十分な者として破産手続開始の決定を受けて復権を得ない者等を申請者の欠格要件としている。また、外国を本拠としている法人が認定申請を行う可能性もあることから、外国の法令上これらと同様に取り扱われている者についても対象としている。

13　「主務省令で定める使用人」は、申請者の使用人であって、当該申請者の匿名加工医療情報作成事業に関する権限及び責任を有する者とする。〈則第4条〉

＜第1号・ハ(1)＞

14　本号ハ(1)は、匿名加工医療情報作成事業を行う役員等のうちに成年被後見人又は被保佐人がいる場合を、申請者の欠格要件の一つとしたものである。

15　「成年被後見人」とは、精神上の障害により事理を弁識する能力を欠く常況にある者として、家庭裁判所から後見開始の審判を受けた者をいう。成年被後見人の法律行為は、原則、取り消すことができる。

⇒　「審判」とは、家庭に関する紛争など、家庭裁判所の審判手続で取り扱う一定の事項について、当事者から提出された書類及び家庭裁判所調査官の行った調査の結果等の種々の資料に基づき、裁判官が判断を決定する手続をいう。

16　「被保佐人」とは、精神上の障害により事理を弁識する能力が著しく不十分である者として、家庭裁判所から保佐開始の審判を受けた者をいう。成年被後見人ほど重度の精神上の障害を持つわけではないが、重要な財産、権利に関わる法律行為については、保佐人の同意が必要となる。

第3章第1節　匿名加工医療情報作成事業を行う者の認定（第8条―第16条）

<第1号・ハ(2)>
17　本号ハ(2)は、匿名加工医療情報作成事業を行う役員等のうちに破産者がいる場合を、申請者の欠格要件の一つとしたものである。

18　「復権」とは、法律上の資格制限が解除されて元の状態に戻ることをいう。破産手続中は『破産者』の扱いとなり、法律上の資格制限を受けることになるが、免責許可の決定が確定したとき、破産手続廃止の決定が確定したとき、再生計画認可の決定が確定したとき、詐欺破産罪について有罪の確定判決を受けることなく10年を経過したとき、あるいは破産者の申立てにより復権の決定がなされたときをもって、「復権」となる。

<第1号・ハ(3)>
19　本号ハ(3)は、匿名加工医療情報作成事業を行う役員等のうちに2年以内に個人情報の適正な取扱いに関する法律の規定に違反等した者がいる場合を、申請者の欠格要件の一つとしたものである。

20　「政令で定めるもの」は、次のとおりとする。〈令第4条〉
　① 個人情報保護法
　② 行政機関個人情報保護法
　③ 独立行政法人等個人情報保護法
　④ 行政手続における特定の個人を識別するための番号の利用等に関する法律

<第1号・ハ(4)>
21　本号ハ(4)は、匿名加工医療情報作成事業を行う役員等のうちに、匿名加工医療情報作成事業者又は医療情報等取扱受託事業者の認定の取消処分のあった日前30日以内に当該認定に係る事業を行う役員等であった者で、その処分のあった日から2年を経過しないものがいる場合を、申請者の欠格要件の一つとしたものである。

22　「当該認定に係る事業を行う」とあるように、認定に係る匿名加工医療情報作成事業に従事していなかった者は、欠格要件に該当しない。これは、認定に係る事業に従事していなかった者は、当該認定の取消について責任を有しておらず、また、本号の欠格要件は、そもそも「匿名加工医療情報作成事業」を行う役員又は当該申請者の「匿名加工医療情報作成事業」に関する権限及び責任を有する使用人について問われるものであるためである。

<第2号>
23　本号は、申請者の能力に関する基準を定め、匿名加工により情報の有用性が失われないよう情報利活用者のニーズに即した匿名加工を行うことのできる適確な作成能力を求めたものである。
　　例えば、子どもの疾病に関する研究においては『生年月日』の情報が、市町村別の集団ごとの健康状態を把握する研究においては『細かなエリア別』の情報が、それぞれ重要であることから、当該情報を活かした匿名加工医療情報となるよう、医学的知見及び匿名加工の技能が求められる。

24　医療分野の研究開発に資するための匿名加工医療情報が適正かつ確実に作成されるためには、医療情報の整理及び加工並びに安全管理措置について、その能力や必要な措

置の認定基準への適合性を審査する必要がある。

 とはいえ、匿名加工医療情報を作成するために行う医療情報の整理及び加工については、様々な研究開発のニーズに応じて柔軟に実施する必要があるため、情報漏えい等を防止するための安全管理措置とは異なり、講ずべき措置を定型的に定めることは困難である。そこで、法第8条第3項第2号においては、医療情報の整理及び加工をするに「足りる能力を有する基準に適合していること」を認定基準としている。

 一方、同項第3号では、医療情報等及び匿名加工医療情報の「安全管理措置が講じられていること」を認定基準とし、併せて同項第4号において、医療情報等及び匿名加工医療情報の安全管理措置を適確に実施するに「足りる能力」を認定基準としている。

25 「主務省令で定める基準」は、次のとおりとする。〈則第5条〉

(ア) 日本の医療分野の研究開発に資する匿名加工医療情報の作成に関する相当の経験及び識見を有する者であって、匿名加工医療情報作成事業を統括管理し、責任を有するものがいること

(イ) 匿名加工医療情報作成事業を適正かつ確実に行うに足りる経験及び識見を有する者として次に掲げるものをいずれも確保していること

  ① 日本の医療分野の研究開発に資する匿名加工医療情報を作成するための大規模な医療情報の加工に関する相当の経験及び識見を有する者

  ② 匿名加工医療情報を用いた日本の医療分野の研究開発の推進に関する相当の経験及び識見を有する者

  ③ 日本の医療分野の研究開発に資する匿名加工医療情報の作成に用いる医療情報の取得及び整理に関する相当の経験及び識見を有する者

(ウ) 医療情報検索システムその他の匿名加工医療情報作成事業の実施に必要な設備を備えていること

(エ) 匿名加工医療情報作成事業を適正かつ確実に行うための内部規則等を定め、これに基づく事業の運営の検証がされる等、法令等を遵守した運営を確保していること

(オ) 匿名加工医療情報作成事業を適正かつ確実に、かつ継続して行うに足りる経理的基礎を有すること

(カ) 基本方針に照らし適切なものであると認められる匿名加工医療情報作成事業に関する中期的な計画を有すること

(キ) 匿名加工医療情報の提供の是非の判断に際して、基本方針に照らし、匿名加工医療情報が医療分野の研究開発に資するために適切に取り扱われることについて適切に審査するための体制を整備していること

(ク) 広報及び啓発並びに本人、医療情報取扱事業者又は匿名加工医療情報取扱事業者からの相談に応ずるための体制を整備していること

(ケ) その取り扱う医療情報の規模及び内容が、匿名加工医療情報作成事業を適正かつ確実に行うに足りるものであること

(コ) 医療分野の標準的な規格に対応した医療情報を円滑に取り扱うことができること

(サ) 申請者が行う匿名加工医療情報作成事業において、特定の匿名加工医療情報取扱事

第3章第1節　匿名加工医療情報作成事業を行う者の認定(第8条—第16条)

業者に対して不当な差別的取扱いをするものでないこと
⇒　上記(ア)の「日本の医療分野の研究開発に資する匿名加工医療情報の作成に関する相当の経験及び識見を有する者」とは、上記(イ)①から③までに掲げる者に求められる実務経験及び日本の医療情報取扱事業者における診療行為の実施結果を含む医療情報を整理し、加工し、匿名加工医療情報を作成する一連の活動を統括管理する実務経験をそれぞれ一定程度有し、それらに相応する知見を有する者など高い専門性を有する者をいう。〈ガイドライン〉

⇒　上記(イ)①の「日本の医療分野の研究開発に資する匿名加工医療情報を作成するための大規模な医療情報の加工に関する相当の経験及び識見を有する者」とは、日本の医療情報取扱事業者における診療行為の実施結果を含む大規模な医療情報について、利用用途等に応じた個人識別性のリスク評価により匿名加工の程度を調整する等、安全性と有用性の両立を確保した匿名加工を行うことに関する一定の実務経験を有し、それに相応する知見を有するなど高い専門性を有する者をいう。
　なお、実務経験がこの内容を実質的に満たすものであるか否かについて、従事した具体的な匿名加工に関する実績に基づき審査することとなる。〈ガイドライン〉

⇒　上記(イ)②の「匿名加工医療情報を用いた日本の医療分野の研究開発の推進に関する相当の経験及び識見を有する者」とは、大学、各種研究機関、企業等において一定の総括的な権限を有する者として、日本の医療情報取扱事業者における診療行為の実施結果を含む大規模な匿名加工医療情報を用いた医療分野の研究開発を一貫して行うなどの実務経験を5年以上有し、それに相応する知見を有するなど、利活用者の研究開発に関するニーズを適確に理解し、ニーズを開発することについて高い専門性を有する者をいう。
　なお、実務経験については、この内容を実質的に満たすものであるか否かについて、論文、具体的な医薬品又は医療機器の臨床開発の実績等に基づき審査することとなる。〈ガイドライン〉

⇒　上記(イ)③の「日本の医療分野の研究開発に資する匿名加工医療情報の作成に用いる医療情報の取得及び整理に関する相当の経験及び識見を有する者」とは、日本の医療情報取扱事業者における医療情報管理部門(例：医療機関の医療情報部)において一定の権限を有する者として診療行為の実施結果を含む大規模な医療情報を管理するなどの実務経験を5年以上有し、医療情報取扱事業者における医療情報の種類、形式等の実態を踏まえ適切に医療情報を取得するとともに、利活用者のニーズに応じて必要な情報を選定し抽出することについて高い専門性を有する者をいう。
　なお、医療機関から委託を受けて医療情報システムの管理に従事した経験についても、実務経験として認められる。〈ガイドライン〉

⇒　上記(ウ)の「医療情報検索システムその他の匿名加工医療情報作成事業の実施に必要な設備」とは、次に掲げる設備をいう。〈ガイドライン〉
　①　大規模な医療情報を適切に格納し、検索し、及び保管することができる医療情報検索システム
　②　大規模な医療情報を円滑かつ適正に取得することができる設備

③ 匿名加工医療情報を円滑かつ適正に提供することができる設備

⇒ 上記(エ)の「匿名加工医療情報作成事業を適正かつ確実に行うための内部規則等」とは、次に掲げる事項を含む内部規則等であることをいう。〈ガイドライン〉

① 内部管理体制の整備に関する事項
- 法令等を遵守した運営を行うための内部管理に関する業務の具体的な運営方法及び内部における責任体制
- 法令等の遵守状況について適切に検証する方法等
- 医療情報等又は匿名加工医療情報の取扱いの全部又は一部を認定医療情報等取扱受託事業者に委託する場合にあっては、当該認定受託者を含めた組織体制

② 医療情報の取得に関する事項
医療情報の取得に際しての医療情報取扱事業者との契約に関する基本的事項（排他的・恣意的契約を締結しないこと、通知書面の内容及び通知の方法の確認等）

③ 匿名加工医療情報の提供に関する事項
匿名加工医療情報の提供に際しての匿名加工医療情報取扱事業者との契約に関する基本的事項（匿名加工医療情報の提供に係る安全管理措置、金銭その他の利益の収受及びその管理の方法等）

④ 内部規則等の周知方法
内部規則等の内容を匿名加工医療情報作成事業に従事する全役職員に周知徹底すること

⇒ 上記(オ)の「匿名加工医療情報作成事業を適正かつ確実に、かつ継続して行うに足りる経理的基礎を有する」とは、当該事業の開始及び継続に必要な資金等を確保可能であることをいう。『事業の開始及び継続に必要な資金等を確保可能である』ことについては、事業の開始及び継続に要する資金の総額及びその資金の調達方法を記載した書類、単年の事業計画書及び収支予算書、上記(カ)の中期的な計画並びに財務諸表を審査し判断することとなる。

なお、匿名加工医療情報作成事業以外の事業を兼業している場合には、匿名加工医療情報作成事業に係る部門における経理区分を明確にして書類を提出する必要がある。〈ガイドライン〉

⇒ 上記(カ)の「匿名加工医療情報作成事業に関する中期的な計画」には、次に掲げる事項を記載し、これらの事項が基本方針に照らし適切なものであることが必要である。②から⑤までについては、各項目に関する目標及び具体的な達成計画を含めて記載する。

なお、「中期的」とは、5年間を基本とする。〈ガイドライン〉

① 事業運営方針（計画期間を含む。）
② 医療情報を提供する医療情報取扱事業者
③ 自ら取得する医療情報の内容及び規模
④ 提供する匿名加工医療情報の内容及び提供先
⑤ 匿名加工医療情報作成事業に係る収支

⇒ 上記(キ)の「匿名加工医療情報が医療分野の研究開発に資するために適切に取り扱われ

第3章第1節　匿名加工医療情報作成事業を行う者の認定（第8条—第16条）

ることについて適切に審査するための体制を整備していること」とは、①から③までの要件を満たす委員会を設置するとともに、次に掲げる要件を満たすことをいう。
　○　審査に関する事務を的確に行う能力があること
　○　委員会を中立的かつ公正に運営する能力があること
① 設置に際しての責務
　　委員会の設置に際しては、以下を実施する必要がある。
（ⅰ）委員会の組織及び運営に関する規程を定め、当該規程により、委員会の委員及びその事務に従事する者に業務を行わせるものとする。
（ⅱ）委員会の運営を開始するにあたって、委員会の組織及び運営に関する規程並びに委員名簿を公表する。また、年1回以上、当該委員会の開催状況及び審査の概要について、公表するものとする。ただし、審査の概要のうち、公表することにより事業運営に支障が生じる事項であるなど、非公開とすることが必要な内容として委員会が判断したものについては、この限りでない。
（ⅲ）委員会が審査を行った医療分野の研究開発に関する審査資料を当該研究開発の終了について報告されるまでの期間、適切に保管するものとする。
② 委員会の構成
　　委員会の構成は、匿名加工医療情報の取扱いの審査を適切に実施できるよう、次に掲げる要件を満たすことが必要である。なお、（ⅰ）から（ⅲ）までに掲げる者については、それぞれ他を同時に兼ねることはできない。
（ⅰ）医学・医療の専門家等、自然科学の有識者が含まれていること
（ⅱ）倫理学・法律学の専門家等、人文・社会科学の有識者が含まれていること
（ⅲ）本人の観点も含めて一般の立場から意見を述べることのできる者が含まれていること
（ⅳ）認定事業者に所属しない者が複数含まれていること
（ⅴ）男女両性で構成されていること
（ⅵ）5名以上であること
③ 委員会の審査
　　委員会では、匿名加工医療情報の提供の是非の判断に際して、基本方針に照らし、匿名加工医療情報が医療分野の研究開発に資するために適切に取り扱われることを適切に審査する必要があるが、具体的には次に掲げる事項を迅速に、また、中立的かつ公正に審査するものとする。
（ⅰ）匿名加工医療情報の利用目的が、基本方針に照らして適切な医療分野の研究開発に資するものであるか
（ⅱ）匿名加工医療情報の利用内容が、科学的に妥当であるか
（ⅲ）研究開発の結果を一般市民に提供する際には、その公表方法等が、一定の地域や団体に属する者等の本人やその子孫以外にも不利益が生じないよう配慮されたものとなっているか
（ⅳ）研究開発に係る金銭その他の利益の収受及びその管理の方法が妥当であるか

なお、あらかじめ、①(i)の組織及び運営に関する規程において、委員会が指名する委員による審査(迅速審査)の適用範囲、審査方法等実施手順についても定めるとともに、当該審査結果がすべての委員に報告されることとする場合は、迅速審査を行い、当該審査結果を委員会の意見として取り扱うものとすることができる。

　　　また、認定匿名加工医療情報作成事業者は、委員会の審査を経て、匿名加工医療情報取扱事業者に対して匿名加工医療情報を提供するものとする。匿名加工医療情報を提供する際には、当該匿名加工医療情報が、実際に上記(i)から(iv)までの観点を含めて適切に取り扱われることを確保するため、認定匿名加工医療情報作成事業者と匿名加工医療情報取扱事業者との間で締結する契約により、匿名加工医療情報の利用の目的、内容等の利用条件を明確に設定し、安全管理措置を適切に講ずることを確保するとともに、これらに反する取扱いを行った場合の制裁措置を明記することが必要である。〈ガイドライン〉

⇒　上記(ケ)の「広報及び啓発並びに本人、医療情報取扱事業者又は匿名加工医療情報取扱事業者からの相談に応ずるための体制」は、次に掲げる要件を満たすものである必要がある。〈ガイドライン〉
　① 匿名加工医療情報作成事業に関する広報及び啓発に関する活動を行う体制であること
　② 匿名加工医療情報作成事業の実施状況について公表すること
　③ 匿名加工医療情報作成事業の実施に関し、本人、医療情報取扱事業者又は匿名加工医療情報取扱事業者からの相談に適切に応じる体制であること

⇒　上記(ケ)の「その取り扱う医療情報の規模及び内容が、匿名加工医療情報作成事業を適正かつ確実に行うに足りるものであること」とは、認定事業者が自ら取得することが可能である診療行為の実施結果を含む医療情報の規模が、認定事業開始時点において年間100万人以上であり、かつ、事業開始後3年目において年間200万人以上に達することを基本とする。なお、レセプト情報や健診情報の収集規模は、規模要件を満たすか否かの判断に際して考慮しない。また、実人数で判断する。

　　　当該基準に適合することを証する書類として、法に基づき上記の要件を満たす規模及び内容の医療情報を収集することが、認定事業開始時に可能であることを示す書類を添付することを基本とする。ただし、申請時に準備することが難しい場合には、認定の是非を判断するまでに、当該書類を追加で提出することができることとする。〈ガイドライン〉

⇒　上記(コ)の「医療分野の標準的な規格に対応した医療情報を円滑に取り扱うことができる」とは、厚生労働省における保健医療情報分野の標準規格で医療情報取扱事業者から医療情報の提供を受けることが可能な体制を整備していることをいう。〈ガイドライン〉
　　※「厚生労働省における保健医療情報分野の標準規格」とは、保健医療情報分野の標準規格として認めるべき規格について(平成22年3月31日医政発0331第1号)において定める標準規格をいう。

⇒　上記(サ)の「特定の匿名加工医療情報取扱事業者に対して不当な差別的取扱いをするも

第 3 章第 1 節　匿名加工医療情報作成事業を行う者の認定（第 8 条—第 16 条）

のでないこと」を証する書類として、利用料等の匿名加工医療情報の提供の条件について、匿名加工医療情報取扱事業者間で不当な差別的取扱いをするものでないことを明確に定めている内部規則等を添付することとする。〈ガイドライン〉

＜第 3 号＞

26　本号は、安全管理措置に関する基準を定め、十分なセキュリティ対策が講じられていることを求めたものである。

27　次世代医療 ICT 基盤協議会医療情報取扱制度調整ワーキンググループ（WG-B）とりまとめ（平成 28 年 12 月 27 日）において、匿名加工医療情報の提供範囲が無限定に拡散することのないよう、認定匿名加工医療情報作成事業者が、匿名加工医療情報の利活用者との契約において、情報の共有範囲を明確化する旨が言及されている。

28　「主務省令で定める措置」として、次に掲げる事項が定められている。〈則第 6 条〉
(A)　組織的安全管理措置
(B)　人的安全管理措置
(C)　物理的安全管理措置
(D)　技術的安全管理措置
(E)　その他の措置

29　解説 28 の(A)の「組織的安全管理措置」は、次のとおりとする。〈則第 6 条第 1 号〉
(a1)　認定事業医療情報等の安全管理に係る基本方針を定めていること
　　※「認定事業医療情報等」とは、認定事業に関し管理する医療情報等及び匿名加工医療情報をいう。
(a2)　認定事業医療情報等の安全管理に関する相当の経験及び識見を有する責任者を配置していること
(a3)　認定事業医療情報等を取り扱う者の権限及び責務並びに業務を明確にしていること
(a4)　認定事業医療情報等の漏えい、滅失又は毀損の発生時における事務処理体制が整備されていること
(a5)　安全管理措置に関する規程の策定及び実施並びにその運用の評価及び改善を行っていること
(a6)　外部の専門家による情報セキュリティ監査の受検又は第三者認証の取得により、安全管理に係る措置の継続的な確保を図っていること

⇒　上記の「組織的安全管理措置」とは、次に掲げる組織的な安全管理措置をいう。〈ガイドライン〉
○　認定事業医療情報等の安全管理に係る基本方針の策定
○　認定事業医療情報等を取り扱う者の権限及び責任並びに業務の明確化
○　認定事業医療情報等の漏えい、滅失又は毀損の発生時における事務処理体制の整備
○　認定事業医療情報等の安全管理措置に関する規程の策定及び実施並びにその運用の評価及び改善の実施
○　安全管理に係る措置の継続的な確保

⇒ 上記(a1)の「基本方針」について、次のように示されている。〈ガイドライン〉
　(ア) 認定事業者等は、認定事業医療情報等の安全管理に万全を期すため、基本方針を策定し、認定事業医療情報等を取り扱う者に周知徹底することが重要である。
　　　基本方針では、認定事業医療情報等の安全管理に関する考え方を示すとともに、次世代医療基盤法や個人情報保護法など関係法令や規程等を遵守する等の内容とする必要がある。併せて、認定事業者等は、国民や医療情報取扱事業者等関係者からの信頼を得るため、認定事業の実施の上で支障がない範囲において、基本方針を公表することが望まれる。
　(イ) 基本方針に定める項目として、次に掲げるものが挙げられる。
　　　① 関係法令、規程等の遵守
　　　② 安全管理措置に関する基本的な考え方
　　　③ 質問及び苦情の対応窓口
⇒ 上記(a2)の「相当の経験及び識見を有する責任者」及び(a3)の「認定事業医療情報等を取り扱う者」について、次のように示されている。〈ガイドライン〉
　(ア) 認定事業医療情報等の安全管理は、医療情報や匿名加工医療情報などを取り扱う者を明確にした上で、その者が、自らに与えられている権限と責務を理解し、その責務を全うすることで実現される。特に、認定事業医療情報等の安全管理を担当する責任者は、情報セキュリティを含む医療情報管理業務の実務経験を5年以上有するなど、高い専門性を有する者とすべきであり、当該責任者をはじめ、権限及び責務を与えられた者は、認定事業医療情報等の安全管理の重要性を自覚することが重要である。
　(イ) そのため、認定事業医療情報等の安全管理に関する責任者を配置するとともに、認定事業医療情報等を取り扱う者とその権限及び責務を名簿等により明確にすることにより、安全管理に関する体制を整備する必要がある。その際、認定事業医療情報等を取り扱う者については、当該情報の取扱いについて知見を有する者(実際に当該情報を用いた業務に従事する者)に限定すべきである。
　　　なお、責任者については、認定事業者等ごとに配置することが必要である。
　(ウ) 認定事業者等が講じなければならない措置として、次に掲げるものが挙げられる。
　　　① 認定事業医療情報等の取扱い業務に関する責任者の設置及び責任の明確化
　　　② 認定事業医療情報等を取り扱う者及びその役割の明確化
　　　③ 認定事業医療情報等を複数の部署、複数の者で取り扱う場合、部署・各々の役割分担及び責任の明確化
⇒ 上記(a4)の「認定事業医療情報等の漏えい、滅失又は毀損の発生時における事務処理体制」について、次のように示されている。〈ガイドライン〉
　(ア) 認定事業医療情報等の漏えい、滅失又は毀損の発生又はその兆候を把握した場合には、直ちに組織として状況を把握し、二次被害の発生防止、類似事案の発生防止等の措置を講ずることが重要である。併せて、そのような事案発生時には、主務省庁への報告が直ちに行われることが求められる。
　　　※ 主務省庁は、内閣府、文部科学省、厚生労働省及び経済産業省であるが、当該事案発生時の

第3章第1節　匿名加工医療情報作成事業を行う者の認定(第8条—第16条)

　　　報告先は、内閣府日本医療研究開発機構・医療情報基盤担当室とする。
(イ) そのため、認定事業者等は、このような対応を適切かつ迅速に行い得るように、組織内に必要な体制を整備する必要がある。
　　また、医療情報取扱事業者(医療機関等)から医療情報を受け取る際、及び匿名加工医療情報を匿名加工医療情報取扱事業者(利活用者)に提供する際の情報のやりとりについては、ログの収集・監視・分析を行う体制が必要である。例えば、CSIRT を設けたり、外部委託により SOC を整備したりするなど、情報システムへの脅威に対する備えや監視・分析に取り組み、危機管理体制の充実に取り組むものとする。
　　※「SOC」とは、Security Operation Center の略
(ウ) なお、認定事業者等は、個人情報保護法上の個人情報取扱事業者(個情法第 2 条第 5 項)でもあるため、個人情報の漏えい等事案が発覚した場合は、その事実関係及び再発防止策等について、主務省庁への報告(内閣府日本医療研究開発機構・医療情報基盤担当室への報告)とは別に、個人情報保護委員会等に対し、速やかに報告するよう努めることとされていることに留意する必要がある。
(エ) 認定事業者等が講じなければならない措置として、次に掲げるものが挙げられる。
　① 関係法令等に違反している事実又はその兆候を把握した場合の認定事業医療情報等を取り扱う者から責任者への報告連絡体制の整備
　② 事実関係の調査及び原因の究明
　③ 事故対応の担当者と責任者の明確化
　④ 緊急時の対応の観点から、高い責任と権限を有する者が、オープンなネットワーク環境から切り離した環境で基幹系システムにアクセスできる取扱環境(シンクライアント方式の活用等)を確保
　⑤ 漏えい等の事案発生時の報告窓口の一元化
　⑥ 再発防止策の検討及び策定
　⑦ 事実関係、再発防止策等の報告
⇒　上記(a5)の「安全管理措置に関する規程の策定及び実施並びにその運用の評価及び改善」について、次のように示されている。〈ガイドライン〉
(ア) 認定事業医療情報等に関する安全管理措置は、その実効性を担保することが重要である。そのため、認定事業者等は、(A)組織的安全管理措置のほか、(B)人的安全管理措置、(C)物理的安全管理措置及び(D)技術的安全管理措置の内容についても規程を策定し、認定事業医療情報等を取り扱う者に周知徹底するとともに、当該規程の実施状況等について、適宜、把握・分析の上で評価し、必要な改善策を講ずる必要がある。
(イ) 認定事業者等が講じなければならない措置として、次に掲げるものが挙げられる。
　① 組織的安全管理措置、人的安全管理措置、物理的安全管理措置及び技術的安全管理措置に関する規程の策定
　② 規程の実施状況に関する評価及び改善
⇒　上記(a6)の「安全管理に係る措置の継続的な確保」について、次のように示されている。〈ガイドライン〉

(ｱ) 認定事業の安全管理に関する措置の確保のため、国は、認定事業者等の業務の実施状況を適時にチェックすることとなる。加えて、認定事業医療情報等の安全管理に係る措置を継続的に確保するためには、日々進展する技術動向等を踏まえつつ、情報の漏えい、紛失等を防ぐという安全管理措置本来の趣旨・目的にかんがみ、取るべき対応をしっかりと行っていくという認定事業者等自身の恒常的な取り組みが必要であるとともに、定期的に第三者からの客観的な検証を受けることが重要である。

　(ｲ) 具体的には、外部からの情報セキュリティ監査を毎年度受けること、あるいは、国際標準化機構(ISO)が定めた規格第27001号(情報セキュリティマネジメント(ISMS))、プライバシーマーク(保健医療福祉分野)等に適合し、その認証を受けるなど情報管理について相当程度の知見及び識見を有する第三者による評価、意見等を定期的かつ継続的に受けること等が考えられる。

　　なお、こうした第三者からの客観的な評価・検証を受けた場合には、その結果をホームページ等において公表するものとする。

　　※「ISO」とは、International Organization for Standardization の略

　(ｳ) 安全管理に係る措置の継続的な確保の手法の例示として、次に掲げるものが挙げられる。

　　① 監査法人等による情報セキュリティ監査の受験
　　② ISMS、プライバシーマーク等に適合している旨の認証・評価を受けること
　　③ プライバシー影響評価(PIA)の実施

　　　※「PIA」とは、Privacy Impact Assessment の略

30　解説28の(B)の「人的安全管理措置」は、次のとおりとする。〈則第6条第2号〉

　(b1) 認定事業医療情報等を取り扱う者が、成年被後見人、被保佐人又は破産者等(法第8条第3項第1号ハ(1)から(4)まで)のいずれにも該当しない者であることを確認していること

　(b2) 認定事業医療情報等を取り扱う者が、認定事業の目的の達成に必要な範囲を超えて、認定事業医療情報等を取り扱うことがないことを確保するための措置を講じていること

　(b3) 認定事業医療情報等を取り扱う者に対する必要な教育及び訓練を行っていること

　(b4) 認定事業医療情報等を取り扱う権限を有しない者による認定事業医療情報等の取扱いを防止する措置を講じていること

⇒　上記の「人的安全管理措置」とは、次に掲げる人的な安全管理措置をいう。〈ガイドライン〉

　○ 認定事業医療情報等を取り扱う者が欠格事由に該当しないことの確認
　○ 認定事業医療情報等を取り扱う者に対する内部規程等の周知、教育及び訓練の実施(守秘義務の遵守、認定事業医療情報等を取り扱うことができる目的、範囲等に関する従業者への周知等の徹底を含む。)
　○ 正当な権限を有しない者による認定事業医療情報等の取扱いの防止

⇒　上記(b1)の「成年被後見人、被保佐人又は破産者等のいずれにも該当しない者である

第3章第1節　匿名加工医療情報作成事業を行う者の認定(第8条—第16条)

ことの確認」について、次のように示されている。〈ガイドライン〉
(ｱ) 認定事業者等は、認定事業医療情報等を取り扱う者(認定事業医療情報等の取扱い業務に関する権限及び責任を有する役員及び使用人を含む。)が欠格事由に該当しないことを確認する必要がある。
(ｲ) 認定事業者等は、該当する者に対し、欠格事由に該当しないことを誓約書、確認書等により確認しなければならない。

⇒ 上記(b2)の「認定事業の目的の達成に必要な範囲を超えて認定事業医療情報等を取り扱うことがないことを確保するための措置」及び(b3)の「認定事業医療情報等を取り扱う者に対する必要な教育及び訓練」について、次のように示されている。〈ガイドライン〉
(ｱ) 認定事業においては、取扱いに特に配慮を要する医療情報(例:個人の病歴)を収集・管理することから、高いクレディビリティ(信頼性)が求められる。
　そのため、認定事業者等は、次世代医療基盤法及び個人情報の適正な取扱いに関する法令の理解と遵守の徹底に努め、役員や認定事業医療情報等を取り扱う者については、欠格事由規定(法第8条第3項)の趣旨を十分に踏まえつつ、認定事業に携わる者としての責務を自覚し、誠実かつ公正に職務を遂行する者を採用するとともに、認定事業医療情報等の適切な取扱いの理解を深めるための教育及び訓練を行う必要がある。
(ｲ) また、教育及び訓練にあたっては、認定事業に携わる者には守秘義務(法第22条)が課されることの周知を徹底するとともに、利用目的による制限(法第17条第1項)の趣旨を踏まえ、認定事業医療情報等を認定事業の目的(医療分野の研究開発に資するよう、医療情報を整理し、及び加工して匿名加工医療情報を作成すること)の達成に必要な範囲を超えて取り扱ってはいけないことの認識を確実に共有することが求められる。
　その上で、関連法令や規程等に違反する行為を行った者に対しては、懲戒により対処することを定めておくことが求められる。
(ｳ) 認定事業者等が講じなければならない措置として、次に掲げるものが挙げられる。
　① 関連法令、規程等に関する留意事項等の定期的な研修
　② 認定事業医療情報等を取り扱う者に対する必要かつ適切な教育・訓練の実施(守秘義務の徹底、制度の趣旨・目的の認識共有等を含む。)

⇒ 上記(b4)の「認定事業医療情報等を取り扱う権限を有しない者による認定事業医療情報等の取扱いを防止する措置」について、次のように示されている。〈ガイドライン〉
(ｱ) 認定事業者等は、権限を付与された者だけが認定事業医療情報等を取り扱うことができるとするルールを策定した上で、それ以外の従業者が認定事業医療情報等を取り扱うことがないよう措置を講ずるとともに、建築物の警備員、保守管理事業者、清掃事業者等の部外者が認定事業医療情報等に触れることがないよう厳重に措置する必要がある。
(ｲ) 従業者等の義務(法第22条)及び認定事業医療情報等を不正に提供等した場合の罰則(法第45条)の趣旨を踏まえ、認定事業者等の役員又は従業者であった者に対し、就業中に知り得た認定事業医療情報等の内容について、退職後も適切に取り扱うようルールを策定する。

また、認定事業医療情報等の送信等にあたっては、2人以上の担当者による相互確認を行う等の措置を講ずるものとする。
　(ｳ) 認定事業者等が講じなければならない措置として、次に掲げるものが挙げられる。
　　① 認定事業医療情報等を取り扱う区域への立入りの管理・制限
　　② 認定事業医療情報等を取り扱う端末のログイン制限
　　③ 就業中に知り得た認定事業医療情報等の内容について、退職後の取扱いに関するルールの策定

31 解説28の(C)の「物理的安全管理措置」は、次のとおりとする。〈則第6条第3号〉
　(c1) 認定事業医療情報等を取り扱う施設設備を他の施設設備と区分していること
　(c2) 認定事業医療情報等を取り扱う施設設備への立入り及び機器の持込みを制限する措置を講じているとともに、監視カメラの設置その他の当該施設設備の内部を常時監視するための装置を備えていること
　(c3) 認定事業に関し管理する医療情報等の取扱いに係る端末装置は、原則として、補助記憶装置及び可搬記録媒体への記録機能を有しないものとすること
　　※「可搬記録媒体」とは、電子計算機又はその周辺機器に挿入し、又は接続して情報を保存することができる媒体又は機器のうち、可搬型のものをいう。
　(c4) 認定事業医療情報等を削除し、又は認定事業医療情報等が記録された機器、電子媒体等を廃棄する場合には、復元不可能な手段で行うこと

⇒　上記の「物理的安全管理措置」とは、次に掲げる物理的な安全管理措置をいう。〈ガイドライン〉
　○ 認定事業医療情報等を取り扱う施設設備の明確化、他の施設との区分化
　○ 施設設備への入退室及び機器の持ち込みの管理、施設設備の常時監視
　○ 端末装置の機能限定（記録媒体への記録機能）
　○ 機器・装置等の物理的な保護による盗難等の防止

⇒　上記(c1)の「他の施設設備と区分していること」及び(c2)の「施設設備への立入り及び機器の持込みを制限する措置」「施設設備の内部を常時監視するための装置」について、次のように示されている。〈ガイドライン〉
　(ｱ) 認定事業医療情報等は、その漏えい等により、悪用する意図を有する第三者の手に渡るおそれ、及び提供元の医療機関等や本人に損害を与えるおそれがある。そのため、認定事業者等は、基幹系システムを管理する区域及び認定事業医療情報等管理・取扱区域を定めて他の区域と明確に区分するとともに、侵入や窃視の防止など適切な安全管理措置を講ずる必要がある。
　　また、基幹系システムや端末・機器については、他の情報システム等から分離するとともに、オープンなネットワーク環境から分離することが必要である。
　　※「基幹系システム」とは、認定事業医療情報等を取り扱うサーバ等の情報システムをいう。
　　※「認定事業医療情報等管理・取扱区域」とは、認定事業医療情報等を取り扱う事務（医療情報の整理、匿名加工作業等）を実施する区域をいう。
　(ｲ) 認定事業医療情報等を取り扱うサーバ装置、端末等が、不特定多数の者が接触できる設置環境にある場合、悪意のある者によるなりすまし、物理的な装置の破壊のほか、

第3章第1節　匿名加工医療情報作成事業を行う者の認定(第8条—第16条)

サーバ装置や端末等からの不正なデータの持ち出しによる漏えいのおそれがある。そのため、認定事業者等は、認定事業医療情報等管理・取扱区域への入退室管理や機器の持ち込み対策を講じ、取り扱う認定事業医療情報等の安全を確保する必要がある。

　具体的には、入退室管理に生体認証を含む2つ以上の認証手法を組み込み、監視カメラ等による常時のチェックを行う等の対応を行うとともに、機器(カメラ、スマートフォン・携帯電話等を含む。)の持込み制限及び認定事業医療情報等管理・取扱区域内の機器の持ち出し防止の措置等を講ずることが必要となる。

　なお、基幹系システムを管理する区域と、認定事業医療情報等を取り扱う事務を実施する区域とが物理的に離れているなど、両区域間の機器を電気通信回線を用いて接続する場合には、専用線によるものとする。

(ｳ) 匿名加工医療情報取扱事業者への匿名加工医療情報の提供については、電気通信により送信する場合や郵送等によりオフラインで提供する場合が想定されるが、それ以外にも、閲覧により提供する場合が考えられる。

　閲覧により匿名加工医療情報の提供を行う場合には、閲覧させる区域を認定事業医療情報等管理・取扱区域に指定して、当該区域としての安全管理措置を講ずるとともに、閲覧に際しては、認定事業者等の従業者が立ち会うことが必要である。

(ｴ) 認定事業者等が講じなければならない措置として、次に掲げるものが挙げられる。
　① 規程等において、認定事業医療情報等を取り扱う施設設備(区域)を具体的に特定(指定)
　　※ 施設設備の範囲は運用の実態を踏まえたものとし、安全管理措置を適切に講ずることができる範囲において特定することに留意する。
　② 壁、施錠可能な扉等の措置
　③ ICカード、指紋認証、静脈認証等による管理システムの設置
　④ 施設設備の内部を常時監視するカメラの設置
　⑤ 機器の持込み・持ち出しの記録(例：入退室管理簿の整備)等
　⑥ 権限を有しない者による認定事業医療情報等へのアクセス・閲覧の防止(例：入退室の管理、座席配置の工夫、のぞき込みを防止する措置の実施)

⇒　上記(c3)の「補助記憶装置及び可搬記録媒体への記録機能を有しないものとすること」について、次のように示されている。〈ガイドライン〉

(ｱ) 医療機関等の医療情報取扱事業者から提供を受けた医療情報は、認定事業者等が保有することとなる情報・データの中でも最も厳重な取扱いが求められる。そのため、医療情報を取り扱うこととなる端末装置については、外部から情報を抜き取られたり、盗み見られたりすることを防ぐ観点から、USBやCD-Rなど可搬記録媒体への記録機能を有しないシンクライアント端末を用いることが望ましい。

　そのような端末を用いることができない場合は、情報漏えいリスクを回避するための措置を講ずることが必要である。

(ｲ) 認定事業者等が講じなければならない措置として、次に掲げるものが挙げられる。
　① 端末に医療情報を残さない措置(接続終了時にすべて削除する措置)を講ずること。

また、作業中の端末については、離席時のパスワードスクリーンセイバー等の起動を徹底するとともに、持ち出しを防止するための物理的な措置（例：ワイヤ固定）を講ずること
　　② 可搬記録媒体への記録機能を有する端末を用いる場合には、CD-R、USB メモリ等の外部記録媒体の接続を制限・管理すること
⇒　上記(c4)の「機器、電子媒体等を廃棄する場合」について、次のように示されている。
〈ガイドライン〉
(ｱ) 認定事業医療情報等は、その漏えい等により、悪用する意図を有する第三者の手に渡るおそれ、及び提供元の医療機関等や本人に損害を与えるおそれがある。そのため、認定事業者等は、認定事業医療情報等の保有について、利活用する匿名加工医療情報の作成のために必要な最小限度のものに限るべきである。
(ｲ) 認定事業医療情報等を削除する場合には、第三者等により復元することができない手段で行う。したがって、認定事業医療情報等が記録された機器、電子媒体等を廃棄する場合においては、物理的破壊など、当該機器、電子媒体等に記録されていた認定事業医療情報等を復元することができない手段で行う必要がある。
　　また、認定事業医療情報等を削除した場合、又は認定事業医療情報等が記録された機器、電子媒体等を廃棄した場合には、削除又は廃棄した記録を保存する必要がある。
(ｳ) 認定事業者等が講じなければならない措置として、次に掲げるものが挙げられる。
　　① 認定事業医療情報等を削除した記録の作成・保存
　　② 認定事業医療情報等が記録された機器、電子媒体等を廃棄した記録の作成・保存

32 解説 28 の(D)の「技術的安全管理措置」は、次のとおりとする。〈則第 6 条第 4 号〉
(d1) 認定事業医療情報等を取り扱う施設設備に、不正アクセス行為を防止するため、適切な措置を講じていること
(d2) 認定事業医療情報等の取扱いに係る電子計算機及び端末装置の動作を記録するとともに、通常想定されない当該電子計算機及び端末装置の操作を検知し、当該操作が行われた電子計算機及び端末装置を制御する措置を講じていること
(d3) 認定事業医療情報等の取扱いに係る電子計算機又は端末装置において、第三者が当該電子計算機又は端末装置に使用目的に反する動作をさせる機能が具備されていないことを確認していること
(d4) 認定事業医療情報等を電気通信により送受信するとき、又は移送し、もしくは移送を受けるときは、次に掲げる措置を講じていること
　(d4-1) 外部の者との送受信の用に供する電気通信回線として、専用線等（IP-VPN サービスに用いられる仮想専用線その他のこれと同等の安全性が確保されると認められる仮想専用線を含む。）を用いること
　(d4-2) (d4-1)に規定する電気通信回線に接続されるサーバ用の電子計算機のうち、医療情報取扱事業者からの医療情報の受信に用いるものについては、外部への送信機能を具備させないこと
　(d4-3) (d4-1)に規定する電気通信回線に接続されるサーバ用の電子計算機のうち、匿

第3章第1節　匿名加工医療情報作成事業を行う者の認定（第8条—第16条）

　　　　名加工医療情報取扱事業者への匿名加工医療情報の送信に用いるものについては、外部からの受信機能を具備させないこと。また、(d4-2)又は(d5)に規定する電子計算機以外のサーバ用の電子計算機を用いること
　　(d4-4)　(d4-1)から(d4-3)までに掲げるもののほか、認定事業医療情報等を適切に移送し、又は移送を受けるために、暗号化等必要な措置を講ずること
　(d5)　匿名加工医療情報の作成の用に供する医療情報の管理は、(d4-2)及び(d4-3)の電子計算機以外のサーバ用の電子計算機を用いることとし、(d4-2)及び(d4-3)に規定する電子計算機を経由する以外の方法による外部へのネットワーク接続を行わないこと。また、(d4-2)及び(d4-3)に規定する電子計算機との接続においては、専用線を用いること
⇒　上記の「技術的安全管理措置」とは、次に掲げる技術的な安全管理措置をいう。〈ガイドライン〉
　○　不正アクセスを防止するための適切な措置
　○　電子計算機及び端末装置の動作の記録及び制御
　○　認定事業医療情報等の送受信・移送及び管理の方法、必要な保護措置
⇒　上記(d1)の「不正アクセス行為」とは、次のいずれかに該当する行為をいう。〈不正アクセス行為の禁止等に関する法律第2条第4項〉
　(ｱ)　アクセス制御機能を有する特定電子計算機に電気通信回線を通じて当該アクセス制御機能に係る他人の識別符号を入力して当該特定電子計算機を作動させ、当該アクセス制御機能により制限されている特定利用をし得る状態にさせる行為（当該アクセス制御機能を付加したアクセス管理者がするもの及び当該アクセス管理者又は当該識別符号に係る利用権者の承諾を得てするものを除く。）
　(ｲ)　アクセス制御機能を有する特定電子計算機に電気通信回線を通じて当該アクセス制御機能による特定利用の制限を免れることができる情報（識別符号であるものを除く。）又は指令を入力して当該特定電子計算機を作動させ、その制限されている特定利用をし得る状態にさせる行為（当該アクセス制御機能を付加したアクセス管理者がするもの及び当該アクセス管理者の承諾を得てするものを除く。）
　(ｳ)　電気通信回線を介して接続された他の特定電子計算機が有するアクセス制御機能によりその特定利用を制限されている特定電子計算機に電気通信回線を通じてその制限を免れることができる情報又は指令を入力して当該特定電子計算機を作動させ、その制限されている特定利用をし得る状態にさせる行為（当該アクセス制御機能を付加したアクセス管理者がするもの及び当該アクセス管理者の承諾を得てするものを除く。）
⇒　上記(d1)の「不正アクセス行為を防止するための適切な措置」について、次のように示されている。〈ガイドライン〉
　(ｱ)　認定事業医療情報等を取り扱う者以外の者が認定事業医療情報等にアクセスできる状況や基幹系システムに安全対策の不備がある状況では、認定事業医療情報等の漏えい等が生じる危険性が高くなる。そのため、認定事業者等は、認定事業医療情報等の取扱いに係る電子計算機へのアクセス権限を制限するとともに、認定事業医療情報等

を取り扱う者であることを識別する情報を適切に管理する必要がある。

また、電子計算機のセキュリティ上の脆弱性を衝かれることも考えられるので、そのための措置も講ずる必要がある。

(イ) 認定事業者等が講じなければならない措置として、次に掲げるものが挙げられる。
① 認定事業医療情報等へのアクセス権限付与者及びその者に付与する権限の限定
② 基幹系システムに導入したアクセス制御機能の有効性の検証(例：オペレーティングシステム(OS)・ウェブアプリケーションの脆弱性有無の検証)
　※「OS」とは、Operating System の略
③ ユーザ ID、パスワード、ワンタイムパスワード、IC カード等による識別・認証(取扱者を個別に識別できるように、ユーザ ID 等を付与することに留意)
　※ 不正アクセスを防止するため、パスワードを設定する場合には、ユーザ ID と全く同じパスワードの禁止、同一又は類似パスワードの再利用の制限、最低パスワード文字数の設定、一定回数以上ログインに失敗した ID を停止する等の対策を講ずる。
④ 認定事業医療情報等管理・取扱区域間は、専用線でつなぐこと
⑤ ウイルス対策ソフトウェアの導入及び当該ソフトウェアの有効性・安定性の確認(例：パターンファイルや修正ソフトウェアの更新の確認)
⑥ 端末及びサーバ等のオペレーティングシステム(OS)、ミドルウェア(DBMS 等)、アプリケーション等に対するセキュリティ対策用修正ソフトウェア(いわゆるセキュリティパッチ)の適用
　※「DBMS」とは、Database Management System の略
⑦ 組織で許可していないソフトウェアの導入防止

⇒ 上記(d2)の「電子計算機及び端末装置の動作を記録するとともに、通常想定されない当該電子計算機及び端末装置の操作を検知し、当該操作が行われた電子計算機及び端末装置を制御する措置」について、次のように示されている。〈ガイドライン〉

(ア) 「動作を記録する」とは、①いつ、どのソフトウェアが、どのような動作をしたかを把握するためのシステムの動作履歴、②いつ、誰が、何の情報にアクセスしたかを把握するための利用者のアクセス履歴、③その他電子計算機及び端末装置に対して行われた動作に係る必要な情報の履歴について記録することをいう。

(イ) これらの記録は、悪意のある第三者による不正侵入や不正操作等のセキュリティインシデント(その予兆を含む。)を検知するための重要な材料となり、また、それを把握することは、漏えい等が生じた際の原因究明等に資するものとしても重要となる。

そのため、認定事業者等は、情報システムの動作の記録を適切に保存(1 年以上保存)するとともに、当該記録が改ざんされないように適切に保全される環境に置くことが必要である。また、認定事業医療情報等の取扱いに係る電子計算機や端末装置に、通常では考えられないような動作があった場合に、そのことを検知し、対処・制御する措置を講じておくことも求められる。

(ウ) 認定事業者等が講じなければならない措置として、次に掲げるものが挙げられる。
① 基幹系システム及び外部との接続のあるシステム(一次受信サーバ及び出口サー

第3章第1節　匿名加工医療情報作成事業を行う者の認定（第8条—第16条）

　　　バ）の利用状況（ログイン実績、アクセスログ等）の保管及び定期的な監視
　　　※「一次受信サーバ」とは、医療機関等から医療情報を直接受信するためのサーバをいう。
　　　※「出口サーバ」とは、匿名加工医療情報取扱事業者へ匿名加工医療情報を送信するためのサーバをいう。
　　② 認定事業医療情報等へのアクセス状況（操作内容も含む。）の監視
　　③ 採取したログの改ざん・不正消去防止措置
　　④ 侵入検知システム・侵入防御システム等による基幹系システム及び外部との接続のあるシステム（一次受信サーバ及び出口サーバ）への外部からのアクセス状況の監視
　　⑤ 機器・装置の異常動作時における対処・制御措置
⇒　上記(d3)の「第三者が当該電子計算機又は端末装置に使用目的に反する動作をさせる機能が具備されていないことの確認」について、次のように示されている。〈ガイドライン〉
　(ア) 認定事業医療情報等を取り扱う電子計算機又は端末装置については、第三者により、端末内のデータ破壊・変更、情報漏えい等につながる不正な機能が具備されていないことを確認することが重要である。
　　　そのためには、サプライチェーンを通じて組み合わされたソフトウェア、ハードウェア製品及び部品要素等に意図せざる変更を加えられていないことを担保することができる製造事業者による機器等を用いることが望ましい。また、事後にその調達履歴を確認できる方法により導入するとともに、認定事業医療情報等管理・取扱区域において、通信監視を徹底することが必要となる。
　(イ) 認定事業者等が講じなければならない措置として、次に掲げるものが挙げられる。
　　① 電子計算機、端末装置等の調達履歴の管理
　　② 認定事業医療情報等管理・取扱区域における通信監視の徹底
⇒　上記(d4)の「認定事業医療情報等の電気通信による送受信」について、次のように示されている。〈ガイドライン〉
　(ア) 送受信の用に供する回線
　　　電気通信による送受信により医療機関等から医療情報の提供を受ける際には、電気通信回線について十分な安全性が確保されていることが求められる。具体的には、専用線又は専用線と同等の安全性が確保される仮想専用線であることが必要である。
　　　※「専用線と同等の安全性が確保される仮想専用線」とは、暗号化を併用したIP-VPNサービスもしくは広域イーサネット、又は政府推奨暗号を用いた暗号化を併用した高度なインターネットVPNに用いられるものをいう。
　(イ) 一次受信サーバ
　　　一次受信サーバは、受信専用とし、外部への送信機能を持たせない（外部機器へのセッションを張らせない）ものとする。また、一次受信サーバと基幹系システムや端末・機器とを回線でつなぐ場合には、専用線によるものとする。
　(ウ) 出口サーバ
　　　出口サーバは、送信専用とし、外部からの受信機能を持たせない（外部機器からセッションを張らせない）ものとする。また、基幹系システムや端末・機器と出口サーバと

を回線でつなぐ場合には、専用線によるものとする。
(エ) 暗号化等必要な措置

医療機関等から医療情報の提供を受ける際には、当該医療情報を暗号化することが必要である。電気通信回線を用いて送信する場合には、医療機関等の設備から医療情報が送出される段階において暗号化されていることが求められる。

また、電気通信回線を用いずに、郵送等により医療情報を受け取る（物理的な受け渡し）場合には、暗号化による保護を講じた上で、書留等を用いることにより配達の記録を保管するとともに、配達状況を追跡し得る措置（トレーサビリティの確保）を講ずることが必要である。

⇒ 上記(d4-1)の「IP-VPNサービス」とは、インターネットプロトコルによるパケットを伝送交換するネットワークを用いて仮想閉域網を設定し、それを用いて提供する電気通信役務をいう。〈電気通信事業報告規則第1条第2項第16号〉

⇒ 上記(d5)の「匿名加工医療情報の作成の用に供する医療情報の管理等」について、医療機関等から提供を受けた医療情報の蓄積・保管にあたっては、アクセス管理措置を講じた上で厳重に管理する必要がある。また、認定事業医療情報等管理サーバについては、以下を満たす措置を講ずるものとする。〈ガイドライン〉

※「認定事業医療情報等管理サーバ」とは、医療情報及び匿名加工医療情報等を管理するサーバをいう。

(ア) 一次受信サーバと認定事業医療情報等管理サーバとの接続

一次受信サーバは医療機関等外部とのインターフェイスとなるため、認定事業医療情報等管理サーバは、一次受信サーバとは別のサーバを用いることが必要である。また、医療情報の管理（漏えい防止）を徹底する観点から、一次受信サーバと認定事業医療情報等管理サーバとの間の情報のやりとりは、一次受信サーバからの一方向のみとし、医療情報管理サーバから一次受信サーバへの送信を行わない措置が必要である。

なお、一次受信サーバと医療情報管理サーバとの間を電気通信回線で接続する場合は、専用線を用いることが必要である。

(イ) 認定事業医療情報等管理サーバと出口サーバとの接続

出口サーバは、匿名加工医療情報取扱事業者（利活用事業者）とのインターフェイスとなることから、認定事業医療情報等管理サーバは、出口サーバとは別のサーバを用いることが必要である。作成された匿名加工医療情報の外部への送信（提供）は、出口サーバを通す以外には行うことができない措置を講ずることにより、認定事業医療情報等管理サーバにおいて保管される認定事業医療情報等のネット漏えいを厳重に防止することが必要である。また、基幹系システムがウイルスに汚染される等のリスクを低減させる観点から、認定事業医療情報等管理サーバと出口サーバとの間の情報のやりとりは、認定事業医療情報等管理サーバからの一方向のみとするとともに、出口サーバには外部からの受信機能を持たせないものとする。

なお、匿名加工医療情報等管理サーバと出口サーバとの間を電気通信回線で接続する場合は、専用線を用いることが必要である。

(ウ) 情報の暗号化

認定事業医療情報等の管理にあたっては、暗号化を施すことが必要である。

(エ) 情報機器のセキュリティを確保するための措置

サーバ上のソフトウェアやウイルスチェックのためのパターンファイルは、安全性を確保するために、常に有効に保たれる必要がある。パッチ等をインターネット側から受信して一時的に蓄え、これを各サーバに提供する独自サーバを設置するなど、オープンなインターネットと基幹系サーバとを直接接続せずに、基幹系サーバの安全性を確保する措置を講ずる必要がある。

33 解説28の(E)の「その他の措置」は、次のとおりとする。〈則第6条第5号〉

(e1) 認定事業医療情報等の漏えいその他の事故が生じた場合における被害の補償のための措置を講じていること

(e2) 認定事業医療情報等を取り扱う施設設備の障害の発生の防止に努めるとともに、これらの障害の発生を検知し、及びこれらの障害が発生した場合の対策を行うため、事業継続計画の策定、その機能を代替することができる予備の機器の設置その他の適切な措置を講じていること

(e3) 医療情報の提供を受ける際に、医療情報取扱事業者による当該医療情報の提供の方法及びこれに係る安全管理のための措置が適正である旨を確認していること

(e4) 匿名加工医療情報の提供の契約において、匿名加工医療情報取扱事業者による当該匿名加工医療情報の利用の態様及びこれに係る安全管理のための措置が匿名加工の程度に応じて適正であることを確保していること

⇒ 上記(e1)の「被害の補償のための措置」について、次のように示されている。〈ガイドライン〉

(ア) 医療情報の漏えい等により患者や医療機関に損害を与えてしまった際に、損害の賠償を要することとなる事態に備え、サイバーセキュリティ保険への加入等一定の措置を講じておくことが必要である。

(イ) 補償措置の手法の例示として、次に掲げるものが挙げられる。

① 損害の賠償を要することとなる事態に備えるための財源の確保

② サイバーセキュリティ保険への加入

⇒ 上記(e2)の「認定事業医療情報等を取り扱う施設設備の障害が発生した場合の対策措置」について、次のように示されている。〈ガイドライン〉

(ア) 認定事業者等は、医療情報を収集・管理することから、サイバー攻撃への対応だけでなく、自然災害に対しても、障害発生時に適切な対応を行うことが求められる。

具体的には、データの漏えい・紛失を防ぎ、データのバックアップを万全とするため、事業継続計画の策定、予備機器の設置等により障害の発生等の事態に備えることが必要である。

(イ) 認定事業者等が講じなければならない措置として、次に掲げるものが挙げられる。

① 事業継続計画の策定

② 予備機器の設置

⇒ 上記(e3)の「医療情報取扱事業者による医療情報の提供の方法及びこれに係る安全管理措置が適正である旨の確認」について、認定事業者等は、医療機関等(医療情報取扱事業者)から医療情報の提供を受ける際には、あらかじめ医療情報取扱事業者が医療情報の提供にあたり安全管理のための措置を適正に行いうることを確保する必要がある(医療情報取扱事業者側との間で契約等手続を行う場合には、明確に盛り込むこと)。〈ガイドライン〉

⇒ 上記(e4)の「匿名加工医療情報の提供の契約」について、次のように示されている。〈ガイドライン〉

(ｱ) 匿名加工医療情報は、特定の個人を識別すること及びその作成に用いる医療情報を復元することができないよう、医療情報を加工したものである(法第2条第3項)。

また、認定事業者等及び匿名加工医療情報取扱事業者は、本人を識別するために、匿名加工医療情報を他の情報と照合等してはならない(法第18条第2項、第3項)。

(ｲ) こうした次世代医療基盤法の規定が確実に遵守されるため、①認定匿名加工医療情報作成事業者が匿名加工医療情報取扱事業者に対し匿名加工医療情報の提供を行う場合、②匿名加工医療情報取扱事業者が他の匿名加工医療情報取扱事業者に対し匿名加工医療情報の提供を行う場合において、認定匿名加工医療情報作成事業者が匿名加工医療情報取扱事業者(匿名加工医療情報取扱事業者が他の匿名加工医療情報取扱事業者に対し匿名加工医療情報の提供を行う場合は、当該他の匿名加工医療情報取扱事業者を含む。)との間であらかじめ契約により、提供する匿名加工医療情報の利用目的、利用形態、利用範囲等の利用条件を明確に設定するとともに、匿名加工医療情報であることを明示すること、その上で匿名加工医療情報取扱事業者において安全管理措置を適切に講ずることを確保しなければならない。

(ｳ) また、当該契約において、認定匿名加工医療情報作成事業者が匿名加工医療情報取扱事業者に対して契約遵守状況を確認すること、匿名加工医療情報取扱事業者が他の匿名加工医療情報取扱事業者に対し匿名加工医療情報を提供する際にはその利用条件を含め事前に認定匿名加工医療情報作成事業者の許可を得るとともに契約を結ぶこと、及び利活用条件に反する匿名加工医療情報の取扱いを行った場合は契約違反であることに加えて、利用の停止や公表等の適切な制裁措置の対象となることを含め明記し、契約が適正に履行されるよう担保する必要がある。

加えて、認定匿名加工医療情報作成事業者においては当該許可を行う際にも、提供する匿名加工医療情報の利用目的、利用形態、利用範囲等の利用条件を確認し、提供の是非を判断しなければならない。

さらに、認定匿名加工医療情報作成事業者は、匿名加工医療情報を直接提供した匿名加工医療情報取扱事業者のみならず、当該匿名加工医療情報取扱事業者が匿名加工医療情報を提供した相手方についても、帳簿に記載しなければならない(法第13条)。これにより、認定匿名加工医療情報作成事業者は、自身の作成した匿名加工医療情報を取得した者をあらかじめ確実に把握しておくことが求められる。

なお、主務大臣は、認定匿名加工医療情報作成事業者に対して必要な報告を求め

第3章第1節　匿名加工医療情報作成事業を行う者の認定(第8条—第16条)

り、当該帳簿について職員に検査させることができる(法第35条)。
(エ) (ア)から(ウ)までのように、匿名加工医療情報については、認定匿名加工医療情報作成事業者との間の契約により適切な安全管理措置が確保される範囲内における利活用を想定しており、一般に公表することは原則として想定していない。
(オ) 認定匿名加工医療情報作成事業者と匿名加工医療情報取扱事業者との契約で取り決めるべき事項として、次に掲げるものが挙げられる。
　① 匿名加工医療情報を提供する際は、あらかじめ認定匿名加工医療情報作成事業者の許可を得るとともに契約を結ぶことを義務づけ
　② 当該提供に係る情報について、契約を通じて匿名加工医療情報である旨の明示及び安全管理措置を適切に講ずることを義務づけ
　③ 利活用条件に反した匿名加工医療情報の取扱いを行った場合の制裁措置の明記
(カ) 匿名加工医療情報の提供の方法について、電気通信による送受信による場合には、専用線又は専用線と同等の安全性が確保される仮想専用線を用いることが必要である。
　　郵送等により医療情報を受け取る場合には、書留等を用いることにより配達の記録を保管するとともに、暗号化の措置を講じた上で、配達状況を追跡し得る措置を講ずることが必要である。

＜第4号＞
34 本号は、安全管理措置に関する基準を定め、申請者が十分なセキュリティ対策を適確に実施できる能力を有することを求めたものである。

■第8条第4項■

> 　主務大臣は、第一項の認定をしようとするときは、あらかじめ、個人情報保護委員会に協議しなければならない。

趣旨
　本規定は、匿名加工医療情報作成事業者の認定をしようとするときは、個人情報保護委員会と事前協議することを主務大臣に求めたものである。

解説
1. 　主務大臣は、匿名加工医療情報作成事業者の認定を行うにあたり、医療分野の研究開発に資するように医療情報を整理する能力を有しているか(法第8条第3項第2号)、医療分野の研究開発に支障が生じないように匿名加工医療情報を適確に作成する能力を有しているか(法第8条第3項第2号)、漏えい等が生じないように医療情報等及び匿名加工医療情報の安全管理のための措置を講じ(法第8条第3項第3号)、適確に実施する能力を有しているか(法第8条第3項第4号)、といった点について判断することになる。

　このうち、医療情報等及び匿名加工医療情報の安全管理のための措置については、個人情報の保護について専門的な知見を有する個人情報保護委員会の確認を受ける必要があることから、匿名加工医療情報作成事業者の認定に際して個人情報保護委員会に協議するものとしている。

2. 　個人情報や匿名加工情報の取扱いについては、個人情報保護委員会が一元的に所管していることを踏まえ、次世代医療基盤法上の匿名加工医療情報に係る制度の運用にあたって主務大臣が権限を行使する際には、あらかじめ個人情報保護委員会に協議することとしている。

　なお、主務大臣が当該権限を行使する場合として、次のものが該当する。
　(ｱ) 匿名加工医療情報作成事業者の認定をしようとする場合(法第8条第4項)
　(ｲ) 認定匿名加工医療情報作成事業者の認定を取り消そうとする場合(法第15条第3項)
　(ｳ) 報告を求め、又は立入検査をしようとする場合(法第35条第4項)
　(ｴ) 是正命令を発動しようとする場合(法第37条第6項)
　(ｵ) 主務省令を定め、又は変更しようとする場合(法第39条第3項)

＜個人情報保護委員会＞
3. 　従前、個人情報保護法は、内閣府の外局である消費者庁が所管し、同庁が政府全体の総合調整の機能を果たしていたが、消費者庁及び消費者委員会設置法には、消費者庁長官の職権行使の独立性や身分保障に相当する規定は存在していなかった。それゆえ消費者庁長官は、その任命権者である内閣総理大臣の監督に服することとなり、十分な独立性が担保されていないことを踏まえると、今後求められることになる監督機関の要件を満たしていないと考えられた。

　そこで、平成27年の個人情報保護法改正により、個人情報及び匿名加工情報の取扱いに関する監督等の事務をつかさどるため、番号利用法の監督機関である特定個人情報保

第 3 章第 1 節　匿名加工医療情報作成事業を行う者の認定(第 8 条—第 16 条)

護委員会を改組し、内閣府の外局たる機関として個人情報保護委員会が設置された。

4 　従前の個人情報保護法においては、主務大臣が事業者に対する監督を担っており、複数の事業分野にまたがる事業者に対して複数の主務大臣が重畳的に監督を行っていた。例えば、平成 23 年に S 社のシステムがサイバー攻撃を受け、約 740 万人分の氏名、住所、生年月日等の情報が漏えいした際には、金融庁、総務省及び経済産業省の 3 省庁が所管して調査が行われた。また、どの大臣が主務大臣となるかが明確に定まっていない分野の事業者については調査や処分の実施が迅速にできないといった問題も明らかになった。例えば、平成 26 年に B 社から約 3,504 万件の個人情報が漏えいしたことに端を発して、名簿事業者による個人情報の流通が問題視された際、どの大臣が対処するかが明確でなく、経済産業大臣を当該事案に係る主務大臣とすることで決着するまでに約 2 ヶ月間を要することとなった。

　監督体制についていえば、個人情報保護法の執行を専門とする担当者を置いているところはほとんどなく、大半の省庁では、いわゆる業法に基づく監督を行いながら、付随的に個人情報保護法に関する監督を行っていた。そのため、主務大臣が精力的に個人情報保護法に基づく権限を行使しているとは言い難く、また、その執行に事業分野による偏りが生じていた。

　このような問題を解消するためには、監督権限の一元化を図る必要があり、事業分野を問わず、すべての個人情報取扱事業者等について監督を行う機関とする必要があることから、平成 27 年の個人情報保護法改正により、八条委員会ではなく、高い独立性を有する三条委員会として個人情報保護委員会が設置された。

⇒　上記の「八条委員会」とは、国家行政組織法第 8 条又は内閣府設置法第 37 条の規定に基づいて府省庁の内部に設置される審議会等をいう。法律の定める所掌事務の範囲内で、重要事項に関する調査審議、不服審査等の事務を処理させるための合議制の機関である。

○　国家行政組織法第 8 条に基づく八条委員会

例：証券取引等監視委員会(金融庁)、社会保障審議会(厚生労働省)、厚生科学審議会(厚生労働省)、薬事・食品衛生審議会(厚生労働省)

○　内閣府設置法第 37 条に基づく八条委員会

例：宇宙政策委員会、消費者委員会、食品安全委員会

⇒　上記の「三条委員会」とは、国家行政組織法第 3 条又は内閣府設置法第 49 条を根拠として設置される行政機関で、府省の外局として置かれる委員会(合議制の機関)のことである。国家行政組織法では、『行政組織のため置かれる国の行政機関は、省、委員会及び庁とし、その設置及び廃止は、別に法律の定めるところによる(同法第 3 条第 2 項)』とし、さらに、『省は、内閣の統轄の下に(略)行政事務をつかさどる機関として置かれるものとし、委員会及び庁は、省に、その外局として置かれるものとする(同法第 3 条第 3 項)』としている。

　このように、外局たる委員会は、一個の行政機関であり、その所掌事務の範囲において国家意思を決定し、それを外部に表示することができる。具体的には、紛争にかかる裁定や斡旋、民間団体に対する規制を行う権限等を付与されている。つまり、三条委員

会は、合議制の委員会形式をとりつつ、独自に処分を下すことが可能な機関ということができ、それゆえ職権行使の独立性が特に重視されることとなる。

なお、内閣府は国家行政組織法の適用外であり、内閣府設置法第49条第3項に基づき設置されるものであるが、内閣府に置かれる行政委員会についても慣例的に「三条委員会」という表現が用いられている。

- ○ 国家行政組織法第3条に基づく三条委員会

  公害等調整委員会(総務省)、公安審査委員会(法務省)、中央労働委員会(厚生労働省)、運輸安全委員会(国土交通省)、原子力規制委員会(環境省)

- ○ 内閣府設置法第49条に基づく三条委員会

  公正取引委員会、国家公安委員会、個人情報保護委員会、金融庁、消費者庁

5　平成27年の個人情報保護法改正により、監督権限を主務大臣から三条委員会たる個人情報保護委員会に移行させた理由について、次のように整理することができる。

(ア) 従前の個人情報保護法では、個人情報取扱事業者の監督は各事業分野を所管する主務大臣が行うこととしており、勧告・命令等の権限はすべて主務大臣に分散して付与されていた。当然のこととして執行権限は分散し、複数分野にまたがって事業を展開している事業者においては、例えば、一つの事案について複数の省庁に報告し、複数の省庁から指導を受けるなど、重畳的かつ非効率な監督の実態があった。

(イ) どの大臣が主務大臣として対処するかが明確に定まっていない分野の事業者による個人情報の漏えい等の発生した場合、主務大臣間での調整に時間を要することから政府として迅速な対応を行うことは難しく、調査や処分の実施の遅れにより、個人の権利利益の侵害が発生又は拡大する危険性があった。

(ウ) そもそも個人情報保護法の制定時には、監督を主務大臣がすべきか第三者がすべきかが議論の対象となり、当時の政府は、行政改革の推進と二重行政の懸念を理由に、第三者機関の設置案に反対していた。〈H15/4/8衆議院本会議〉

しかしながら、平成27年の個人情報保護法改正において監督権限を主務大臣から個人情報保護委員会に移管させることについては、法施行後の実態を踏まえたものであることに加え、①既存の組織である特定個人情報保護委員会を改組して設置するため、行政改革の流れに反するとまではいえず、また、②事業を所管する大臣との間で緊密な連携を図ることにより二重行政の問題に対処できると考えられた。

(エ) 多数の国はプライバシーや個人情報の保護を担当する独立かつ単一の機関を設置しており、各種国際的な枠組みも加盟国がそのような独立機関を備えていることを前提としているため、主務大臣が分散して個人情報保護法の執行を担っている我が国は、国際的な枠組みに各国の機関と対等の立場で参加し難い状況が生まれていた。

(オ) EUは、EUデータ保護指令において、十分な個人情報保護措置を講じていない国への個人情報の移転を原則として禁じており、EU加盟国からの自由な情報移転を行うためには、移転先の国が欧州委員会から十分性の認定を受ける必要がある。十分性の認定を受けるための要件の一つとして、独立した機関による監督が挙げられており、EU加盟国及びEUから十分性の認定を受けている国はすべて、個人情報の取扱いを規制する

権限を独立した単一の機関に集中させている。

ここでいう独立性とは、意思決定に際して何者の介入も受けないという趣旨であるため、大臣の権限行使にあたって大臣間での調整が必要となったり、内閣総理大臣の人事権によって大臣の意思決定が影響を受けたりする従前の主務大臣制のままでは、我が国がEUから十分性の認定を受けることができる可能性は低く、EU内の事業者から日本の事業者への個人情報の移転が制限され続ける公算が大きいといえた。

そこで、我が国が十分性の認定を受け、EUとの間で個人情報の円滑な流通を確保するためには、独立した機関が全分野の個人情報取扱事業者による個人情報の取扱いを監督する体制を整備することが必要であると考えられた。

- ※「EU」とは、European Union の略。欧州連合と呼ばれる。欧州連合加盟国及び EEA の一部であるアイスランド、ノルウェー、リヒテンシュタインを含む。
- ※「EEA」とは、European Economic Area の略。欧州経済領域と呼ばれる。
- ※「EUデータ保護指令」とは、EU加盟国が自国の個人情報保護法令を策定するにあたって従うべき原則を定めた指令をいう。なお、現在では、EUデータ保護指令に代わり、あらたにGDPR（一般データ保護規則）が適用されている。
- ※「GDPR」とは、General Data Protection Regulation の略。一般データ保護規則と呼ばれる。2016年4月に制定、2018年5月25日に施行され、EUデータ保護指令に代わって適用されている。EUデータ保護指令がEU加盟国による法制化を要するのに対し、GDPRはEU加盟国に同一に直接効力を有するとともに、EUデータ保護指令よりも個人データやプライバシーの保護を厳格に規定している。

(カ) 個人情報保護委員会が監督機関として信頼されるものとなるためには、監督事務における偏向を排除することが不可欠である。例えば、個人情報取扱事業者に対して調査や命令の権限を行使する際に、当該事業者を所管している大臣の意向が反映され、その意思決定に偏りが生じるようであれば、監督機関としての信頼を失いことになりかねない。こうした懸念がある中、三条委員会は、委員が罷免される場合を限定するといった独立性担保のための仕組みを備えており、また、内閣総理大臣の所轄に置かれるのみでその指揮監督を受けず、さらには、意思決定において高い独立性を有した組織といえることから、監督機関の形態としてふさわしいものと考えられた。

6 個人情報保護委員会を内閣府の外局として設置することについて、次のように整理することができる。

(ア) 個人情報保護委員会は、事業分野を問わずすべての個人情報取扱事業者等の監督を行う機関であることから、公正取引委員会と同様、各事業分野を所管する行政機関からの独立性を高めるために、内閣府の外局として設置すべきであると考えられた。

公正取引委員会は、平成13年1月の中央省庁再編において一旦は総務省の外局とされたものの、同省は情報通信業界の所管官庁でもあることから、平成15年4月に内閣府に移管された。これは、競争を監視する機関である公正取引委員会と、競争政策を所管している情報通信系部局が同一の省の下にあることに疑問を呈する声が高まったことによるものである。

(イ) 従前は、各事業を所管する大臣が個人情報保護法上の主務大臣として執行する中、当該府省の所管の業界における個人情報のビジネスへの利用を後押ししていることも

あったが、情報技術の進展によって個人情報の利用が拡充している現状を踏まえると、引き続き、個人情報の利用の推進と取扱いの監督の双方を同一の行政機関が担う体制は適当であるとはいえない。また、そもそも個人情報保護委員会には各事業分野を所管する行政機関からの独立性が求められていることを踏まえると、個人情報保護員会については、個人情報取扱事業者及び各省庁からの距離をできるだけ確保するという観点から、内閣府の外局とすることが妥当であると考えられた。

第3章第1節　匿名加工医療情報作成事業を行う者の認定(第8条―第16条)

■第8条第5項■

> 主務大臣は、第一項の認定をした場合においては、遅滞なく、その旨を申請者に通知するとともに、その旨を公示しなければならない。

趣 旨

本規定は、匿名加工医療情報作成事業者の認定をしたときは、申請者に通知し、その旨を公示することを主務大臣に求めたものである。

解 説

1　主務大臣が匿名加工医療情報作成事業者の認定を行ったことが対外的に明らかになるよう、本規定が設けられている。認定した旨を公示することにより、医療情報取扱事業者は、医療情報を提供できる相手方(法第30条第1項)を判断できるようになる。また、認定匿名加工医療情報作成事業者から他の認定匿名加工医療情報作成事業者に医療情報を提供する可能性もあるため、医療情報を取り扱う可能性があるすべての認定匿名加工医療情報作成事業者について、公示により周知を図る必要があると考えられる。

2　「遅滞なく」とは、時間的に『すぐに』という趣旨を表す表現であるが、「速やかに」という文言よりも即時性は弱い。また、「直ちに」と法文上で規定されている場合と比べると、正当な理由に基づく遅れは許容される余地がより大きいと解される。

　医療情報取扱事業者が医療情報を提供できる相手方を適切に判断できるようにするとともに、認定を受けた者が円滑に匿名加工医療情報作成事業を開始できるようにするため、「遅滞なく」の文言が挿入されている。

3　「通知」とは、ある一定の事実、処分又は意見を特定の相手方に知らせることをいう。

4　「公示」とは、公機関が広く世間に発表することをいう。これは、公平の見地から、通常、官報への掲載により行われるものであり、本法では、次に掲げる事項が公示の対象となっている。

○ 匿名加工医療情報作成事業者の認定をした旨の公示(法第8条第5項)
○ 認定匿名加工医療情報作成事業者の名称又は住所に変更の届出があった旨の公示(法第9条第3項)
○ 認定事業の承継の届出があった旨の公示(法第10条第10項)
○ 認定事業の譲渡・合併・分割に係る認可の申請をしない届出があった旨の公示(法第10条第10項)
○ 認定事業の譲渡・合併・分割に係る認可をしなかった旨の公示(法第10条第10項)
○ 認定事業の廃止の届出があった旨の公示(法第11条第3項)
○ 認定匿名加工医療情報作成事業者である法人の解散の届出があった旨の公示(法第12条第3項)
○ 認定匿名加工医療情報作成事業者の認定を取り消した旨の公示(法第15条第4項)

5　主務大臣は、認定をしたときは、申請者に対し、その旨を通知するとともに、認定証(規則様式第二)を交付するものとする。〈則第7条〉

第九条（変更の認定等）

■第9条第1項■

> 前条第一項の認定を受けた者(以下「認定匿名加工医療情報作成事業者」という。)は、同条第二項第二号から第五号までに掲げる事項を変更しようとするときは、主務省令で定めるところにより、主務大臣の認定を受けなければならない。ただし、主務省令で定める軽微な変更については、この限りでない。

趣 旨

本規定は、認定匿名加工医療情報作成事業者に対し、認定基準の本質事項(法第8条第2項第2号から第5号まで)について変更しようとするときは、主務大臣の認定を受けることを義務づけたものである。

解 説

1　認定の基準への適合性が維持されているかについて、あらためて審査する必要があることから、次に掲げる事項を変更しようとするときは、軽微な変更に該当する場合を除き、主務大臣の認定を受けなければならないこととしている。〈ガイドライン〉

① 医療情報の整理の方法(則第8条第2項第2号)
② 医療情報の加工の方法(則第8条第2項第3号)
③ 医療情報等及び匿名加工医療情報の管理の方法(則第8条第2項第4号)
④ 匿名加工医療情報作成事業を行う役員又は使用人の氏名及び住所

〈本文〉

2　「同条第二項第二号から第五号までに掲げる事項」とあるように、申請者の名称及び住所(法第8条第2項第1号)の変更については認定を受ける必要はない。

3　認定匿名加工医療情報作成事業者は、法第8条第2項第2号から第5号までに掲げる事項を変更しようとするときは、変更認定申請書(規則様式第三)に、次に掲げる書類を添えて、主務大臣に提出し、変更の認定を受けなければならない。〈則第8条第1項〉

① 認定の基準(法第8条第3項各号)に適合していることを証する書類及び認定申請書の添付書類(則第3条第2項各号)のうち、当該変更事項に係る書類
② 認定証の写し

4　偽りその他不正の手段により本規定の変更の認定を受けた者は、1年以下の懲役もしくは50万円以下の罰金に処し、又はこれを併科する。〈法第46条第1号〉

また、いわゆる両罰規定の対象となっており、この行為者を使用する法人には50万円以下の罰金刑が科される。〈法第49条条第1項〉

5　本規定に違反して認定基準の本質事項(法第8条第2項第2号から第5号まで)を変更した者は、1年以下の懲役もしくは50万円以下の罰金に処し、又はこれを併科する。〈法第46条第2号〉

また、いわゆる両罰規定の対象となっており、この行為者を使用する法人には50万円

以下の罰金刑が科される。〈法第49条条第1項〉

＜但書＞

6 「主務省令で定める軽微な変更」については、その事業の内容にほとんど影響を与えるものではないため、変更の認定を受ける必要はなく、主務大臣への届出（法第9条第2項）で足りることとしている。法第9条第2項の解説2を参照のこと

■第9条第2項■

> 認定匿名加工医療情報作成事業者は、前条第二項第一号に掲げる事項に変更があったとき又は前項ただし書の主務省令で定める軽微な変更をしたときは、遅滞なく、その旨を主務大臣に届け出なければならない。

趣 旨

本規定は、認定匿名加工医療情報作成事業者に対し、その名称又は住所に変更があったとき又は軽微な変更をしたときは、主務大臣への届出を義務づけたものである。

解 説

1 「届出」とは、行政庁に対し一定の事項の通知をする行為（申請に該当するものを除く。）であって、法令により直接に当該通知が義務付けられているものをいう。これには、自己の期待する一定の法律上の効果を発生させるためには当該通知をすべきこととされているものも含まれる。〈行政手続法第2条第7号〉

2 「主務省令で定める軽微な変更」は、次のいずれかに該当する場合とする。〈則第8条第2項〉

　(ｱ) 匿名加工医療情報作成事業を行う役員又は使用人の氏名の変更であって、役員又は使用人の変更を伴わないもの

　(ｲ) (ｱ)に掲げるもののほか、認定基準の本質事項（法第8条第2項第2号から第5号まで）の実質的な変更を伴わないもの

⇒ 匿名加工医療情報作成事業を行う役員又は使用人の住所のみの変更についても、実質的な変更を伴わないものとして軽微な変更に該当する。〈ガイドライン〉

3 認定匿名加工医療情報作成事業者は、変更の届出をしようとするときは、変更届出書（名称等、軽微な変更）（規則様式第四）に、変更事項に係る書類及び認定証の写しを添えて、主務大臣に提出しなければならない。〈則第8条第3項〉

4 本規定による届出をせず、又は虚偽の届出をした者は、50万円以下の罰金に処する。〈法第47条第1号〉

　また、いわゆる両罰規定の対象となっており、この行為者を使用する法人には50万円以下の罰金刑が科される。〈法第49条条第1項〉

■第9条第3項■

> 主務大臣は、前項の規定による届出(前条第二項第一号に掲げる事項の変更に係るものに限る。)があったときは、遅滞なく、その旨を公示しなければならない。

趣旨

本規定は、認定匿名加工医療情報作成事業者の名称又は住所の変更の届出があったときは、その旨を公示することを主務大臣に求めたものである。

■第9条第4項■

> 前条第三項(第一号を除く。)及び第四項の規定は、第一項の変更の認定について準用する。

趣旨

本規定は、認定匿名加工医療情報作成事業者に係る変更の認定の際には、匿名加工医療情報作成事業者の認定に関する規定(法第8条第3項(第1号を除く)、第4項)を準用して適用する旨を定めたものである。

解説

1　認定匿名加工医療情報作成事業者に係る変更の認定の申請が次に掲げる基準に適合すると認めるときは、変更の認定をしなければならない。〈法第8条第3項(第1号を除く)の準用〉
　(ｱ)　申請者が、医療分野の研究開発に資するよう、医療情報を取得し、並びに整理し、及び加工して匿名加工医療情報を適確に作成し、及び提供するに足りる能力を有するものとして主務省令で定める基準に適合していること
　(ｲ)　医療情報等及び匿名加工医療情報の漏えい、滅失又は毀損の防止その他の当該医療情報等及び匿名加工医療情報の安全管理のために必要かつ適切なものとして主務省令で定める措置が講じられていること
　(ｳ)　申請者が、(ｲ)に規定する医療情報等及び匿名加工医療情報の安全管理のための措置を適確に実施するに足りる能力を有すること

2　「前条第三項(第一号を除く。)」とあるように、認定匿名加工医療情報作成事業者に係る変更の認定基準については、法第8条第3項第2号から第4号までに限定し、同項第1号の欠格要件への該当性の有無を除くこととしている。
　これは、新たに選任された役員又は使用人が欠格要件(法第8条第3項第1号)に該当するような変更の認定申請については、変更結果がそのまま認定の取消の基準(法第15条第1項第2号)にあてはまることから、変更の認定に際して審査するまでもないとして、変更認定の審査基準から除外したものである。

3　主務大臣は、認定匿名加工医療情報作成事業者に係る変更の認定をしようとするときは、あらかじめ、個人情報保護委員会に協議しなければならない。〈法第8条第4項の準用〉

第十条（承継）

■第10条第1項■

> 認定匿名加工医療情報作成事業者である法人が他の認定匿名加工医療情報作成事業者である法人に第八条第一項の認定に係る匿名加工医療情報作成事業（以下「認定事業」という。）の全部の譲渡を行ったときは、譲受人は、譲渡人のこの法律の規定による認定匿名加工医療情報作成事業者としての地位を承継する。

趣旨

本規定は、認定匿名加工医療情報作成事業者である法人に対して認定事業を譲渡する場合において、認定に係る効果の承継について定めたものである。認定事業のすべてが譲渡された場合に限り、譲受人は、認定匿名加工医療情報作成事業者の地位を承継するものとしている。

解説

1　医療分野の研究開発（例：医薬品の副作用の解析）においては、数百万人単位の匿名加工医療情報が求められることがある。このように大量の匿名加工医療情報を作成するためには、各認定匿名加工医療情報作成事業者において、大量の医療情報を収集し、管理する必要がある。

他方、認定匿名加工医療情報作成事業者の認定が失効した際は、当該医療情報及び当該医療情報を用いて作成した匿名加工医療情報の漏えい等を防止するため、これらの情報が確実に消去される必要がある（法第10条第9項、第11条第2項、第12条第2項、第15条第2項、第16条第2項）。

認定事業の全部の譲渡、合併又は分割があった場合に、認定匿名加工医療情報作成事業者としての地位の承継が認められる余地がなければ、認定の失効に伴い、こうした大量の医療情報等及び匿名加工医療情報が消去されることとなり、医療分野の研究開発に支障が生ずるおそれがある。

そこで、①他の認定匿名加工医療情報作成事業者に認定事業の全部の譲渡を行う場合は、譲渡人の認定匿名加工医療情報作成事業者としての地位を承継することとし（法第10条第1項）、②他の認定匿名加工医療情報作成事業者と合併する場合は、合併により消滅した法人の認定匿名加工医療情報作成事業者としての地位を承継することとしている（法第10条第2項）。

また、③認定匿名加工医療情報作成事業者でない法人に認定事業の全部の譲渡を行う場合は、主務大臣の認可を条件として、譲渡人の認定匿名加工医療情報作成事業者としての地位を承継することとし（法第10条第4項）、④認定匿名加工医療情報作成事業者でない法人と合併する場合は、主務大臣の認可を条件として、合併により消滅した法人の認定匿名加工医療情報作成事業者としての地位を承継することとし（法第10条第5項）、⑤分割により認定事業の全部を承継させる場合は、主務大臣の認可を条件として、分割

した法人の認定匿名加工医療情報作成事業者としての地位を承継することとしている(法第 10 条第 6 項)。

2 「認定匿名加工医療情報作成事業者」とは、匿名加工医療情報作成事業を適正かつ確実に行うことができるものと認められる旨の主務大臣の認定を受けた者をいう。〈法第 9 条第 1 項〉

3 「匿名加工医療情報作成事業者である法人」とあるが、そもそも認定事業を行う者は法人のみに限られ(法第 8 条第 1 項)、自然人には匿名加工医療情報作成事業者の認定を受けることは認められていない。

4 「他の認定匿名加工医療情報作成事業者」とあるように、本規定による認定事業の譲渡先は、認定匿名加工医療情報作成事業者に限られる。認定匿名加工医療情報作成事業者でない法人に認定事業の譲渡を行う場合には、あらかじめ、主務大臣の認可(法第 10 条第 4 項)を受けておく必要がある。

5 「全部の譲渡」とあるように、認定匿名加工医療情報作成事業者としての地位の承継を行うことができるのは、認定事業のすべての譲渡を行った場合に限られる。他の認定匿名加工医療情報作成事業者である法人に対する事業譲渡において、認定事業の一部の譲渡に係る承継が認められていない理由は、次のように整理することができる。

(ｱ) 認定匿名加工医療情報作成事業者が他の認定匿名加工医療情報作成事業者である法人に認定事業の全部の譲渡を行う場合、譲渡人は認定事業を継続しないこととなる。
　そこで、認定匿名加工医療情報作成事業者としての地位が譲渡人から譲受人に承継され、その地位を失う旨を明らかにするため、承継した法人に主務大臣への届出義務(法第 10 条第 3 項)を課されるとともに、主務大臣による公示(法第 10 条第 10 項)が行われることとなる。

(ｲ) しかしながら、認定匿名加工医療情報作成事業者が他の認定匿名加工医療情報作成事業者である法人に認定事業の一部の譲渡を行う場合、譲渡人は認定事業を継続することになるため、(ｱ)の場合のような届出義務や公示規定を設ける必要はないし、そもそも譲渡相手が認定匿名加工医療情報作成事業者であるため、医療情報の譲渡は随時行うことが認められている(法第 25 条第 1 項)。

(ｳ) したがって、他の認定匿名加工医療情報作成事業者である法人に対する事業譲渡において、認定事業の一部の譲渡に係る承継規定を別途設ける必要はないことになる。

第3章第1節　匿名加工医療情報作成事業を行う者の認定（第8条―第16条）

■第１０条第２項■

> 認定匿名加工医療情報作成事業者である法人が他の認定匿名加工医療情報作成事業者である法人と合併をしたとき[1]は、合併後存続する法人又は合併により設立された法人は、合併により消滅した法人のこの法律の規定による認定匿名加工医療情報作成事業者としての地位を承継する。

趣旨

　本規定は、認定匿名加工医療情報作成事業者である法人同士が合併する場合において、認定に係る効果の承継について定めたものである。合併後存続する法人又は合併により設立された法人は、認定匿名加工医療情報作成事業者の地位を承継するものとしている。

解説

1　「合併をしたとき」とあるように、『合併をして認定事業の全部が引き継がれたとき』とはなっていない。
　　これは、法人の合併があったときは、すべての権利義務が合併後存続する法人又は合併により設立された法人に引き継がれることが会社法により担保されているためである。

■第１０条第３項■

> 前二項の規定により認定匿名加工医療情報作成事業者としての地位を承継した法人¹は、主務省令で定めるところにより、遅滞なく、その旨を主務大臣に届け出²なければならない。

趣旨

　本規定は、認定事業の全部の譲渡(法第10条第1項)又は認定匿名加工医療情報作成事業者の合併(法第10条第2項)に伴い、認定匿名加工医療情報作成事業者の地位を承継した法人に対し、認定事業を引き継いだ旨の主務大臣への届出を義務づけたものである。

解説

1　「地位を承継した法人」とは、譲渡人又は合併により消滅した法人から認定匿名加工医療情報作成事業者としての地位を承継した法人をいう。

2　認定匿名加工医療情報作成事業者としての地位を承継した旨の届出をしようとする者は、承継届出書(規則様式第五)に、次に掲げる書類及び被承継者に係る認定証を添えて、主務大臣に提出しなければならない。〈則第9条第1項〉

(ｱ)　認定事業の全部を譲り受けて認定匿名加工医療情報作成事業者の地位を承継した法人(法第10条第1項)にあっては、事業譲渡証明書(規則様式第六)及び認定事業の全部の譲渡が行われたことを証する書面並びに承継者に係る認定証の写し

(ｲ)　合併後存続する法人であって、認定匿名加工医療情報作成事業者の地位を承継した法人(法第10条第2項)にあっては、その法人の登記事項証明書及び認定証の写し

(ｳ)　合併により設立された法人であって、認定匿名加工医療情報作成事業者の地位を承継した法人(法第10条第2項)にあっては、その法人の登記事項証明書

3　本規定による届出をせず、又は虚偽の届出をした者は、50万円以下の罰金に処する。〈法第47条第1号〉

　また、いわゆる両罰規定の対象となっており、この行為者を使用する法人には50万円以下の罰金刑が科される。〈法第49条条第1項〉

第3章第1節　匿名加工医療情報作成事業を行う者の認定(第8条—第16条)

■第１０条第４項■

> 認定匿名加工医療情報作成事業者である法人が認定匿名加工医療情報作成事業者でない法人に認定事業の全部の譲渡を行う場合において、譲渡人及び譲受人があらかじめ当該譲渡及び譲受けについて主務省令で定めるところにより主務大臣の認可を受けたときは、譲受人は、譲渡人のこの法律の規定による認定匿名加工医療情報作成事業者としての地位を承継する。

趣旨

　本規定は、認定匿名加工医療情報作成事業者でない法人に対して認定事業を譲渡する場合において、認定に係る効果の承継について定めたものである。認定事業のすべてが譲渡され、主務大臣の認可を受けた場合に限り、譲受人は、認定匿名加工医療情報作成事業者の地位を承継するものとしている。

解説

1　認定匿名加工医療情報作成事業者でない法人に対する認定事業の譲渡があった場合、認定事業の譲受人は、併せて譲渡人から医療情報の提供を受け、これを用いて匿名加工医療情報の作成することとなる。

　とはいえ、認定匿名加工医療情報作成事業者は、認定匿名加工医療情報作成事業者以外の第三者に対して医療情報を提供することが制限されている(法第26条第1項)。

　本規定による認定事業の全部の譲渡については、主務大臣の認可を条件として、認定匿名加工医療情報作成事業者としての地位の承継が認められており、この場合の地位の承継に伴う医療情報の提供については、第三者に対する提供とはみなされない(法第26条第2項第1号)。

　しかしながら、認定事業の一部の譲渡については、認定匿名加工医療情報作成事業者としての地位の承継に関する規定が設けられていないため、医療情報の第三者提供の制限(法第26条第1項)に抵触し、認定匿名加工医療情報作成事業者は認定事業の一部の譲渡を行うことができないこととなる。

2　他の認定匿名加工医療情報作成事業者でない法人に対する事業譲渡において、認定事業の一部の譲渡に係る承継規定が設けられていない理由は、次のように整理することができる。

(ｱ)　認定匿名加工医療情報作成事業者が他の認定匿名加工医療情報作成事業者でない法人に認定事業の全部の譲渡を行う場合、譲渡人は認定事業を継続しないこととなるため、事業譲渡後に医療情報を提供することができない。

　そこで、譲受人に対し、主務大臣の認可を条件として、認定匿名加工医療情報作成事業者としての地位を承継するとともに、医療情報の提供を受けることができるようにしている。また、認定匿名加工医療情報作成事業者としての地位が譲渡人から譲受人に承継され、その地位を失う旨を明らかにするため、主務大臣による公示が行われることとなる(法第10条第7項により準用する第8条第5項)。

(ｲ) しかしながら、認定匿名加工医療情報作成事業者が他の認定匿名加工医療情報作成事業者でない法人に認定事業の一部の譲渡を行う場合、譲渡人は認定事業を継続することになるため、(ｱ)の場合のような公示規定を設ける必要はない。

また、譲渡人から譲受人に対して医療情報を譲渡する必要がある場合は、譲受人が認定(法第8条第1項)を受けた後に医療情報の提供を行えば足りる。その場合は、譲渡相手が認定匿名加工医療情報作成事業者になることから、そもそも医療情報の譲渡は随時行うことが認められている(法第25条第1項)。

(ｳ) したがって、他の認定匿名加工医療情報作成事業者でない法人に対する事業譲渡において、認定事業の一部の譲渡に係る承継規定を別途設ける必要はないことになる。

3 「譲渡人及び譲受人が」とあるように、認定事業の全部の譲渡の認可の申請については、譲渡人たる認定匿名加工医療情報作成事業者である法人と、譲受人たる認定匿名加工医療情報作成事業者でない法人が共に行うこととなる。

4 「認可」とは、行政庁が是とすることにより、当事者の法律効果が発生する場合における行政行為をいう。本規定の場合、主務大臣が認定事業の譲渡及び譲受けを認可することにより、初めて、その譲渡及び譲受けの法律的効力が発生することとなる。逆にいえば、認可を受けないで行った認定事業の譲渡及び譲受けは無効である。

5 本規定の認可を受けようとする者は、譲渡及び譲受け認可申請書(規則様式第七)に、次に掲げる書類及び譲渡人に係る認定証を添えて、主務大臣に提出しなければならない。〈則第9条第2項〉

① 事業譲渡証明書(規則様式第八)及び認定事業の全部の譲渡が行われることを証する書面
② 譲受人が認定の基準(法第8条第3項各号)に適合していることを証する書類
③ 譲受人に係る書類(則第3条第2項各号)

6 偽りその他不正の手段により本規定の認可を受けた者は、1年以下の懲役もしくは50万円以下の罰金に処し、又はこれを併科する。〈法第46条第1号〉

また、いわゆる両罰規定の対象となっており、この行為者を使用する法人には50万円以下の罰金刑が科される。〈法第49条条第1項〉

第3章第1節　匿名加工医療情報作成事業を行う者の認定（第8条—第16条）

■第10条第5項■

> 認定匿名加工医療情報作成事業者である法人が認定匿名加工医療情報作成事業者でない法人との合併により消滅することとなる場合において、あらかじめ当該合併について主務省令で定めるところにより主務大臣の認可を受けたときは、合併後存続する法人又は合併により設立された法人は、合併により消滅した法人のこの法律の規定による認定匿名加工医療情報作成事業者としての地位を承継する。

趣旨

　本規定は、認定匿名加工医療情報作成事業者でない法人との合併により認定匿名加工医療情報作成事業者である法人が消滅する場合において、認定に係る効果の承継について定めたものである。主務大臣の認可を受けたときに限り、合併後存続する法人又は合併により設立された法人は、認定匿名加工医療情報作成事業者の地位を承継するものとしている。

解説

1　本規定の認可を受けようとする者は、合併認可申請書（規則様式第九）に、次に掲げる書類及び被承継者に係る認定証を添えて、主務大臣に提出しなければならない。〈則第9条第3項〉
① 合併が行われることを証する書面
② 合併後存続する法人又は合併により設立される法人が認定の基準（法第8条第3項各号）に適合していることを証する書類
③ 合併後存続する法人又は合併により設立される法人に係る書類（則第3条第2項各号）

2　偽りその他不正の手段により本規定の認可を受けた者は、1年以下の懲役もしくは50万円以下の罰金に処し、又はこれを併科する。〈法第46条第1号〉
　また、いわゆる両罰規定の対象となっており、この行為者を使用する法人には50万円以下の罰金刑が科される。〈法第49条条第1項〉

■**第10条第6項**■

> 認定匿名加工医療情報作成事業者である法人が分割により認定事業の全部を承継させる場合において、あらかじめ当該分割について主務省令で定めるところにより主務大臣の認可を受けたときは、分割により認定事業の全部を承継した法人は、分割をした法人のこの法律の規定による認定匿名加工医療情報作成事業者としての地位を承継する。

趣旨

本規定は、認定匿名加工医療情報作成事業者である法人を分割する場合において、認定に係る効果の承継について定めたものである。認定事業の全部が引き継がれ、主務大臣の認可を受けた場合に限り、分割により設立する法人は、認定匿名加工医療情報作成事業者の地位を承継するものとしている。

解説

1 法人の合併の場合は、すべての権利義務が合併後存続する法人又は合併により設立する法人に引き継がれることが会社法により担保されている。

 一方、法人の分割の場合は、分割する法人の権利義務が、分割契約書に記載された範囲内で、既存の他の法人又は分割により設立する法人に引き継がれることになり、認定事業のすべてが引き継がれることが会社法で担保されているわけではない。また、事業の全部を別の法人に引き継いだ場合であっても、分割した法人が消滅するわけではない。

 そこで、本規定では、分割による認定事業の承継があった場合の認定匿名加工医療情報作成事業者としての地位の承継の取り扱いについて定めている。

2 分割による認定事業の承継があった場合において、分割により認定事業の承継を受けた法人は、併せて分割した法人から医療情報の提供を受け、これを用いて匿名加工医療情報の作成することとなる。

 とはいえ、認定匿名加工医療情報作成事業者は、認定匿名加工医療情報作成事業者以外の第三者に対して医療情報を提供することが制限されている（法第26条第1項）。

 分割による認定事業の全部の承継については、本規定により、主務大臣の認可を条件として、認定匿名加工医療情報作成事業者としての地位の承継が認められており、この場合の地位の承継に伴う医療情報の提供については、第三者に対する提供とはみなされない（法第26条第2項第1号）。

 しかしながら、分割による認定事業の一部の承継については、認定匿名加工医療情報作成事業者としての地位の承継に関する規定が設けられていないため、医療情報の第三者提供の制限（法第26条第1項）に抵触し、認定匿名加工医療情報作成事業者は分割による認定事業の一部の承継を行うことができないこととなる。

3 分割による認定事業の承継において、認定事業の一部の承継規定が設けられていない理由は、次のように整理することができる。

 (ｱ) 認定匿名加工医療情報作成事業者である法人が分割により認定事業の全部を承継させる場合、分割をした法人は認定事業を継続しないこととなるため、事業承継後に医

第3章第1節　匿名加工医療情報作成事業を行う者の認定（第8条—第16条）

療情報を提供することができない。そこで、分割により認定事業の承継を受ける法人に対し、主務大臣の認可を条件として、認定匿名加工医療情報作成事業者としての地位を承継するとともに、医療情報の提供を受けることができるようにしている。

(ｲ) しかしながら、分割による認定事業の一部の承継を行った法人は、そのまま認定事業を継続し、認定匿名加工医療情報作成事業者としての地位を失うわけではないため、その地位を失う旨を明らかにするための公示規定を設ける必要はない。

　また、分割をした法人から、分割により認定事業の一部の承継を受ける法人に対して医療情報を譲渡する必要がある場合は、承継を受ける法人が認定（法第8条第1項）を受けた後に医療情報の提供を行えば足りる。その場合は、提供相手が認定匿名加工医療情報作成事業者になることから、そもそも医療情報の譲渡は随時行うことが認められている（法第25条第1項）。

(ｳ) したがって、分割による認定事業の承継において、認定事業の一部の承継規定を別途設ける必要はないことになる。

4　本規定の認可を受けようとする者は、分割認可申請書（規則様式第一〇）に、次に掲げる書類及び被承継者に係る認定証を添えて、主務大臣に提出しなければならない。〈則第9条第4項〉

① 事業承継証明書（規則様式第一一）及び分割により認定事業の全部の承継が行われることを証する書面

② 分割により認定事業の全部を承継する法人が認定の基準（法第8条第3項各号）に適合していることを証する書類

③ 分割により認定事業の全部を承継する法人に係る書類（則第3条第2項各号）

5　偽りその他不正の手段により本規定の認可を受けた者は、1年以下の懲役もしくは50万円以下の罰金に処し、又はこれを併科する。〈法第46条第1号〉

　また、いわゆる両罰規定の対象となっており、この行為者を使用する法人には50万円以下の罰金刑が科される。〈法第49条条第1項〉

■第１０条第７項■

> 第八条第三項から第五項までの規定は、前三項の認可について準用する。

趣旨

本規定は、認定事業の譲渡・合併・分割に係る認可(法第 10 条第 4 項から第 6 項まで)の際には、匿名加工医療情報作成事業者の認定に関する規定(法第 8 条第 3 項から第 5 項まで)を準用して適用する旨を定めたものである。

解説

1　主務大臣は、認定匿名加工医療情報作成事業者の地位を承継しようとする法人が次に掲げる基準に適合すると認めるときは、認定事業の譲渡・合併・分割に係る認可をしなければならない。〈法第 8 条第 3 項の準用〉

(ア) 認定匿名加工医療情報作成事業者の地位を承継しようとする法人が次のいずれにも該当しないこと
　① 個人情報の適正な取扱いに関する法律又はこれらの法律に基づく命令の規定に違反し、罰金の刑に処せられ、その執行を終わり、又は執行を受けることがなくなった日から 2 年を経過しない者
　② 匿名加工医療情報作成事業者又は医療情報等取扱受託事業者の認定を取り消され、その取消の日から 2 年を経過しない者
　③ 匿名加工医療情報作成事業を行う役員等のうちに次のいずれかに該当する者があるもの
　　(ⅰ) 成年被後見人もしくは被保佐人又は外国の法令上これらに相当する者
　　(ⅱ) 破産手続開始の決定を受けて復権を得ない者又は外国の法令上これに相当する者
　　(ⅲ) 個人情報の適正な取扱いに関する法律又はこれらの法律に基づく命令の規定に違反し、罰金以上の刑に処せられ、その執行を終わり、又は執行を受けることがなくなった日から 2 年を経過しない者
　　(ⅳ) 匿名加工医療情報作成事業者又は医療情報等取扱受託事業者の認定を受けた者が認定を取り消された場合において、その処分のあった日前 30 日以内に当該認定に係る事業を行う役員等であった者で、その処分のあった日から 2 年を経過しないもの
(イ) 認定匿名加工医療情報作成事業者の地位を承継しようとする法人が、医療分野の研究開発に資するよう、医療情報を取得し、並びに整理し、及び加工して匿名加工医療情報を適確に作成し、及び提供するに足りる能力を有するものとして基準に適合していること
(ウ) 医療情報等及び匿名加工医療情報の漏えい、滅失又は毀損の防止その他の当該医療情報等及び匿名加工医療情報の安全管理のために必要かつ適切な措置が講じられていること

第 3 章第 1 節　匿名加工医療情報作成事業を行う者の認定(第 8 条—第 16 条)

(エ)　認定匿名加工医療情報作成事業者の地位を承継しようとする法人が、(ウ)に規定する医療情報等及び匿名加工医療情報の安全管理のための措置を適確に実施するに足りる能力を有すること

2　主務大臣は、認定事業の譲渡・合併・分割に係る認可をしようとするときは、あらかじめ、個人情報保護委員会に協議しなければならない。〈法第 8 条第 4 項の準用〉

3　主務大臣は、認定事業の譲渡・合併・分割に係る認可をした場合においては、遅滞なく、その旨を認定匿名加工医療情報作成事業者の地位を承継しようとする法人に通知するとともに、その旨を公示しなければならない。〈法第 8 条第 5 項〉

■第１０条第８項■

> 認定匿名加工医療情報作成事業者である法人は、認定匿名加工医療情報作成事業者でない者に認定事業の全部の譲渡を行い、認定匿名加工医療情報作成事業者でない法人と合併をし、又は分割により認定事業の全部を承継させる場合において、第四項から第六項までの認可の申請をしないときは、主務省令で定めるところにより、その認定事業の全部の譲渡、合併又は分割の日までに、その旨を主務大臣に届け出なければならない。

趣旨

　本規定は、認定匿名加工医療情報作成事業者である法人に対し、認定匿名加工医療情報作成事業者でない者に認定事業を譲渡し、認定匿名加工医療情報作成事業者でない法人と合併し、分割により認定事業を承継させる場合において、認定事業の譲渡・合併・分割に係る認可を申請しないときは、主務大臣への届出を義務づけたものである。

解説

1　認定匿名加工医療情報作成事業者への事業譲渡又は認定匿名加工医療情報作成事業者との合併を行う場合を除き、認定匿名加工医療情報作成事業者が主務大臣の認可（法第10条第4項から第6項まで）を受けずに、認定事業の全部の譲渡、合併又は分割を行ったときは、当該認定匿名加工医療情報作成事業者に係る認定は失効（法第10条第9項）するものしている。

　とはいえ、匿名加工医療情報の作成事業は、あくまで認定制であって許可制ではないことから、認定を受けずに当該作成事業を行うこと自体は禁止されていない。それゆえ、認定事業の譲受人、合併後存続する法人もしくは合併により設立された法人又は認定事業の全部を承継した法人のことを、医療情報取扱事業者が認定匿名加工医療情報作成事業者であると誤って認識し、医療情報の提供を行うおそれがある。

　そこで、認定匿名加工医療情報作成事業者への事業譲渡又は認定匿名加工医療情報作成事業者との合併を行う場合を除き、認定事業の全部の譲渡、合併又は分割を行う認定匿名加工医療情報作成事業者が主務大臣の認可を申請しないときは、本規定により、主務大臣への届出を義務づけることとしている。

　主務大臣が届出があった旨を公示（法第10条第10項）することにより、当該認定匿名加工医療情報作成事業者の認定が失効した旨が周知されることとなる。

2　認定事業の譲渡・合併・分割に係る認可の申請をしない旨の届出をしようとする者は、認可の申請をしない旨の届出書（規則様式第一二）に、被承継者に係る認定証を添えて、主務大臣に提出しなければならない。〈則第9条第5項〉

3　本規定による届出をせず、又は虚偽の届出をした者は、50万円以下の罰金に処する。〈法第47条第1号〉

　また、いわゆる両罰規定の対象となっており、この行為者を使用する法人には50万円以下の罰金刑が科される。〈法第49条条第1項〉

第3章第1節　匿名加工医療情報作成事業を行う者の認定(第8条—第16条)

■第１０条第９項■

> 認定匿名加工医療情報作成事業者である法人が認定匿名加工医療情報作成事業者でない者に認定事業の全部の譲渡を行い、認定匿名加工医療情報作成事業者でない法人との合併により消滅することとなり、又は分割により認定事業の全部を承継させる場合において、第四項から第六項までの認可をしない旨の処分があったとき(これらの認可の申請がない場合にあっては、当該認定事業の全部の譲渡、合併又は分割があったとき)は、第八条第一項の認定は、その効力を失うものとし、その譲受人、合併後存続する法人若しくは合併により設立された法人又は分割により認定事業の全部を承継した法人は、遅滞なく、当該認定事業に関し管理する医療情報等及び匿名加工医療情報を消去しなければならない。

趣旨

本規定は、①主務大臣が認定事業の譲渡・合併・分割に係る認可をしなかったとき、②認可の申請がないまま認定事業の譲渡・合併・分割があったときは、認定匿名加工医療情報作成事業者の認定の効力は失われることとし、また、認定事業を承継したこれらの法人に対し、当該認定事業に係る医療情報等及び匿名加工医療情報の消去を義務づけたものである。

解説

1　主務大臣の認可を得ていない認定事業の承継(法第10条第9項)、認定事業の廃止(法第11条第2項)、認定匿名加工医療情報作成事業者の解散(法第12条第2項)、認定の取消(法第15条第2項、第16条第2項)があったときは、認定匿名加工医療情報作成事業者の認定は失効するものとし、認定事業の譲受人等は、遅滞なく、当該認定事業に関し管理する医療情報等及び匿名加工医療情報の消去を行わなければならない。

　　認定を受けていない者については、医療情報等及び匿名加工医療情報を適切に取り扱うことが期待できず、かつ、法第3章第1節(法第8条から第16条まで)に定める諸規制に服することもないため、認定失効後も引き続いて当該情報の取扱いを認めることとすれば、その漏えい等が発生するおそれがあることから、遅滞なく消去を行う義務を課すこととしている。

2　「医療情報等」とは、次に掲げる情報をいう。〈法第8条第2項第4号〉
① 医療情報
② 匿名加工医療情報の作成に用いた医療情報から削除した記述等及び個人識別符号
③ 匿名加工医療情報を作成するときに行った医療情報の加工の方法に関する情報

3　本規定に違反して医療情報等及び匿名加工医療情報を消去しなかった者は、50万円以下の罰金に処する。〈法第47条第2号〉

　　なお、この罪は、日本国外においてこの罪を犯した者にも適用される。〈法第48条〉

　　また、いわゆる両罰規定の対象となっており、この行為者を使用する法人には50万円以下の罰金刑が科される。〈法第49条条第1項〉

■第１０条第１０項■

> 主務大臣は、第三項若しくは第八項の規定による届出があったとき又は第四項から第六項までの認可をしない旨の処分をしたときは、遅滞なく、その旨を公示しなければならない。

趣　旨

　本規定は、①認定事業を承継した旨の届出(法第 10 条第 3 項)があったとき、②認定事業の譲渡・合併・分割に係る認可を申請しない旨の届出(法第 10 条第 8 項)があったとき、③認定事業の譲渡・合併・分割に係る認可(法第 10 条第 4 項から第 6 項まで)をしなかったときは、その旨を公示することを主務大臣に求めたものである。

第十一条（廃止の届出等）

■第１１条第１項■

> 認定匿名加工医療情報作成事業者は、認定事業¹を廃止²しようとするときは、主務省令で定めるところにより³、あらかじめ、その旨を主務大臣に届け出なければならない。

趣旨

本規定は、認定匿名加工医療情報作成事業者に対し、認定事業を廃止しようとするときは、主務大臣への届出を義務づけたものである。

解説

1　「認定事業」とは、認定に係る匿名加工医療情報作成事業をいう。〈法第10条第1項〉

2　「廃止」とは、将来再開する意思をもたずに止めることをいう。なお、将来再開する意思をもって止めることを『休止』という。

3　認定匿名加工医療情報作成事業者は、認定事業の廃止の届出をしようとするときは、廃止届出書（規則様式第一三）に、認定証を添えて、主務大臣に提出しなければならない。
〈則第10条〉

4　本規定による届出をせず、又は虚偽の届出をした者は、50万円以下の罰金に処する。〈法第47条第1号〉

また、いわゆる両罰規定の対象となっており、この行為者を使用する法人には50万円以下の罰金刑が科される。〈法第49条条第1項〉

■第１１条第２項■

> 前項の規定による届出があったときは、第八条第一項の認定は、その効力を失うものとし、認定匿名加工医療情報作成事業者であった法人は、遅滞なく、当該認定事業に関し管理する医療情報等及び匿名加工医療情報を消去しなければならない。

趣 旨

本規定は、認定事業を廃止する旨の届出があったときは、認定匿名加工医療情報作成事業者の認定の効力は失われることとし、また、その法人に対し、当該認定事業に係る医療情報等及び匿名加工医療情報の消去を義務づけたものである。

解 説

1　本規定に違反して医療情報等及び匿名加工医療情報を消去しなかった者は、50万円以下の罰金に処する。〈法第47条第2号〉

　なお、この罪は、日本国外においてこの罪を犯した者にも適用される。〈法第48条〉

　また、いわゆる両罰規定の対象となっており、この行為者を使用する法人には50万円以下の罰金刑が科される。〈法第49条条第1項〉

■第１１条第３項■

> 主務大臣は、第一項の規定による届出があったときは、遅滞なく、その旨を公示しなければならない。

趣 旨

本規定は、認定事業の廃止の届出があったときは、その旨を公示することを主務大臣に求めたものである。

第十二条（解散の届出等）

■第12条第1項■

> 認定匿名加工医療情報作成事業者である法人が合併以外の事由により解散したときは、その清算人若しくは破産管財人又は外国の法令上これらに相当する者は、主務省令で定めるところにより、遅滞なく、その旨を主務大臣に届け出なければならない。

趣旨

本規定は、認定匿名加工医療情報作成事業者である法人が解散したときは、その清算人又は破産管財人等に対し、主務大臣への届出を義務づけたものである。

解説

1 「合併以外の事由により解散」とあるが、法人は次のような事由により解散を行う。
   ① 定款で定めた存続期間の満了
   ② 定款で定めた解散の事由の発生
   ③ 総社員の同意
   ④ 社員が欠けたこと
   ⑤ 合併（合併により消滅する場合に限る。）
   ⑥ 破産手続開始の決定
   ⑦ 解散を命ずる裁判
2 「合併」の事由による解散の場合は、本規定ではなく、承継に関する規定（法第10条第3項、第5項、第8項）が適用される。
3 「事由」とは、直接の原因となる事実をいう。
4 「解散」とは、通常の業務をすべて停止し、清算の手続に移行することをいう。
5 「清算」とは、解散した法人の現務を結了し、債権の取立て及び債務の弁済をし、残余財産の引渡しを行うことをいう。
   ※「現務の結了」とは、解散した法人がこれまで行ってきた業務の後始末をつけることを意味する。
6 「清算人」とは、解散した法人の清算の職務を執行する者をいう。
7 「破産管財人」とは、破産手続において破産財団に属する財産の管理及び処分をする権利を有する者をいう。〈破産法第2条第12項〉
   ※「破産財団」とは、破産者の財産又は相続財産もしくは信託財産であって、破産手続において破産管財人にその管理及び処分をする権利が専属するものをいう。
8 「外国の法令上これらに相当する者」とあるが、これは、認定匿名加工医療情報作成事業者である法人については、外国の法令により設立され、解散するものもあり得ることから、解散の届出義務の対象者の範疇に外国の法令上清算人又は破産管財人に相当する者が含まれることを明らかにしたものである。
9 清算人もしくは破産管財人又は外国の法令上これらに相当する者は、認定匿名加工医療情報作成事業者である法人の解散の届出をするときは、解散届出書（規則様式第一四）に、認定証を添えて、主務大臣に提出しなければならない。〈則第11条〉
10 本規定による届出をせず、又は虚偽の届出をした者は、10万円以下の過料に処する。
   〈法第50条第1号〉

■第12条第2項■

　認定匿名加工医療情報作成事業者である法人が合併以外の事由により解散したときは、第八条第一項の認定は、その効力を失うものとし、その清算中若しくは特別清算中の法人若しくは破産手続開始後の法人又は外国の法令上これらに相当する法人は、遅滞なく、当該認定事業に関し管理する医療情報等及び匿名加工医療情報を消去しなければならない。

趣旨

　本規定は、認定匿名加工医療情報作成事業者である法人が解散したときは、認定匿名加工医療情報作成事業者の認定の効力は失われることとし、また、その清算中の法人又は破産手続開始後の法人等に対し、当該認定事業に係る医療情報等及び匿名加工医療情報の消去を義務づけたものである。

解説

1　「特別清算」とは、解散した法人の清算の遂行に著しい支障を来すべき事情がある場合、債務超過の可能性がある場合において、適正な清算を確保するため、裁判所の監督の下で行われる清算をいう。

2　「破産手続」とは、債務者の財産又は相続財産もしくは信託財産を清算する手続をいう。破産手続により、破産者である法人は消滅する。

3　本規定に違反して医療情報等及び匿名加工医療情報を消去しなかった者は、50万円以下の罰金に処する。〈法第47条第2号〉

　なお、この罪は、日本国外においてこの罪を犯した者にも適用される。〈法第48条〉

　また、いわゆる両罰規定の対象となっており、この行為者を使用する法人には50万円以下の罰金刑が科される。〈法第49条条第1項〉

■第12条第3項■

　主務大臣は、第一項の規定による届出があったときは、遅滞なく、その旨を公示しなければならない。

趣旨

　本規定は、認定匿名加工医療情報作成事業者である法人の解散の届出があったときは、その旨を公示することを主務大臣に求めたものである。

第十三条（帳簿）

> 認定匿名加工医療情報作成事業者は、主務省令で定めるところにより、帳簿（その作成に代えて電磁的記録の作成がされている場合における当該電磁的記録を含む。以下同じ。）を備え、その業務に関し主務省令で定める事項を記載し、これを保存しなければならない。

趣旨
本規定は、認定匿名加工医療情報作成事業者に対し、その業務に関する事項の帳簿への記載及び当該帳簿の保存を義務づけたものである。

解説
1　認定匿名加工医療情報作成事業者の適正かつ確実な事業運営を図ることを目的として、主務大臣による立入検査等の監督規定が設けられており、その帳簿を検査できることとしている（法第16条第1項第3号、第35条第1項）。
　主務大臣の監督事務が適正に行われるようにするため、認定匿名加工医療情報作成事業者には帳簿の作成及び保存が義務づけられている。
2　帳簿は、文書、電磁的記録又はマイクロフィルムを用いて作成しなければならない。〈則第12条第2項〉
3　「電磁的記録」とは、電磁的方式で作られる記録をいう。〈法第2条第1項〉
⇒　「電磁的方式」とは、電子的方式、磁気的方式その他人の知覚によっては認識することができない方式をいう。〈法第2条第1項〉
4　「主務省令で定める事項」は、次に掲げるものとする。〈則第12条第1項〉
　(ｱ)　認定匿名加工医療情報作成事業者が匿名加工医療情報取扱事業者に対する匿名加工医療情報の提供を行った場合における次に掲げる事項
　　①　当該匿名加工医療情報取扱事業者の名称及び住所その他の当該匿名加工医療情報取扱事業者を特定するに足りる事項
　　②　当該匿名加工医療情報の提供を行った年月日
　　③　当該匿名加工医療情報の項目
　(ｲ)　匿名加工医療情報取扱事業者が他の匿名加工医療情報取扱事業者に対する匿名加工医療情報の提供を行った場合における次に掲げる事項
　　①　提供元の匿名加工医療情報取扱事業者の名称及び住所その他の当該匿名加工医療情報取扱事業者を特定するに足りる事項
　　②　提供先の匿名加工医療情報取扱事業者の名称及び住所その他の当該匿名加工医療情報取扱事業者を特定するに足りる事項
　　③　当該匿名加工医療情報の提供を行った年月日
　　④　当該匿名加工医療情報の項目
　(ｳ)　匿名加工医療情報の消去を行った場合（法第19条）における次に掲げる事項
　　①　当該匿名加工医療情報の消去を行った年月日

② 当該匿名加工医療情報の項目
(エ) 他の認定匿名加工医療情報作成事業者に対して医療情報の提供を行った場合（法第25条）における次に掲げる事項
① 当該他の認定匿名加工医療情報作成事業者の名称及び住所その他の当該他の認定匿名加工医療情報作成事業者を特定するに足りる事項
② 当該医療情報の提供を行った年月日
③ 当該医療情報の項目
(オ) 他の認定匿名加工医療情報作成事業者から医療情報の提供を受けた場合（法第25条）における次に掲げる事項
① 当該他の認定匿名加工医療情報作成事業者の名称及び住所その他の当該他の認定匿名加工医療情報作成事業者を特定するに足りる事項
② 当該医療情報の提供を受けた年月日
③ 当該医療情報の項目

⇒ 上記(イ)に「匿名加工医療情報取扱事業者が他の匿名加工医療情報取扱事業者に対する匿名加工医療情報の提供を行った場合」とあるように、認定匿名加工医療情報作成事業者は、匿名加工医療情報を直接提供した匿名加工医療情報取扱事業者のみならず、当該匿名加工医療情報取扱事業者が匿名加工医療情報を提供した相手方についても、帳簿に記載しなければならない。これにより、認定匿名加工医療情報作成事業者は、自身の作成した匿名加工医療情報を取得した者をあらかじめ確実に把握しておくことが求められる。〈ガイドライン〉

5 解説4の(ア)から(オ)までに該当する場合、認定匿名加工医療情報作成事業者は、その都度、遅滞なく、それぞれに掲げる事項を帳簿に記載し、その記載の日から3年間保存しなければならない。〈則第12条第3項〉

6 本規定に違反して、帳簿を備えず、帳簿に記載せず、もしくは虚偽の記載をし、又は帳簿を保存しなかった者は、50万円以下の罰金に処する。〈法第47条第3号〉

また、いわゆる両罰規定の対象となっており、この行為者を使用する法人には50万円以下の罰金刑が科される。〈法第49条条第1項〉

＜事業計画書等＞

7 事業計画書等について、次のとおり定められている。〈則第13条〉
(ア) 認定匿名加工医療情報作成事業者は、毎事業年度開始前に、認定事業に関し事業計画書及び収支予算書を作成し、主務大臣に提出するとともに、公表しなければならない。これを変更しようとするときも、同様とする。
(イ) 認定匿名加工医療情報作成事業者は、毎事業年度終了後3月以内に、認定事業に関し事業報告書及び収支決算書を作成し、主務大臣に提出するとともに、公表しなければならない。

⇒ 認定匿名加工医療情報作成事業者は、次に掲げる事項を記載した事業計画書及び収支予算書並びに事業報告書及び収支決算書を主務大臣に提出しなければならない。なお、事業計画書及び収支予算書については、各項目に関する目標及び具体的な達成計画を含

め記載する必要がある。〈ガイドライン〉
- (ｱ) 事業計画書
    - ○ 医療情報を提供する医療情報取扱事業者
    - ○ 自ら取得する医療情報の内容及び規模
    - ○ 提供する匿名加工医療情報の内容及び提供先
- (ｲ) 収支予算書
    - ○ 匿名加工医療情報作成事業に係る収支
- (ｳ) 事業報告書
    - ○ 医療情報を提供した医療情報取扱事業者
    - ○ 自ら取得した医療情報の内容及び規模
    - ○ 提供した匿名加工医療情報の内容及び提供先
- (ｴ) 収支決算書
    - ○ 匿名加工医療情報作成事業に係る収支

⇒ 事業運営の透明性の確保の観点から、認定匿名加工医療情報作成事業者は、毎事業年度の事業計画書及び収支予算書並びに事業報告書及び収支決算書を公表しなければならない。ただし、これらの書類には事業者の機密情報も含み得るため、公表することにより事業運営に支障が生じる事項に限り、非公表として差し支えない。〈ガイドライン〉

第十四条（名称の使用制限）

> 認定匿名加工医療情報作成事業者でない者は、認定匿名加工医療情報作成事業者という名称又はこれと紛らわしい名称を用いてはならない。

趣 旨

本規定は、認定匿名加工医療情報作成事業者でない限り、『認定匿名加工医療情報作成事業者』などの名称の使用が禁止される旨を定めたものである。

解 説

1　医療機関等にとって、『認定匿名加工医療情報作成事業者』という名称は、医療情報を提供できる相手方（法第30条第1項）を判断する際の拠り所となることをかんがみ、『認定匿名加工医療情報作成事業者』という名称の使用を規制の対象としたものである。

2　次世代医療基盤法の施行の際現に、『認定匿名加工医療情報作成事業者』という名称又はこれらと紛らわしい名称を使用している者については、本規定は、この法律の施行後6月間は、適用しない。〈法附則第3条〉

　これは、従前から当該名称を用いている者が存在する可能性があり、一般に名称の変更には時間を要することとなるため、本法の施行後一定の猶予期間を設けたものである。

3　本規定に違反した者は、10万円以下の過料に処する。〈法第50条第2号〉

第3章第1節 匿名加工医療情報作成事業を行う者の認定(第8条—第16条)

第十五条(認定の取消し等)

■第15条第1項■

　　主務大臣は、認定匿名加工医療情報作成事業者(国内に主たる事務所を有しない法人であって、外国において医療情報等又は匿名加工医療情報を取り扱う者(以下「外国取扱者」という。)を除く。次項において同じ。)が次の各号のいずれかに該当するときは、第八条第一項の認定を取り消すことができる。
一　偽りその他不正の手段により第八条第一項若しくは第九条第一項の認定又は第十条第四項から第六項までの認可を受けたとき。
二　第八条第三項各号のいずれかに掲げる基準に適合しなくなったとき。
三　第九条第一項の規定により認定を受けなければならない事項を同項の認定を受けないで変更したとき。
四　第二十六条第一項の規定に違反して医療情報を提供したとき。
五　第三十七条第一項の規定による命令に違反したとき。

趣旨

　本規定は、認定匿名加工医療情報作成事業者(外国取扱者を除く。)の認定の取消の基準について明示したものである。

解説

1　匿名加工医療情報作成事業者の認定後においても、その認定基準が遵守されるよう、また、不適と考えられる認定匿名加工医療情報作成事業者を排除するため、本規定が設けられている。

2　「外国取扱者(略)を除く」とあるが、認定匿名加工医療情報作成事業者(外国取扱者に限る。)については、別の取消規定(法第16条)が適用される。

3　「次の各号」として列挙される基準は、認定という行政行為の取消根拠を明示したものである。

4　「取消」とは、法律行為の効力を一方的意思表示によって消滅させることをいう。
　　公法上は、成立に瑕疵がなく、その後発生した事由により、その効力を持続させることが適当でない場合に将来に向かってその効力を失わせることを意味する。

5　「取り消すことができる」とあるように、取消の基準(法第15条第1項各号)に抵触していると認められるときであっても、必ず認定が取り消されるという性格のものではない。
　　取消基準に抵触するような場合、主務大臣は認定を取り消すか否かを個々に判断することとなる。

6　主務大臣は、認定を取り消したときは、その旨を書面により当該認定を受けていた者に通知するものとする。〈則第14条〉

＜第1号＞

7　本号は、不正の手段により、匿名加工医療情報作成事業者の認定(法第8条第1項)、認

定匿名加工医療情報作成事業者に係る変更の認定(法第9条第1項)、認定事業の譲渡・合併・分割に係る認可(法第10条第4項から第6項まで)を受けたときは、認定の取消根拠に該当するものとしている。

＜第2号＞

8　本号は、認定匿名加工医療情報作成事業者がその認定基準(法第8条第3項各号)に適合しなくなったときは、認定の取消根拠に該当するものとしている。

＜第3号＞

9　本号は、認定匿名加工医療情報作成事業者に係る変更の認定(法第9条第1項)を受けずに変更したときは、認定の取消根拠に該当するものとしている。

＜第4号＞

10　本号は、第三者提供の制限(法第26条第1項)に違反して医療情報を提供したときは、認定の取消根拠に該当するものとしている。

＜第5号＞

11　本号は、主務大臣の是正命令(法第37条第1項)に違反したときは、認定の取消根拠に該当するものとしている。

■第15条第2項■

> 認定匿名加工医療情報作成事業者が前項の規定により第八条第一項の認定を取り消されたときは、遅滞なく、当該認定事業に関し管理する医療情報等及び匿名加工医療情報を消去しなければならない。

趣旨

本規定は、認定匿名加工医療情報作成事業者(外国取扱者を除く。)の認定が取り消されたときは、当該認定事業に係る医療情報等及び匿名加工医療情報の消去を義務づけたものである。

解説

1　「認定匿名加工医療情報作成事業者」とあるが、外国取扱者は除く。〈法第15条第1項〉

2　本規定に違反して医療情報等及び匿名加工医療情報を消去しなかった者は、50万円以下の罰金に処する。〈法第47条第2号〉

　なお、この罪は、日本国外においてこの罪を犯した者にも適用される。〈法第48条〉

　また、いわゆる両罰規定の対象となっており、この行為者を使用する法人には50万円以下の罰金刑が科される。〈法第49条条第1項〉

第3章第1節　匿名加工医療情報作成事業を行う者の認定（第8条―第16条）

■第15条第3項■

　主務大臣は、第一項の規定により第八条第一項の認定を取り消そうとするときは、あらかじめ、個人情報保護委員会に協議しなければならない。

趣　旨

　本規定は、認定匿名加工医療情報作成事業者（外国取扱者を除く。）の認定を取り消そうとするときは、個人情報保護委員会と事前協議することを主務大臣に求めたものである。

■第15条第4項■

　主務大臣は、第一項の規定により第八条第一項の認定を取り消したときは、遅滞なく、その旨を公示しなければならない。

趣　旨

　本規定は、認定匿名加工医療情報作成事業者（外国取扱者を除く。）の認定を取り消したときは、その旨を公示することを主務大臣に求めたものである。

第十六条

■第１６条第１項■

　主務大臣は、認定匿名加工医療情報作成事業者(外国取扱者に限る。第三号及び第三項において同じ。)が次の各号のいずれかに該当するときは、第八条第一項の認定を取り消すことができる。

一　前条第一項第一号から第四号までのいずれかに該当するとき。

二　第三十七条第三項において読み替えて準用する同条第一項の規定による請求に応じなかったとき。

三　主務大臣が、この法律の施行に必要な限度において、認定匿名加工医療情報作成事業者に対し必要な報告を求め、又はその職員に、その者の事務所その他の事業所に立ち入り、その者の帳簿、書類その他の物件を検査させ、若しくは関係者に質問させようとした場合において、その報告がされず、若しくは虚偽の報告がされ、又はその検査が拒まれ、妨げられ、若しくは忌避され、若しくはその質問に対して答弁がされず、若しくは虚偽の答弁がされたとき。

四　第三項の規定による費用の負担をしないとき。

趣旨

　本規定は、認定匿名加工医療情報作成事業者(外国取扱者に限る。)の認定の取消の基準について明示したものである。

解説

1　「外国取扱者」とは、国内に主たる事務所を有しない法人であって、外国において医療情報等又は匿名加工医療情報を取り扱う者をいう。〈法第15条第1項〉

2　「外国取扱者に限る」とあるが、認定匿名加工医療情報作成事業者(外国取扱者を除く。)については、別の取消規定(法第15条)が適用される。

3　主務大臣は、認定を取り消したときは、その旨を書面により当該認定を受けていた者に通知するものとする。〈則第14条〉

＜第1号＞

4　本号は、次のいずれかに該当するときは、外国取扱者に係る認定の取消根拠に該当するものとしている。

(ｱ)　不正の手段により、匿名加工医療情報作成事業者の認定、認定匿名加工医療情報作成事業者に係る変更の認定、認定事業の譲渡・合併・分割に係る認可を受けたとき(法第15条第1項第1号)

(ｲ)　認定匿名加工医療情報作成事業者がその認定基準に適合しなくなったとき(法第15条第1項第2号)

(ｳ)　認定匿名加工医療情報作成事業者に係る変更の認定を受けずに変更したとき(法第15条第1項第3号)

第3章第1節　匿名加工医療情報作成事業を行う者の認定（第8条—第16条）

　　（エ）第三者提供の制限に違反して医療情報を提供したとき（法第15条第1項第4号）

＜第2号＞

5　本号は、主務大臣の是正請求（法第37条第3項）に応じなかったときは、外国取扱者に係る認定の取消根拠に該当するものとしている。

＜第3号＞

6　本号は、①主務大臣が報告を求めたにもかかわらず報告がなされず、又は虚偽の報告がなされたとき、②主務大臣がその職員に立入検査等をさせようとした場合において、検査妨害等がなされたときは、外国取扱者に係る認定の取消根拠に該当するものとしている。

7　認定匿名加工医療情報作成事業者（外国取扱者を除く。）が、①主務大臣が求めた報告をしなかったとき、②主務省庁の職員による立入検査の妨害等がなされたときは、その認定匿名加工医療情報作成事業者や関係者に対して相応の罰則（法第47条第4号）が適用されることになる。しかし、認定匿名加工医療情報作成事業者が外国取扱者である場合には、罰則を科すことができないため、認定の取消をもって罰則の代わりとしている。

8　外国取扱者への立入検査は、日本の行政機関が単独で行うものではなく、実際にはその国の機関と協力して実施することになる。

9　「帳簿」とあるが、その作成に代えて電磁的記録の作成がされている場合における当該電磁的記録を含むものとする。〈法第13条〉

＜第4号＞

10　本号は、外国取扱者に対する立入検査に要する費用については当該外国取扱者の負担（法第16条第3項）としていることに伴い、外国取扱者に対して立入検査が行われた場合において、当該外国取扱者が立入検査に要する費用を負担しないときは、外国取扱者に係る認定の取消根拠に該当するものとしている。

■第16条第2項■

> 前条第二項から第四項までの規定は、前項の規定による認定の取消しについて準用する。

趣 旨

　本規定は、外国取扱者に係る認定の取消の際には、匿名加工医療情報作成事業者(外国取扱者を除く。)の認定の取消規定(法第15条第2項から第4項まで)を準用して適用する旨を定めたものである。

解 説

1　認定匿名加工医療情報作成事業者(外国取扱者に限る。)が認定を取り消されたときは、遅滞なく、当該認定事業に関し管理する医療情報等及び匿名加工医療情報を消去しなければならない。〈法第15条第2項の準用〉

⇒　上記の準用規定に違反して医療情報等及び匿名加工医療情報を消去しなかった者は、50万円以下の罰金に処する。〈法第47条第2号〉
　また、いわゆる両罰規定の対象となっており、この行為者を使用する法人には50万円以下の罰金刑が科される。〈法第49条条第1項〉

2　主務大臣は、認定匿名加工医療情報作成事業者(外国取扱者に限る。)の認定を取り消そうとするときは、あらかじめ、個人情報保護委員会に協議しなければならない。〈法第15条第3項の準用〉

3　主務大臣は、認定匿名加工医療情報作成事業者(外国取扱者に限る。)の認定を取り消したときは、遅滞なく、その旨を公示しなければならない。〈法第15条第4項の準用〉

■第16条第3項■

> 第一項第三号の規定による検査に要する費用(政令で定めるものに限る。)は、当該検査を受ける認定匿名加工医療情報作成事業者の負担とする。

趣 旨

　本規定は、認定匿名加工医療情報作成事業者(外国取扱者に限る。)に対して立入検査が行われた場合、その検査に要する費用は、当該認定匿名加工医療情報作成事業者が負担する旨を定めたものである。

解 説

1　外国の事業者に対する立入検査については、外国に赴く費用の分だけ監督当局の負担が増大するため、本規定により監督当局の職員の出張旅費相当額を外国取扱者の負担とするとともに、その費用の負担をしない場合を認定の取消根拠としている(法第16条第1項第4号)。

第3章第1節　匿名加工医療情報作成事業を行う者の認定(第8条—第16条)

2　「政令で定めるもの」は、立入検査(法第16条第1項第3号)のため主務省庁の職員がその検査に係る事務所その他の事業所(外国にあるものに限る。)の所在地に出張をするのに要する旅費の額に相当するものとする。この場合において、その旅費の額の計算に関し必要な細目は、主務省令で定める。〈令第5条〉

　　※「旅費の額に相当するもの」は、旅費相当額と呼ばれる。

⇒　上記の「出張」とは、職員が公務のため一時その在勤官署(常時勤務する在勤官署のない職員については、その住所又は居所)を離れて旅行し、又は職員以外の者が公務のため一時その住所又は居所を離れて旅行することをいう。〈旅費法第2条第1項第6号〉

　　※「旅費法」とは、国家公務員等の旅費に関する法律(昭和25年4月30日法律第114号)をいう。

3　「認定匿名加工医療情報作成事業者」とあるが、外国取扱者に限る。〈法第16条第1項〉

〈旅費相当額〉

4　解説2の「旅費相当額」は、旅費法の規定により支給すべきこととなる旅費の額とする。この場合において、当該検査のためその地に出張する職員は、行政職俸給表(一)による職務の級が4級である者であるものとしてその旅費の額を計算するものとする。〈則第15条〉

　　※「行政職俸給表」とは、一般職の職員の給与に関する法律(昭和25年4月3日法律第95号)第6条第1項第1号イに規定する行政職俸給表をいう。

5　旅費相当額を計算する場合において、当該検査のため、その地に出張する職員の在勤官署の所在地は、次の表に掲げるところによる。〈則第16条〉

主務大臣の区分	在勤官署の所在地
内閣総理大臣	東京都千代田区永田町1丁目11番39号
文部科学大臣	東京都千代田区霞が関3丁目2番2号
厚生労働大臣	東京都千代田区霞が関1丁目2番2号
経済産業大臣	東京都千代田区霞が関1丁目3番1号

6　旅費の額の計算に係る細目として、次のとおり定められている。〈則第17条〉

(ｱ)　支度料(旅費法第6条第1項)は、旅費相当額に算入しない。

(ｲ)　検査を実施する日数は、当該検査に係る事務所その他の事業所ごとに3日として旅費相当額を計算する。

(ｳ)　旅行雑費(旅費法第6条第1項)は、1万円として旅費相当額を計算する。

(ｴ)　主務大臣が、実費を超えることとなる部分又は必要としない部分の旅費を支給しないときは(旅費法第46条第1項)、当該部分に相当する額は、旅費相当額に算入しない。

第二節　医療情報等及び匿名加工医療情報の取扱いに関する規制

第十七条（利用目的による制限）

■第17条第1項■

認定匿名加工医療情報作成事業者は、第二十五条又は第三十条第一項の規定により医療情報の提供を受けた場合は、当該医療情報が医療分野の研究開発に資するために提供されたものであるという趣旨に反することのないよう、認定事業の目的の達成に必要な範囲を超えて当該医療情報を取り扱ってはならない。

【趣旨】

本規定は、認定匿名加工医療情報作成事業者に対し、認定事業の目的の達成に必要な範囲内での医療情報の取扱いを義務づけることにより、制限のない医療情報の取扱いを排除することを通じて、本人等への不利益の発生を防止しようとするものである。

【解説】

1　医療情報等及び匿名加工医療情報の取扱いに関する規制（法第2節）においては、認定匿名加工医療情報作成事業者の業務の流れに則し、次のように諸規定が定められている。
　(ｱ)　法第17条——医療情報の受領に関する規定
　(ｲ)　法第18条——匿名加工医療情報の作成に関する規定
　(ｳ)　法第19条以降——医療情報等及び匿名加工医療情報の保護に関する規定

2　医療情報については、本条が適用され、個人情報保護法第15条（利用目的の特定）及び第16条（利用目的による制限）は適用されない。

3　「第二十五条（略）の規定により医療情報の提供を受けた場合」とは、他の認定匿名加工医療情報作成事業者から医療情報の提供を受けた場合をいう。

4　「第三十条第一項の規定により医療情報の提供を受けた場合」とは、医療情報取扱事業者から医療情報の提供を受けた場合をいう。

5　「第二十五条又は第三十条第一項の規定により医療情報の提供を受けた場合」とあるが、承継（法第10条）に伴って医療情報の提供を受けた場合においても、認定事業の目的の達成に必要な範囲を超えて当該医療情報を取り扱ってはならない。この場合、医療情報の提供を受けた者は、認定匿名加工医療情報作成事業者としての地位を承継するため、認定匿名加工医療情報作成事業者として本法に定める種々の規制に服し、当然に、医療情報を提供した者と同等の利用制限の下で医療情報を取り扱うことになる。

6　主務大臣は、認定匿名加工医療情報作成事業者（外国取扱者を除く。）が本規定に違反していると認めるときは、その者に対し、当該違反を是正するため必要な措置をとるべきことを命ずることができる。〈法第37条第1項〉
　なお、外国取扱者については、「命ずる」を「請求する」に読み替えて適用される。〈法第37条第3項〉

第3章第2節　医療情報等及び匿名加工医療情報の取扱いに関する規制（第17条―第27条）

■第17条第2項■

> 前項の規定は、次に掲げる場合については、適用しない。
> 一　法令に基づく場合
> 二　人命の救助、災害の救援その他非常の事態への対応のため緊急の必要がある場合

趣旨

　本規定は、医療情報の取扱いについて、認定匿名加工医療情報作成事業者が認定事業の目的以外に利用できる場合を明示したものである。

解説

1　本法では、認定事業の目的の達成に必要な範囲内での医療情報の取扱いを義務づけることにより、制限のない医療情報の取扱いの排除を通じて、本人等への不利益の発生を防止することとしている。とはいえ、認定事業の目的以外の目的で医療情報を取り扱うことが必ずしも本人等への不利益を生じさせるとは限らず、他の権利利益の保護を優先すべき場合にまで一律に利用目的の制限（法第17条第1項）の適用を図ることは適当でないため、適用除外規定が設けられている。

＜第1号＞

2　本号は、法令に基づく場合は、認定事業の目的以外の目的での医療情報の取扱いを認めることとしたものである。

3　法令上の具体的な根拠がある場合は、当該法令の目的に照らして明確に保護されるべき権利利益が存在することに加え、その医療情報の取り扱いは合理的な範囲に限られることを考慮し、本号が設けられている。

4　「法令」とは、法律、政令及び府省令等の命令並びに条例を指し、行政機関内部の訓令、通達の類は含まれない。なお、「法令に基づく」といえるためには、法令に具体的な根拠規定があることが必要である。

＜第2号＞

5　本号は、非常の事態への対応のため緊急の必要がある場合は、認定事業の目的以外の目的での医療情報の取扱いを認めることとしたものである。

6　「非常の事態への対応のため緊急の必要がある場合」とは、個人情報保護法上の『人の生命、身体又は財産の保護のために必要がある場合であって、本人の同意を得ることが困難であるとき（個情法第17条第2項第2号）』を更に限定的にし、より必要性及び緊急性の高い場合に制限したものである。

第十八条（匿名加工医療情報の作成等）

■第18条第1項■

認定匿名加工医療情報作成事業者は、匿名加工医療情報を作成するときは、特定の個人を識別すること及びその作成に用いる医療情報を復元することができないようにするために必要なものとして主務省令で定める基準に従い、当該医療情報を加工しなければならない。

趣旨

本規定は、認定匿名加工医療情報作成事業者に対し、匿名加工医療情報を作成するときは、特定の個人の識別及びその作成に用いる医療情報に復元できないようにするための基準に従って当該医療情報を加工することを義務づけたものである。

解説

1　個人情報保護法では、匿名加工情報を作成するときは、特定の個人を識別すること及びその作成に用いる個人情報を復元することができないようにするための基準に従って、個人情報を加工する義務を個人情報取扱事業者に課している（個情法第36条第1項）。

　匿名加工医療情報及びその作成に用いる医療情報については、個人情報保護法上の匿名加工情報及びその作成に用いる個人情報と概念的に重複する部分があるとはいえ、あくまで異なる情報であることと認識し、次世代医療基盤法では、死亡した個人の情報と生存する個人の情報を区分することなく一括して規定している。

　したがって、生存する個人に係る匿名加工医療情報については、理屈上、本規定のみならず、個人情報保護法第36条第1項の規定が重畳して適用されることになるが、次世代医療基盤法の規定（法第18条第4項）により、個人情報保護法の当該規定の適用を排除することとしている。

2　本条の「匿名加工医療情報」は、匿名加工医療情報データベース等を構成するものに限られる。〈法第2条第4項〉

　したがって、匿名加工医療情報データベース等を構成しない匿名加工医療情報（いわゆる散在情報）については、本条の規定は適用されない。

3　「匿名加工医療情報を作成するとき」とは、匿名加工医療情報として取り扱うために、当該匿名加工医療情報を作成するときをいう。

　したがって、例えば、安全管理措置の一環として氏名等の一部の個人情報を削除（又は他の記述等に置き換え）した上で引き続き医療情報として取り扱う場合、あるいは統計情報を作成するために医療情報を加工する場合は該当しない。〈ガイドライン〉

4　「主務省令で定める基準」は、次のとおりとする。〈則第18条〉

(A) 医療情報に含まれる特定の個人を識別することができる記述等の全部又は一部を削除すること（当該全部又は一部の記述等を復元することのできる規則性を有しない方法により他の記述等に置き換えることを含む。）

(B) 医療情報に含まれる個人識別符号の全部を削除すること（当該個人識別符号を復元

第3章第2節　医療情報等及び匿名加工医療情報の取扱いに関する規制(第17条—第27条)

することのできる規則性を有しない方法により他の記述等に置き換えることを含む。)
(C) 医療情報と当該医療情報に措置を講じて得られる情報とを連結する符号(現に認定匿名加工医療情報作成事業者において取り扱う情報を相互に連結する符号に限る。)を削除すること(当該符号を復元することのできる規則性を有しない方法により当該医療情報と当該医療情報に措置を講じて得られる情報を連結することができない符号に置き換えることを含む。)
(D) 特異な記述等を削除すること(当該特異な記述等を復元することのできる規則性を有しない方法により他の記述等に置き換えることを含む。)
(E) (A)から(D)までに掲げる措置のほか、医療情報に含まれる記述等と当該医療情報を含む医療情報データベース等を構成する他の医療情報に含まれる記述等との差異その他の当該医療情報データベース等の性質を勘案し、その結果を踏まえて適切な措置を講ずること

⇒ 上記の基準は、個人情報が生存する個人に関する情報であるのに対し、医療情報は死亡者に関する情報を含むため、この部分について考慮がなされているものの、個人情報保護法上の基準(個情法施行規則第19条)と同水準のものになっている。

⇒ 上記(A)の「医療情報に含まれる特定の個人を識別することができる記述等の全部又は一部を削除すること」の基準について、次のように示されている。〈ガイドライン〉

(ｱ) 認定匿名加工医療情報作成事業者が取り扱う医療情報には、特定の個人の病歴その他の当該個人の心身の状態に関する情報を含む様々な個人に関する記述等(氏名、住所、生年月日、性別等)が含まれている。これらの記述等は、氏名のようにその情報単体で特定の個人を識別することができるもののほか、住所、生年月日など、これらの記述等が合わさることによって特定の個人を識別することができるものもある。

　このような特定の個人を識別できる記述等から全部又はその一部を削除するあるいは他の記述等に置き換えることによって、特定の個人を識別することができないよう加工しなければならない。

(ｲ) なお、他の記述等に置き換える場合は、元の記述等を復元できる規則性を有しない方法でなければならない。

　仮IDを付す場合には、元の記述を復元することのできる規則性を有しない方法でなければならない。例えば、仮にハッシュ関数等を用いて氏名・住所・連絡先のように個々人に固有の記述等から仮IDを生成しようとする際、提供する事業者が変わる際、又は同一の事業者であっても繰り返し提供する際は、提供するごとに乱数等の他の数値を変更した上でハッシュ関数等を用いる等の手法により、復元することができる規則性を有することとならないように、リスクを低減するための措置を講ずることが必要である。

(ｳ) 加工の事例として、次のようなものが挙げられる。
事例1：氏名、住所、受診年月日が含まれる医療情報を加工する場合の措置
　　〇 氏名を削除する。
　　〇 住所を削除する。又は、▲▲県▲▲市に置き換える。

○ 受診年月日を削除する。又は、日を削除し、受診年月に置き換える。
　　事例2：患者ID、氏名、住所、主治医名が含まれる医療情報を加工する場合の措置
　　　　○ 患者ID、氏名、主治医名を削除する。又は、元の記述を復元できないよう置き換える。
　　　　○ 住所を削除する。又は、▲▲県▲▲市に置き換える。
⇒　上記(B)の「医療情報に含まれる個人識別符号の全部を削除すること」の基準について、次のように示されている。〈ガイドライン〉
(ｱ) 個人識別符号は、その情報単体から特定の個人を識別することができるものである。
(ｲ) したがって、加工対象となる医療情報が、個人識別符号を含む情報であるときは、当該個人識別符号単体で特定の個人を識別できるため、当該個人識別符号の全部を削除又は他の記述等へ置き換えて、特定の個人を識別できないようにしなければならない。なお、他の記述等に置き換える場合は、元の記述等を復元できる規則性を有しない方法による必要がある。
⇒　上記(C)の「医療情報と当該医療情報に措置を講じて得られる情報とを連結する符号を削除すること」の基準について、次のように示されている。〈ガイドライン〉
(ｱ) 認定匿名加工医療情報作成事業者が医療情報を取り扱う上で、例えば、安全管理の観点から取得した医療情報を分散管理等しようとするために、当該医療情報を分割あるいは全部又は一部を複製等した上で、当該医療情報に措置を講じて得られる情報を医療情報と相互に連結するための符号としてID等を付していることがある。
　　このようなIDは、医療情報と当該医療情報に措置を講じて得られる情報を連結するために用いられるものであり、特定の個人の識別又は元の医療情報の復元につながり得ることから、加工対象となる医療情報から削除又は他の符号への置き換えを行わなければならない。
(ｲ) 医療情報と当該医療情報に措置を講じて得られる情報を連結する符号のうち、現に認定匿名加工医療情報作成事業者において取り扱う情報を相互に連結する符号が、加工の対象となる。具体的には、匿名加工医療情報を作成しようとする時点において、実際に取り扱う情報を相互に連結するように利用されているものが該当する。
　　例えば、分散管理のためのIDとして実際に使われているものであれば、管理用に附番されたIDあるいは電話番号等もこれに該当する。なお、他の符号に置き換える場合は、元の符号を復元できる規則性を有しない方法でなければならない。
(ｳ) 上記(ｲ)の「現に認定匿名加工医療情報作成事業者において取り扱う情報」とは、匿名加工医療情報を作成する時点において取り扱われている情報のことを意味し、新規に作成する匿名加工医療情報は含まれない。
(ｴ) 加工の事例として、次のようなものが挙げられる。
　　事例1：患者の情報について、氏名等の基本的な情報と診療情報を分散管理し、それらを管理用IDを付すことにより連結している場合の措置
　　　　○ 管理用IDを削除する。
　　事例2：認定医療情報等取扱受託事業者に対して医療情報の管理業務の一部を委託す

第3章第2節　医療情報等及び匿名加工医療情報の取扱いに関する規制（第17条—第27条）

る際に利用するために、管理用IDを付すことにより元の医療情報と委託用に作成した情報を連結している場合の措置
- 管理用IDを仮IDに置き換える。なお、仮IDを付す場合には、元の記述を復元することのできる規則性を有しない方法でなければならない。

⇒　上記(D)の「特異な記述等を削除すること」の基準について、次のように示されている。
〈ガイドライン〉
(ｱ)　一般的にみて、珍しい事実に関する記述等又は他の個人と著しい差異が認められる記述等については、特定の個人の識別又は元の個人情報の復元につながるおそれがあるものである。そのため、匿名加工医療情報を作成するにあたっては、特異な記述等について削除又は他の記述等への置き換えを行わなければならない。

(ｲ)　(ｱ)の「特異な記述等」とは、特異であるがために特定の個人を識別できる記述等に至り得るものを意味しており、他の個人と異なるものであっても特定の個人の識別につながり得ないものは該当しない。実際にどのような記述等が特異であるかどうかは、情報の性質等を勘案して、個別の事例ごとに客観的に判断する必要がある。

なお、「どのような記述等が特異であるかどうか」については、その情報の項目の性質や集団の大きさ、集団の分布の特徴等を考慮して判断されるべきものであるが、社会通念上特異であるものが対象になるため、特異であるものであっても、分布の調査結果が存在しないもの、存在したとしても一般人には知りえないものは「特異な記述等」に該当しないものと考えられる。

すなわち、①一般人及び一般的な事業者（一般的な医療従事者）に知り得る情報（分布の調査結果等）をもって一般的なあらゆる場面において社会通念上特異であると認められるとともに、②特異であるために一般人及び一般的な事業者（一般的な医療従事者）の判断力又は理解力をもって生存する具体的な人物と情報の間に同一性を認めるに至ることができるものである場合に、「特異な記述等」に該当することとなる。

(ｳ)　他の記述等に置き換える場合は、元の記述等を復元できる規則性を有しない方法による必要があり、例えば、特異な記述等をより一般的な記述等に置き換えることが求められる。

(ｴ)　特異な記述等の該当性の事例は、次のとおりである。
事例1：特異な記述等に該当する場合
- 年齢が116歳であること
  理由）報道等により国内最高齢であることが公知であり、特異であると認められるとともに、報道等を通じて具体的な人物と情報の間に同一性を認めるに至ることができる可能性が高いため
- 2015年に発生したエボラ出血熱感染症疑似症患者であること
  理由）報道等により国内で稀な感染症であることが公知であり、特異であると認められるとともに、厚生労働省が当該患者の年代、性別、国籍、滞在国、症状、居住都道府県、入院先医療機関の所在都道府県等を公表していることから、具体的な人物と情報の間に同一性を認めるに至ることができる可能性が高いため

事例2:特異な記述等に該当しない場合
- 拘束型心筋症罹患者であること
  理由)難病法に基づく指定難病であるとともに、有病者が国内に数十人であることも公表されており、特異であると認められるものの、患者の具体的な属性が広く報道・公表されている状況にはなく、社会通念上特異であると認められるわけではないため
- 複数の病名や検査値等の情報の組み合わせ(例:73歳男性、肝臓がん、糖尿病、高血圧、高脂血症、狭心症、脳梗塞、血液検査で赤血球数▲、白血球数▲、ナトリウム▲、カリウム▲)
  理由)複数の病名や詳細な検査値等をすべて組み合わせると特異であると判断される可能性がないとはいえないものの、こうした医療情報は医療機関内で厳格に保管されており、社会通念上特異であると認められるわけではないため

(オ)加工の事例として、次のようなものが挙げられる。

事例1:症例数の極めて少ない病歴を削除する。
具体的には、有病率の極めて低い疾患名、極めて頻度の低い検査結果、実施数が極めて少ない治療及びその結果等が考えられる。ただし、こうした症例数の極めて少ない病歴等の記述等で他の個人と異なるものであっても、特定の個人の識別にはつながり得ないものは該当しない。

事例2:年齢に「116歳」という記述は、「90歳以上」等の情報に置き換える。

⇒ 上記(E)の「医療情報データベース等の性質を勘案し、その結果を踏まえて適切な措置を講ずること」の基準について、次のように示されている。〈ガイドライン〉

(ア)匿名加工医療情報を作成する際には、(A)から(D)までの措置をまず講ずることで、特定の個人を識別できず、かつ、当該医療情報に復元できないものとする必要がある。
しかしながら、加工対象となる医療情報に含まれる記述等と当該医療情報を含む医療情報データベース等を構成する他の医療情報に含まれる記述等とで著しい差異がある場合など、加工の元となる医療情報データベース等の性質によっては、(A)から(D)までの加工を施した情報であっても、一般的にみて、特定の個人を識別することが可能である状態あるいは元の医療情報を復元できる状態のままであるといえる場合もあり得る。

(イ)そのような場合に対応するため、(A)から(D)までの措置のほかに必要となる措置がないかどうか勘案し、必要に応じて、以下の手法を参照するなどにより、適切な措置を講じなければならない。

① 項目削除、レコード削除、セル削除
加工対象となる医療情報データベース等に含まれる医療情報の記述等を削除するもの。例えば、年齢のデータをすべての医療情報から削除すること(項目削除)、特定の個人の情報をすべて削除すること(レコード削除)、特定の個人の年齢のデータを削除すること(セル削除)をいう。

② 一般化

第3章第2節　医療情報等及び匿名加工医療情報の取扱いに関する規制(第17条―第27条)

　　　加工対象となる情報に含まれる記述等について、上位概念もしくは数値に置き換えること又は数値を四捨五入などして丸めることとするもの。例えば、病歴のデータで、「結核」を「感染症」に置き換えることをいう。
　③　トップ(ボトム)コーディング
　　　加工対象となる医療情報データベース等に含まれる数値に対して、特に大きい又は小さい数値をまとめることとするもの。例えば、年齢に関するデータで、80歳以上の数値データを「80歳以上」というデータにまとめることをいう。
　④　ミクロアグリゲーション
　　　加工対象となる医療情報データベース等を構成する医療情報をグループ化した後、グループの代表的な記述等に置き換えることとするもの
　⑤　データ交換(スワップ)
　　　加工対象となる医療情報データベース等を構成する医療情報相互に含まれる記述等を(確率的に)入れ替えることとするもの
　⑥　ノイズ(誤差)付加
　　　一定の分布に従った乱数的な数値を付加することにより、他の任意の数値へと置き換えることとするもの
　⑦　疑似データ生成
　　　人工的な合成データを作成し、これを加工対象となる医療情報データベース等に含ませることとするもの
(ウ)　なお、加工対象となる医療情報データベース等の性質によって加工の対象及び加工の程度は変わり得るため、どの情報をどの程度加工する必要があるかは、加工対象となる認定匿名加工医療情報作成事業者が保有する医療情報データベース等の性質も勘案して個別具体的に判断する必要がある。
　　また、複数の医療機関への定期的な受診に関する情報など、反復して行われる行動に関する情報が医療情報に含まれる場合には、これが蓄積されることにより個人の行動習慣がわかるような場合があり得る。
　　上記を踏まえ、その情報単体では特定の個人が識別できるとはいえないものであっても、蓄積されたこと等によって特定の個人の識別又は元の個人情報の復元につながるおそれがある部分については、適切な加工を行わなければならない。
(エ)　加工の事例として、次のようなものが挙げられる。
　事例1：特定の地域における小学校の身体検査の情報を含む個人情報データベース等を加工の対象とする場合において、ある児童の身長が190cmという他の児童と比べて差異が大きい情報があり、特定の個人の識別又は元の個人情報の復元につながるおそれがある場合に、身長が170cm以上の情報について「170cm以上」という情報に置き換える。
　事例2：複数の特定の医療機関を長期にわたって継続していつ受診したかがわかる医療情報を匿名加工する際、特定の個人の識別又は元の個人情報の復元につながるおそれがある場合において、受診した医療機関名を設置されている市町村や

医療機関の属性等に置き換える。

5 「加工」に関しては、匿名加工医療情報を適確に作成し、及び提供するに足りる能力を有することが、匿名加工医療情報作成事業者の認定の要件となっている。〈法第8条第3項第2号〉

6 匿名加工医療情報を作成する際に検討することが求められる事項について、次のように示されている。〈ガイドライン〉

(A) 匿名加工医療情報を作成する際は、所定の基準(則第18条)に従って一般人及び一般的な事業者(一般的な医療従事者)の能力や手法等を基準として「特定の個人を識別することができないように」かつ「復元されないように」加工することを求められるものであるが、匿名加工医療情報の作成に用いられる医療情報の性質のほか、匿名加工医療情報としての利用用途や再識別リスクの見積り方によって、匿名加工基準を守った上で追加的な加工を検討することが望ましい。

　その際、医療情報については、通常の個人情報とは異なり、①要配慮個人情報(特定の個人の病歴その他の当該個人の心身の状態に関する情報であって、当該心身の状態を理由とする当該個人又はその子孫に対する不当な差別、偏見その他の不利益が生じないようにその取扱いに特に配慮を要する情報)であること、②匿名加工医療情報取扱事業者の中には、一般人及び一般的な事業者(一般的な医療従事者)と比して、医療に関する知識をより多く有する者がいると考えられることから、基準による匿名加工を基本としつつ、医療情報の機微性に配慮し、利用用途や再識別リスクの見積り方を踏まえたリスクベースの考え方によって、追加的な匿名加工の程度を検討することが求められる。

　すなわち、例えば、匿名加工医療情報取扱事業者において匿名加工医療情報を取り扱う者の範囲が厳格に管理される等信頼性が非常に高く、用途も明確に定められている場合は、基準(則第18条)のみを満たす加工レベルの匿名加工医療情報を提供することも考えられる。

　したがって、匿名加工医療情報を作成する際の加工方針を決めるにあたっては、リスクベースの考え方によって、匿名加工医療情報の有用性を確保しつつ、次の(B)及び(C)のような事項について検討することが求められ、認定匿名加工医療情報作成事業者については、こうした専門性が高く、画一的処理に陥らない匿名加工を行うことができる能力を有することをその認定基準としている。

(B) 匿名加工医療情報の利用形態

　匿名加工医療情報への加工方針を検討する際、匿名加工医療情報の安全性と有用性を両立するため、次に列挙するような匿名加工医療情報の利用目的・利用形態をあらかじめ検討することが求められる。

　　(ア) 匿名加工医療情報の利用目的は何か

　　　匿名加工医療情報をどのような目的で利用するかによって必要とされる項目やその情報の粒度(ア)は異なり得る。(A)に記載のとおり、基準(則第18条)を守った上で追加的な加工を検討するに際しては、利用目的に応じて不要な項目を削除し、

第3章第2節　医療情報等及び匿名加工医療情報の取扱いに関する規制（第17条—第27条）

　　必要な項目の情報粒度を細かくする等、全体として安全性と有用性の両立を図る加工を行わなければならない。
　(イ)　提供時に、データの流通範囲がどの程度限定されているか
　　　認定匿名加工医療情報作成事業者と匿名加工医療情報取扱事業者の契約において、①匿名加工医療情報を匿名加工医療情報作成事業者が管理するオンサイトセンターで扱い、安全性を確認した分析結果だけ匿名加工医療情報取扱事業者が取得する場合、②セキュリティの非常に高い特定の事業者に限定して提供する場合、③提供先からデータについて多数の一般的な事業者の利用を許容する場合を比較すると、再識別のリスクが異なると想像できる。
　(ウ)　提供するデータの期間
　　　1か月間のデータに含まれる履歴情報と1年間のデータに含まれる履歴情報とでは、そこから読み取れる履歴情報に係る本人の行動習慣には大きな差が生じ得る。その蓄積量によって特定個人の識別性や元の医療情報への復元性に影響するかどうかを検討することが求められる。
　　　また、同一の事業者に対して継続的にデータが提供される場合、再識別リスクを再検討する必要がある。したがって、従前に提供された匿名加工医療情報を匿名加工医療情報取扱事業者は一旦破棄し、全体のデータについて再識別のリスク評価をした上で匿名加工を行って再提供を受けることがリスクを低減させるうえで有効である。
　　　なお、匿名加工医療情報の再識別は禁止されている（法第18条第2項、第3項）。
　(エ)　継続的に匿名加工医療情報を提供する場合
　　　複数回にわたって匿名加工医療情報を提供する際に、各回のデータセット間での同一人物の紐づけを抑制するため、仮IDを付けずに提供したり、提供の度に仮IDを変更したりする必要がある。この場合に、都度提供される匿名加工医療情報データベースにおけるレコードの並びが同じであったり、提供されるデータセットが対象としている期間に重複があったりすると、データセット間の紐づけが容易となってしまう。したがって、複数回にわたって提供する匿名加工医療情報データベース間でレコードが紐づけられることを抑制するために、レコードの並びを変更したり、データセットが対象としているデータに重複期間が生じないように加工したりすることが必要である。
　　　また、過去に匿名加工医療情報を提供したことのある事業者に対して、異なる情報の項目からなる匿名加工医療情報を作成して提供しようとするときは、過去に提供した匿名加工医療情報と照合されることによって元の医療情報が復元されないよう、同じ仮IDを使用しないようにする等の注意が必要である。
(C)　他の情報を参照することによる識別の可能性
　(ア)　匿名加工医療情報は「特定の個人を識別することができないように」加工することが求められるため、一般的に入手し得る他の様々な情報と参照することによる識別の可能性を検討しなければならない。

この検討にあたっては、一般人や一般的な事業者(一般的な医療従事者)の通常の能力や取り得る手法等が基準となるが、例えば、「入手し得る情報の種類」と「情報のマッチングのしやすさ」の観点から考えることができる。

(イ) 入手し得る情報の種類としては、次のようなものを想定することができる。
① 一般に広く公開、市販されている情報(例:学術論文)
② 多数の事業者がユーザ登録等により取得している情報(例:氏名、住所、生年月日、電子メールアドレス、電話番号等)
③ 医療機関が診療のために集めている情報(電子カルテの診療録等)
④ 関係の近い者のみが知り得る情報(例:SNSに掲載された情報のうち公開制限があるもの等)

(ウ) 一方、情報のマッチングのしやすさについては、次のような観点から分類することができる。
① 情報の項目とそれに対応する記述等が整理されており、機械的なマッチングがしやすい場合
② 情報の項目とそれに対応する記述等が非定型であり、マッチングに複雑なアルゴリズムや機械学習等が必要な場合

(エ) 入手し得る情報の種類のうち、(イ)①及び②については入手が容易と考えられる一方、(イ)③及び④については一部の関係者のみが知り得る情報であり、一般人や一般的事業者(一般的な医療従事者)を基準として入手容易とは言い難いと考えられる。
情報のマッチングのしやすさについては、匿名加工医療情報の要件に係る判断基準からは(ウ)①が対象であると考えられるが、その作成時点での技術水準が考慮されるべきであり、汎用的に使用できる機械学習ツール等が広く利用されるようになった場合には、それについても将来的に(ウ)①に含み得る。

(オ) 他の情報を参照することによる識別の可能性については、これらの組合せから総合的に判断することができるが、識別の可能性が高いと判断される場合には、匿名加工医療情報としての加工基準を満たしつつその利活用を進めるために、それぞれ対象となる情報の項目について、加工の程度を変更するほか、対象となるデータセットで情報の一意性を無くす等の措置を行うことが考えられる。

7 匿名加工医療情報の作成プロセスについて、次のように示されている。〈ガイドライン〉
匿名加工医療情報として提供するためには、基準(則第18条)を守った上で追加的な加工を検討することが望ましいが、このプロセスとしては、下記のように具体的な加工方法を検討することが考えられる。

(ア) 対象データの選定、事前リスク評価
○ 目的に対して適切な開示対象データの選定(最小取得原理)
○ データ項目の分類(識別子、準識別子、静的属性等)
○ データ項目毎、あるいはその組合せによる再識別リスクの評価
○ データ内容以外の再識別リスクの評価(匿名加工医療情報取扱事業者の信頼性、用途等)

第3章第2節　医療情報等及び匿名加工医療情報の取扱いに関する規制(第17条—第27条)

　(イ) 事前リスク評価に基づく匿名加工方法の検討
　　　○ 基準(則第18条)に基づく匿名加工方法の検討
　　　○ データ項目毎に再識別リスクを踏まえた匿名加工の要否や方法の検討
　　　○ 契約における利用条件の明確化等
　(ウ) 匿名加工の実施
　　　○ 基準(則第18条)に基づき設定した匿名加工方法により匿名加工の実施
　　　○ リスクベースでの評価に基づいて必要に応じ追加的な匿名加工を実施
　(エ) リスク評価の実施
　　　○ 基準(則第18条)への適合性、再識別リスクの評価(k-匿名性等、定量的な評価手法を考慮)
　　　　※「k-匿名性」とは、対象データ内に同一属性のデータがk件以上存在するようにデータを変換し、個人が特定される確率をk分の1以下に低減して特定を困難にすることをいう。
　　　○ 評価の結果、適合している場合、匿名加工医療情報取扱事業者へ提供
　　　○ 評価の結果、不適切と判断された場合、再度、匿名加工方法の検討((イ)に戻る)
　(オ) フォローアップ
　　　○ 匿名加工医療情報取扱事業者への匿名加工医療情報の提供に際して適切な契約締結
　　　○ 匿名加工プロセスの記録((ア)から(エ)までの記録)
　　　○ 匿名加工医療情報取扱事業者における適切な利用の確認
　　　○ 環境変化(技術革新や流通データ等)等を踏まえた再識別リスクの変動について検討

①対象データの選定、事前リスク評価
↓
②事前リスク評価に基づく匿名加工方法の検討
↓
③匿名加工の実施
↓
④リスク評価の実施
(リスクが小さくない場合は②に戻る)
↓
⑤フォローアップ

8　医療情報の分類を踏まえた匿名加工方法について、次のように示されている。〈ガイドライン〉
　(ア) 基本的な分類
　　　匿名加工医療情報の作成は基準(則第18条)を守った上で追加的な加工を検討する必要があるが、一般的に医療情報をその特性に応じて適切に匿名加工するための方法を検討するため、医療情報の分類の例として、識別子、準識別子、静的属性、半静的属性、動的属性に分けて検討することも考えられる。

① 識別子――個人に直接紐づく情報（例：氏名、被保険者番号）
② 準識別子――複数を組み合わせることで個人の特定が可能な情報（例：生年月日、住所、所属組織）
③ 静的属性――不変性が高い情報（例：成人の身長、血液型、アレルギー、受診日等の日付、障害等の外見的な特徴に関する情報）
④ 半静的属性――一定期間、普遍性がある情報（例：体重、疾病、処置、投薬等の情報）
⑤ 動的属性――常に変化する情報（例：検査値、食事、その他診療に関する情報）

(イ) (ア)の分類を踏まえた匿名加工方法の例

分類	匿名加工方法の例
識別子	削除又は他の記述等への非可逆な置き換え
準識別子	・k-匿名性を満たすように一般化（生年月日→生年、住所→都道府県）又はミクロアグリゲーション 　※ k 値は提供データセットの有用性が許容される範囲で十分大きな値とすることが望ましい。 ・データ項目削除を実施 ・医療機関コード等は属性（地理、規模等）を付加して特定できない形にコード変換
静的属性 半静的属性	匿名加工の要否を検討し、必要な場合はトップ・ボトムコーディング、一般化又はミクロアグリゲーション等
動的属性	基本的に匿名加工不要であるが、必要な場合はトップ・ボトムコーディング等

事例 1：糖尿病に対する治療薬 A と B の差を比較検討するため、研究に必要と考えられるバイタルサイン、身体所見、検査結果、投薬状況等を提供する際、識別子、準識別子の匿名加工に加え、バイタルサイン、身体所見、検査結果、投薬状況等を静的属性、半静的属性、動的属性に分類した上で、利用形態等を踏まえ匿名加工の要否を検討する。

9 医療情報特有の匿名加工について、次のように示されている。〈ガイドライン〉

(A) 医療画像

(ア) 医療で用いる画像情報には、画像データそのものと、画像に様々な属性を付与する附帯データが含まれる（画像データだけの場合もある。）が、附帯データについては一般的な医療情報と同様の扱いが必要である。

さて、画像データは一般に目視できる情報を再現できるような情報を含む場合は、匿名加工が必要になる場合がある。例えば、頭部の CT 等の断層撮影情報において立体再構成により顔画像を得ることができる場合は、再構成の精度によっては個人情報となる。固有の身体的な特徴や動作を撮影した画像についても、静的属性として、

第3章第2節　医療情報等及び匿名加工医療情報の取扱いに関する規制（第17条—第27条）

　　　リスクを考慮した匿名加工の要否を検討する必要がある。
　　　また、機器等に表示された情報をそのまま提供する場合は、画像データ自体に個人識別につながる情報が映り込んでいる場合があることにも留意する必要がある。
(イ) 原則は(ア)のとおりであるが、世界標準規格のDICOM規格に準じて作成された画像と、それ以外(Non-DICOM)に分類した場合の更なる留意点は以下のとおりである。
　　　※「DICOM」とは、Digital Imaging and Communications in Medicine の略。ダイコムと呼ばれる。
① DICOM画像
　　　画像情報はバイナリファイルで構成される（タグ（属性）情報領域＋画像情報領域）。タグ情報には、標準タグとプライベートタグが存在する。
　　　必須タグには、患者ID、氏名、性別、生年月日等の個人情報が含まれており、これらは基準（則第18条）に基づき適切に匿名加工を行う必要がある。プライベートタグについては、特定の方法で処理したパラメータ情報など特異的情報あり、必要に応じて削除すること等が想定される。
　　　また、画像情報自体はDICOMタグで表示方法等は既定されるものの、画像情報自体はBit列で格納され、EXIFやXMP等の形式でのメタデータが含まれる可能性がある。事前にメタデータの有無を確認するとともに、存在する場合は必要に応じて匿名加工しなければならない。
　　　※「EXIF」とは、Exchangeable image file format の略。エグジフと呼ばれる。
　　　※「XMP」とは、Extensible Metadata Platform の略
② Non-DICOM画像
　　　Non-DICOM画像はDICOM形式によらない画像情報で、多くはJPEG、PNG、GIF、TIFF等のあらかじめ定義された画像形式、あるいはRAW画像として保存される。
　　　Non-DICOM画像については、EXIF、XMP等の形式でメタデータが任意に設定されている場合があるため、これらの存在を確認した上で、削除等の匿名加工を行うことが必要である。
③ 他の非テキスト情報
　　　心電図・脳波等、外見性がなく、動的属性であり、極度の異常値以外のものであって、メタデータが含まれていない場合は、匿名加工が不要と考えられる。音声については、通常の病態記録においては、附帯情報で本人を容易に識別できる場合の有無を考慮する。
　　　画像を含め、いわゆるバイナリデータでは、ステガノグラフィ等の情報ハイディング技術が使われる可能性がある。これは情報提供元による意図的操作であり、情報取得の契約等で念のために禁止しておくことが望まれる。
(ウ) 医療画像の匿名加工の事例
事例1：頭頸部CT画像について、タグ情報を確認して個人情報を匿名加工することに加え、顔貌が再構成できないように不要な部分の削除等処理を行い特定の個人の識別や復元することができないようにした上で提供する。
事例2：胃内視鏡画像について、タグ情報を確認して個人情報を匿名加工することに

加え、画像に氏名などの個人情報が映り込んでいるような場合は削除する等処理を行い特定の個人の識別や復元することができないようにした上で提供する。

事例 3：多発外傷による顎骨再建術後の顔貌全体の写真について、タグ情報を確認して個人情報を匿名加工することに加え、目の部分のマスキングを行い特定の個人の識別や復元することができないようにした上で提供する。

事例 4：虹彩を含む白内障の手術中の写真について、タグ情報にある個人情報の匿名加工に加え、画像に氏名などの個人情報が映り込んでいるような場合は削除する等、特定の個人の識別や復元ができないように処理をしたうえで提供する。

(B) ゲノムデータ

(ア) ゲノムデータのうち、全核ゲノムシークエンスデータ、全エクソームシークエンスデータ、全ゲノム一塩基多型(SNP)データ、互いに独立な 40 箇所以上の SNP から構成されるシークエンスデータ、9 座位以上の 4 塩基単位の繰り返し配列(STR)等の遺伝型情報により本人を認証することができるようにしたものが含まれている場合は、個人識別符号として削除する必要がある。

これら以外のゲノムデータについては個人識別符号には該当しないが、静的属性として、そのリスクを踏まえて匿名加工を行う必要がある。39 箇所以下の SNP であっても、SNP の数が多くなれば個人の特定性は高くなり、これは 8 座位以下の STR についても同様である。外見上の特徴を持つ疾患の発現可能性がある SNP であれば、そうでない SNP よりもリスクが高くなると考えられる。

(イ) 互いに独立な 30 未満の SNP から構成されるシークエンスデータ、がん細胞等の体細胞変異、単一遺伝子疾患の原因遺伝子の(生殖細胞系列の)ホットスポット変異については、個人識別性がほぼ無いと判断できるレベルとされており、これらを考慮して匿名加工の方法を検討する必要がある。

なお、レアバリアント(まれな変異)の中で、臨床的意義が明らかな希少性の高い難病等の原因変異については、他の情報との突合により容易に個人識別が可能なものとして、データの取扱には十分注意する必要がある。

(ウ) ゲノムデータに所見等を加えたゲノム情報については、発現率等の確率はあるものの静的属性として再識別のリスクに応じて匿名加工の要否を検討することが必要と考えられる。

アレル(対立遺伝子)の内、特徴的な家系図を示す場合においても、個人情報(個人識別符号)が含まれていないのであれば、静的属性として再識別のリスクに応じて匿名加工の要否を検討する。

(エ) ゲノムデータの匿名加工の事例

事例 1：指定難病であるファイファー症候群を疑い、該当遺伝子 FGFR1 遺伝子、FGFR2 遺伝子の全翻訳領域の検査を行い、1 遺伝子 1 バリアントの最終結果を含んだ匿名加工医療情報を提供する。

事例 2：互いに独立な 40 箇所以上の SNP から構成されるシークエンスデータ、9 座位以上の STR を満たさず個人識別符号に該当しないゲノムデータについて、静的

第3章第2節　医療情報等及び匿名加工医療情報の取扱いに関する規制(第17条—第27条)

　　　　属性として再識別のリスクに応じて匿名加工の要否を検討し、必要な場合は匿名加工を行った上で提供する。
10　匿名加工医療情報の提供範囲が無限定に拡散しないよう、認定匿名加工医療情報作成事業者では、利活用者との契約において、情報の共有範囲を明確化するとともに、利用の用途や形態等に応じて匿名加工の程度を調整することが求められる。
　なお、認定匿名加工医療情報作成事業者が提供する匿名加工医療情報として、次のようなものが考えられる。

利活用者の要望	提供できる匿名加工医療情報等
＜人工知能による診療支援システム＞ 人工知能による診療支援のために、大量の画像を機械学習させたい。	・氏名、生年月日、性別等特定の個人を識別することができる記述を削除した結果、一般人又は一般的な事業者(一般的な医療従事者)をもって特定の個人の識別が不可能であるような画像の匿名加工医療情報
＜革新的な疫学研究＞ 複数の医療機関が保有する情報を個人別に突合し、市区町村別の集団毎の健康状態について分析したい。	・個人別に突合し、医療機関内での管理のために用いられているID等、市区町村以下の住所情報、病院名を削除した匿名加工医療情報
＜医薬品市販後調査等の高度化、効率化＞ 医薬品等の安全対策の向上のため、投薬等の医療行為と副作用等の発症の因果関係等を解析したい。	・医療行為と副作用等の発生の関係を崩さず、生年月日、投薬日等の日付情報を一律にずらした匿名加工医療情報
＜臨床研究の高度化＞ 治験の実施にあたり、軽症の糖尿病で、合併症がないような対象者等の分布をあらかじめ把握したい。	・必要な統計処理をした統計情報その他匿名加工した匿名加工医療情報

11　主務大臣は、認定匿名加工医療情報作成事業者(外国取扱者を除く。)が本規定に違反していると認めるときは、その者に対し、当該違反を是正するため必要な措置をとるべきことを命ずることができる。〈法第37条第1項〉
　なお、外国取扱者については、「命ずる」を「請求する」に読み替えて適用される。〈法第37条第3項〉

■第18条第2項■

> 認定匿名加工医療情報作成事業者は、匿名加工医療情報を作成して自ら当該匿名加工医療情報を取り扱うに当たっては、当該匿名加工医療情報の作成に用いられた医療情報に係る本人を識別するために、当該匿名加工医療情報を他の情報と照合してはならない。

趣旨

本規定は、認定匿名加工医療情報作成事業者に対し、自ら作成した匿名加工医療情報を自ら取り扱う場合には、本人を識別することを目的として他の情報と照合することを禁止したものである。

解説

1 　個人情報保護法では、個人情報取扱事業者が匿名加工情報の作成に用いられた個人情報に係る本人を識別するために、当該匿名加工情報を他の情報と照合することを禁止している(個情法第36条第5項)。

　これは、当該個人情報取扱事業者は、当該匿名加工情報に係る削除情報等を保有しており、かつ、加工に従事した者が存在することを踏まえ、識別行為を禁止することにより、当該匿名加工情報が個人情報に該当しないことを担保したものである。

　次世代医療基盤法においても、匿名医療加工情報が医療情報に該当しないことを担保するため、本規定が設けられている。

　なお、生存する個人に係る匿名加工医療情報については、理屈上、本規定のみならず、個人情報保護法第36条第5項の規定が重畳して適用されることになるが、次世代医療基盤法の規定(法第18条第4項)により、個人情報保護法の当該規定の適用を排除することとしている。

2 　本規定では、匿名加工医療情報の作成者に対して識別行為を禁止しているが、これについて次のように整理することができる。

(ｱ) 匿名加工医療情報は、適切な加工を施すことによって、特定の個人を識別することができず、かつ、作成に用いた医療情報に復元できないようにしたものであるため、本法では医療情報と別の扱いとしている。

(ｲ) とはいえ、匿名加工医療情報を作成した認定匿名加工医療情報作成事業者においては、作成の元となった医療情報が保有され、加工の方法が明らかであり、また、実際に加工に従事した者が存在することから、当該匿名加工医療情報と作成の元となった医療情報との間に容易照合性が認められる。

　それゆえ、匿名加工医療情報の作成者においては依然として実質的に医療情報に該当するのではないか、という疑問が呈されるところである。

(ｳ) そこで、匿名加工医療情報を作成した認定匿名加工医療情報作成事業者による識別行為を禁止し、本人を識別しないことを担保することにより、容易照合性の否定を行っている。

(ｴ) なお、匿名加工医療情報取扱事業者による識別行為の禁止規定(法第18条第3項)に

第3章第2節　医療情報等及び匿名加工医療情報の取扱いに関する規制（第17条—第27条）

　　おいては、照合のみならず、当該医療情報から削除された記述等、個人識別符号、さらには加工の方法に関する情報の取得も禁じているが、匿名加工医療情報の作成者においては既にこれらの情報が保有されており、その取得を禁ずることは概念上無理であることから、認定匿名加工医療情報作成事業者による識別行為の禁止規定（法第18条第2項）においては、識別行為のみを禁止している。

3　「本人」とは、医療情報によって識別される特定の個人をいう。〈法第2条第2項〉

4　「本人を識別するために」とあるように、本規定は、匿名加工医療情報の作成の元となった医療情報の本人を識別する目的のために他の情報と照合することを禁止したものである。匿名加工医療情報作成の目的の範囲内で医療情報を取り扱う場合において照合を禁止するものではない。〈ガイドライン〉

5　識別行為の該当性について、次のように示されている。〈ガイドライン〉
　(ｱ)　識別行為に該当する取扱い
　　事例1：保有する医療情報と匿名加工医療情報について、共通する記述等を選別してこれらを照合すること
　　事例2：自ら作成した匿名加工医療情報を、当該匿名加工医療情報の作成の元となった医療情報と照合すること
　(ｲ)　識別行為に該当しない取扱い
　　事例1：複数の匿名加工医療情報を組み合わせて統計情報を作成すること
　　事例2：匿名加工医療情報を個人と関係のない情報（例：気象情報、休日等のカレンダー情報）とともに傾向を統計的に分析すること

6　主務大臣は、認定匿名加工医療情報作成事業者（外国取扱者を除く。）が本規定に違反していると認めるときは、その者に対し、当該違反を是正するため必要な措置をとるべきことを命ずることができる。〈法第37条第1項〉

　なお、外国取扱者については、「命ずる」を「請求する」に読み替えて適用される。〈法第37条第3項〉

■第18条第3項■

> 匿名加工医療情報取扱事業者(匿名加工医療情報データベース等を事業の用に供している者をいう。以下同じ。)は、第一項(第二十九条において準用する場合を含む。)の規定により作成された匿名加工医療情報(自ら医療情報を加工して作成したものを除く。)を取り扱うに当たっては、当該匿名加工医療情報の作成に用いられた医療情報に係る本人を識別するために、当該医療情報から削除された記述等若しくは個人識別符号若しくは同項(同条において準用する場合を含む。)の規定により行われた加工の方法に関する情報を取得し、又は当該匿名加工医療情報を他の情報と照合してはならない。

趣旨

　本規定は、匿名加工医療情報取扱事業者に対し、匿名加工医療情報(自ら作成したものを除く。)を取り扱う場合には、①本人を識別することを目的として削除された記述等・個人識別符号や加工方法に関する情報を取得すること、②本人を識別することを目的として他の情報を照合することを禁止したものである。

解説

1　匿名加工医療情報の作成は、特定の個人の識別及びその作成に用いる医療情報に復元できないようにするための基準に従って行う必要があり、かつ、本人の識別に悪用されかねない削除情報等については、安全管理措置規定(法第20条)等により厳格に保護されているため、匿名加工医療情報取扱事業者による識別行為の禁止を定めた本規定は、いささか過剰規制といえるかもしれない。

　しかしながら、これと同様の規定を設けている個人情報保護法においては、現在の技術では匿名加工情報と他の情報の照合により本人識別性を復活させることは困難であるにもかかわらず、それでもなお匿名加工情報の利活用に不安を感じる本人等に配慮して、匿名加工情報取扱事業者による識別行為を禁止(個情法第38条)している。

　したがって、いかに次世代医療基盤法において、認定匿名加工医療情報作成事業者又は認定医療情報等取扱受託事業者が厳しい規制の下に置かれているとしても、技術革新が進む今日、次世代医療基盤法の中に匿名加工医療情報取扱事業者による照合行為の禁止規定が設けられていないことを理由として、医療情報に係る本人又はその遺族が不安を感じる可能性は否定できない。そこで、本人又はその遺族の安心感を確かなものとするため、本規定により、匿名加工医療情報の利活用者に対しても照合行為を禁止することとしている。

　なお、生存する個人に係る匿名加工医療情報については、理屈上、本規定のみならず、個人情報保護法第38条の規定が重畳して適用されることとなるが、次世代医療基盤法の規定(法第18条第4項)により、個人情報保護法の当該規定の適用を排除することとしている。

2　「匿名加工医療情報取扱事業者」として、研究機関、製薬会社、行政機関等の匿名加工医療情報の利活用者が該当する。

第3章第2節　医療情報等及び匿名加工医療情報の取扱いに関する規制（第17条—第27条）

3　「匿名加工医療情報データベース等」とは、匿名加工医療情報を含む情報の集合物であって、特定の匿名加工医療情報を電子計算機を用いて検索することができるように体系的に構成したものその他特定の匿名加工医療情報を容易に検索することができるように体系的に構成したものとして政令で定めるものをいう。〈法第2条第4項〉

4　「匿名加工医療情報」とあるが、これは匿名加工医療情報データベース等を構成するものに限られる。〈法第2条第4項〉

5　「匿名加工医療情報（略）を取り扱うに当たっては」とあるが、これは、匿名加工医療情報に関する一切の行為（作成、入力、編集・加工、更新、消去、出力、利用、提供等）を含む概念である。

6　「他の情報」に限定はなく、本人を識別する目的をもって行う行為であれば、医療情報及び匿名加工医療情報を含む情報全般と照合する行為が禁止される。具体的にどのような技術又は手法を用いて照合するかは問われない。〈ガイドライン〉

7　匿名加工医療情報取扱事業者が認定匿名加工医療情報作成事業者から匿名加工医療情報の提供を受ける場合は、倫理指針の適用対象とならず、匿名加工医療情報取扱事業者において倫理審査委員会の承認を得る必要はない。〈ガイドライン〉

⇒　上記の「倫理指針」とは、以下の指針をいう。
　○　人を対象とする医学系研究に関する倫理指針（平成26年12月22日文部科学省・厚生労働省告示第3号（最近改正：平成29年2月28日））
　○　ヒトゲノム・遺伝子解析に関する倫理指針（平成25年2月8日文部科学省・経済産業省・厚生労働省告示第1号（最近改正：平成29年2月28日））
　○　遺伝子治療等臨床研究に関する指針（平成27年8月12日厚生労働省告示第344号（（最近改正：平成29年4月7日））

8　主務大臣は、匿名加工医療情報取扱事業者が本規定に違反していると認めるときは、その者に対し、当該違反を是正するため必要な措置をとるべきことを命ずることができる。〈法第37条第2項〉

■第18条第4項■

> 個人情報の保護に関する法律第三十六条の規定は認定匿名加工医療情報作成事業者又は第二十八条の認定を受けた者(以下「認定医療情報等取扱受託事業者」という。)が第一項(第二十九条において準用する場合を含む。)の規定により匿名加工医療情報を作成する場合について、同法第三十七条から第三十九条までの規定は匿名加工医療情報取扱事業者が前項に規定する匿名加工医療情報を取り扱う場合については、適用しない。

趣旨

本規定は、匿名加工医療情報の作成及び取扱いについては、個人情報保護法の匿名加工情報の作成等(個情法第36条)、匿名加工情報の提供(個情法第37条)、識別行為の禁止(個情法第38条)、安全管理措置等(個情法第39条)の規定を適用しないことを定めたものである。

解説

1 個人情報保護法では、生存する個人に係る匿名加工情報を規制の対象としている。

　しかしながら、次世代医療基盤法上の『匿名加工医療情報』と個人情報保護法上の『匿名加工情報』は、概念的に重複する部分があるとはいえ、作成方法の基準は同一ではないなど、あくまで異なる情報であるといえる。また、匿名性を確保するために、本人の生死に関する記述等を削除しなければならないこともあり得る。

　こうした中、匿名加工医療情報を作成する認定事業者の側に立った場合、あるいは認定匿名加工医療情報作成事業者から匿名加工医療情報の提供を受けた者(例:製薬会社)の側に立った場合、当該匿名加工医療情報の取扱いについて、次世代医療基盤法と個人情報保護法のいずれに従うべきかが不明確になるおそれが懸念される。

　そこで、本人の生死にかかわらず、匿名加工医療情報の取扱いに適用される規範を明確にする観点から、個人情報保護法第36条から第39条までの規定の適用を一旦排除し、これらの規定の中から必要なものがあれば、次世代医療基盤法においてあらためて規定することとしている。

2 「個人情報の保護に関する法律第三十六条の規定」は、次に掲げるとおりである。

(ｱ) 個人情報取扱事業者は、匿名加工情報を作成するときは、特定の個人を識別すること及びその作成に用いる個人情報を復元することができないようにするために必要なものとして個人情報保護委員会規則で定める基準に従い、当該個人情報を加工しなければならない。〈個情法第36条第1項〉

(ｲ) 個人情報取扱事業者は、匿名加工情報を作成したときは、その作成に用いた個人情報から削除した記述等及び個人識別符号並びに(ｱ)の規定により行った加工の方法に関する情報の漏えいを防止するために必要なものとして個人情報保護委員会規則で定める基準に従い、これらの情報の安全管理のための措置を講じなければならない。〈個情法第36条第2項〉

(ｳ) 個人情報取扱事業者は、匿名加工情報を作成したときは、個人情報保護委員会規則で定めるところにより、当該匿名加工情報に含まれる個人に関する情報の項目を公表

第3章第2節　医療情報等及び匿名加工医療情報の取扱いに関する規制（第17条―第27条）

しなければならない。〈個情法第36条第3項〉

(エ) 個人情報取扱事業者は、匿名加工情報を作成して当該匿名加工情報を第三者に提供するときは、個人情報保護委員会規則で定めるところにより、あらかじめ、第三者に提供される匿名加工情報に含まれる個人に関する情報の項目及びその提供の方法について公表するとともに、当該第三者に対して、当該提供に係る情報が匿名加工情報である旨を明示しなければならない。〈個情法第36条第4項〉

(オ) 個人情報取扱事業者は、匿名加工情報を作成して自ら当該匿名加工情報を取り扱うにあたっては、当該匿名加工情報の作成に用いられた個人情報に係る本人を識別するために、当該匿名加工情報を他の情報と照合してはならない。〈個情法第36条第5項〉

(カ) 個人情報取扱事業者は、匿名加工情報を作成したときは、当該匿名加工情報の安全管理のために必要かつ適切な措置、当該匿名加工情報の作成その他の取扱いに関する苦情の処理その他の当該匿名加工情報の適正な取扱いを確保するために必要な措置を自ら講じ、かつ、当該措置の内容を公表するよう努めなければならない。〈個情法第36条第6項〉

⇒　上記(ア)から(カ)までの「匿名加工情報」は、いずれも匿名加工情報データベース等を構成するものに限られる。〈個情法第36条第1項〉

3　「同法第三十七条から第三十九条までの規定」は、次に掲げるとおりである。

(ア) 匿名加工情報取扱事業者は、匿名加工情報を第三者に提供するときは、個人情報保護委員会規則で定めるところにより、あらかじめ、第三者に提供される匿名加工情報に含まれる個人に関する情報の項目及びその提供の方法について公表するとともに、当該第三者に対して、当該提供に係る情報が匿名加工情報である旨を明示しなければならない。〈個情法第37条〉

(イ) 匿名加工情報取扱事業者は、匿名加工情報を取り扱うにあたっては、当該匿名加工情報の作成に用いられた個人情報に係る本人を識別するために、当該個人情報から削除された記述等もしくは個人識別符号もしくは加工の方法に関する情報を取得し、又は当該匿名加工情報を他の情報と照合してはならない。〈個情法第38条〉

(ウ) 匿名加工情報取扱事業者は、匿名加工情報の安全管理のために必要かつ適切な措置、匿名加工情報の取扱いに関する苦情の処理その他の匿名加工情報の適正な取扱いを確保するために必要な措置を自ら講じ、かつ、当該措置の内容を公表するよう努めなければならない。〈個情法第39条〉

⇒　上記(ア)から(ウ)までの「匿名加工情報」は、いずれも匿名加工情報データベース等を構成するものに限り、かつ、自ら個人情報を加工して作成したものを除く。〈個情法第36条第1項、第37条〉

第十九条（消去）

> 　認定匿名加工医療情報作成事業者は、認定事業に関し管理する医療情報等又は匿名加工医療情報を利用する必要がなくなったときは、遅滞なく、当該医療情報等又は匿名加工医療情報を消去しなければならない。

趣旨
　本規定は、認定匿名加工医療情報作成事業者に対し、医療情報等又は匿名加工医療情報を利用する必要がなくなったときは、これらの情報の消去を義務づけたものである。

解説
1　利用する必要がなくなった医療情報等又は匿名加工医療情報は、通常その後の保守管理等が行われなくなると考えられ、速やかな消去は、保守管理の行き届かない当該情報を保有し続けることにより高まる漏えい等のリスクを減ずることから、安全管理措置の面でも資するものといえる。

2　「認定事業に関し管理する」とあるが、これについて次のように整理することができる。

(ｱ)　認定匿名加工医療情報作成事業者に義務づけられる安全管理措置等の場合、認定事業に関し管理する医療情報等及び匿名加工医療情報を対象としている（法第19条から第24条まで及び第27条）。また、認定が失効した際には、認定匿名加工医療情報作成事業者であった法人等に対し、当該認定事業に関し管理する医療情報等及び匿名加工医療情報を消去することが義務づけられている（法第10条第9項、第11条第2項、第12条第2項、第15条第2項、第16条第2項）。

(ｲ)　認定事業において、匿名加工医療情報の作成に用いる医療情報は、①医療情報取扱事業者から提供された医療情報（法第30条第1項）又は他の認定匿名加工医療情報作成事業者から提供された医療情報（法第25条第1項）、②個人情報保護法上の本人の同意を得て提供された医療情報（個情法第23条第1項）の2種類に大別される。

　認定匿名加工医療情報作成事業者は、匿名加工医療情報作成事業を適正かつ確実に行うことができるものと認められる旨の主務大臣の認定を受けた者（法第8条第1項）であることから、匿名加工医療情報の作成に用いる医療情報の種類にかかわらず、認定事業を適正かつ確実に行うことが求められている。

　よって、①の医療情報はもちろんのこと、②の医療情報を含め、安全管理措置等の不備により漏えい等が発生した場合には、個々の認定匿名加工医療情報作成事業者のみならず、認定制度自体に対する本人又はその遺族の信頼を損なうことになり、認定匿名加工医療情報作成事業者に対する医療情報の提供が停滞し、ひいては匿名加工医療情報の作成に支障が生じることにもなりかねない。

　そこで、本法では、「認定事業に関し管理する」と規定することにより、①及び②の両方の医療情報等及び当該医療情報を用いて作成された匿名加工医療情報を医療情報

第3章第2節　医療情報等及び匿名加工医療情報の取扱いに関する規制（第17条—第27条）

　等及び匿名加工医療情報の取扱いを規制するとともに、認定失効時の消去を担保している。
（ウ）他方、認定匿名加工医療情報作成事業者たる法人は、医療情報を取り扱う他事業（例：医療機関の委託を受けてカルテを電子化する事業）を兼営している可能性があるが、『当該他事業に関し管理する』医療情報の取扱いについては、次世代医療基盤法で規制することは適切ではない。もし仮に、当該他事業に関し管理する医療情報の取扱いを個人情報保護法に委ねることが適切でない場合には、当該他事業の実態や政策目的を踏まえた別の個別法を制定して規制すべきものと考えられる。

　　そこで、本法では、「認定事業に関し管理する」と限定することにより、当該他事業に関し管理する医療情報に影響が及ばないようにしている。

3　本条の「匿名加工医療情報」は、匿名加工医療情報データベース等を構成するものに限られる。〈法第2条第4項〉

4　「利用する必要がなくなったとき」として、例えば、次のような場合が考えられる。
　○ 医療情報——医療情報取扱事業者から最新の医療情報の提供を受けたことにより、それまで保有していた医療情報のいわゆる鮮度が低くなったとき
　○ 匿名加工医療情報——匿名加工が匿名加工医療情報取扱事業者の要望に応じて行われるものであることから、匿名加工医療情報の提供後一定期間が経過し、その情報を認定匿名加工医療情報作成事業者が保有する必要性がなくなったとき

5　「消去」とは、当該情報を医療情報等又は匿名加工医療情報として利用できないようにすることであり、当該情報を削除することのほか、当該情報が医療情報等又は匿名加工医療情報に該当しないようにすることも含まれる。

6　「遅滞なく（略）消去しなければならない」とあるが、法令の定めにより保存期間が定められている場合は、その法令に定めに従わなければならない。

7　医療情報等の消去の記録について、次のとおり定められている。〈則第19条〉
（ア）認定匿名加工医療情報作成事業者は、医療情報等の消去を行ったときは、次に掲げる事項の記録を作成し、その作成の日から3年間保存しなければならない。
　　① 当該医療情報等の消去を行った年月日
　　② 当該医療情報等の項目
（イ）（ア）の記録を作成する方法は、文書、電磁的記録又はマイクロフィルムを用いて作成する方法とする。

8　主務大臣は、認定匿名加工医療情報作成事業者（外国取扱者を除く。）が本規定に違反していると認めるときは、その者に対し、当該違反を是正するため必要な措置をとるべきことを命ずることができる。〈法第37条第1項〉
　　なお、外国取扱者については、「命ずる」を「請求する」に読み替えて適用される。〈法第37条第3項〉

第二十条（安全管理措置）

> 認定匿名加工医療情報作成事業者は、認定事業に関し管理する医療情報等又は匿名加工医療情報の漏えい、滅失又は毀損の防止その他の当該医療情報等又は匿名加工医療情報の安全管理のために必要かつ適切なものとして主務省令で定める措置を講じなければならない。

趣旨

本規定は、認定匿名加工医療情報作成事業者に対し、医療情報等又は匿名加工医療情報の取扱いにあたり、これらの情報を安全に管理するための措置を講じることを義務づけたものである。

解説

1 医療情報等又は匿名加工医療情報の杜撰な取扱いにより漏えい等が起こった場合、本人等に不測の不利益を生ずるおそれが増大することとなる。このため、認定匿名加工医療情報作成事業者には、医療情報等又は匿名加工医療情報が漏えい、滅失又は毀損の危機にさらされることのないよう、当該情報の取扱い権限を有する者の範囲の明確化等の組織的な対応、セキュリティ確保のためのシステム・機器の整備等の技術的な対応を図ることが求められている。

2 平成28年3月に公表された医療情報匿名加工・提供機関（仮称）のセキュリティ等に関する検討サブワーキンググループ報告書では、『現在、医療情報のセキュリティについては、三省四ガイドラインにより定められており、医療情報を扱う医療機関及び事業者は、これらのガイドラインを基本として必要なセキュリティ対策を講じている状況にあるが、今後、三省四ガイドラインでは想定されていない、(ｱ)医療情報匿名加工・提供機関による医療情報取扱事業者からの医療等情報の収集、(ｲ)医療情報匿名加工・提供機関内部における情報の取扱い（医療情報匿名加工・提供機関がASP(Application Service Provider)事業者等に情報処理を外部委託する場合を含む。）、(ｳ)医療情報匿名加工・提供機関による利活用者への匿名加工情報の提供、の三点に関するセキュリティ水準を確保する必要がある。』としている。

同報告書では、基本的な考え方と具体的な対応の方向性を示した上で、セキュリティ対策の具体化を図ることが必要であるとしており、これを受けて、本規定において、認定匿名加工医療情報作成事業者に対し主務省令で定める安全管理措置を講ずることを義務づけている。なお、安全管理措置が講じられていること（法第8条第3項第3号）及びその能力を有すること（法第8条第3項第4号）を匿名加工医療情報作成事業者の認定要件とすることによりセキュリティ対策の実効性を担保している。

また、同報告書では、必要なセキュリティ対策の方針として、①組織・人的要因を徹底排除すること、②基幹システムをオープンネットワークから分離すること、③多層防御・安全策の導入の三本柱を掲げ、それぞれについて具体的な言及がなされている。

第3章第2節　医療情報等及び匿名加工医療情報の取扱いに関する規制(第17条―第27条)

⇒　上記の「三省四ガイドライン」とは、次に掲げるガイドラインをいう。それぞれのガイドラインでは、すべての対象者が守るべき最低限の対策と推奨される高度な対策が示されている。
　○　厚生労働省の「医療情報システムの安全管理に関するガイドライン」
　　　——医療機関が医療情報システムを取り扱う際のガイドライン
　○　総務省の「ASP・SaaSにおける情報セキュリティ対策ガイドライン」、「ASP・SaaS事業者が医療情報を取り扱う際の安全管理に関するガイドライン」
　　　——ASP事業者等が医療情報を取り扱う際のガイドライン
　○　経済産業省の「医療情報を受託管理する情報処理事業者向けガイドライン」
　　　——医療情報を受託管理する情報処理事業者が医療情報を取り扱う際のガイドライン
⇒　上記に「セキュリティ対策の具体化を図る」とあるが、それぞれ次のように示されている。
　①　医療情報匿名加工・提供機関による医療情報取扱事業者からの医療等情報の収集
　　　——医療情報取扱事業者ごとにセキュリティ水準が異なることによる影響を受けないよう、医療情報取扱事業者側のネットワークとの切り分けを行うこと
　②　医療情報匿名加工・提供機関内部における情報の取扱い(医療情報匿名加工・提供機関がASP事業者等に情報処理を外部委託する場合を含む。)
　　　——医療情報匿名加工・提供機関内の基幹システムとインターネットを利用する情報系ネットワークの分離を行うこと、医療情報匿名加工・提供機関における内部不正の防止を図ること
　③　医療情報匿名加工・提供機関による利活用者への匿名加工情報の提供
　　　——利活用者への匿名加工情報提供時のトレーサビリティを確保すること
⇒　上記に「認定要件とすることによりセキュリティ対策の実効性を担保」とあるが、次のような措置により実効性を担保している。
　①　主務大臣は、認定匿名加工医療情報作成事業者が次世代医療基盤法の規定に違反していると認めるときは、是正命令等を下すことができること(法第37条)
　②　主務大臣は、認定匿名加工医療情報作成事業者が①の是正命令等に違反したときは、その認定を取り消すことができること(法第15条、第16条)

3　匿名加工医療情報及びその作成に用いる医療情報は、匿名加工情報及びその作成に用いる個人情報と比較した場合、概念的に重複する部分があるとはいえ、あくまで異なる情報であることを踏まえ、その取扱いに関する規範を明確にする観点から、死亡した個人に係る場合と生存する個人に係る場合を区分していない。
　なお、生存する個人に係る医療情報等又は匿名加工医療情報については、理屈上、本規定のみならず、個人情報保護法第36条第2項及び第6項の規定が重畳して適用されることとなるが、次世代医療基盤法の規定(法第18条第4項)により、個人情報保護法の当該規定の適用を排除することとしている。

4　本条の「匿名加工医療情報」は、匿名加工医療情報データベース等を構成するものに限られる。〈法第2条第4項〉

5 「主務省令で定める措置」は、次のとおりとする。〈則第 6 条〉 法第 8 条の第 3 項の解説 28 以降を参照のこと

(A) 組織的安全管理措置

  (a1) 認定事業医療情報等の安全管理に係る基本方針を定めていること

  (a2) 認定事業医療情報等の安全管理に関する相当の経験及び識見を有する責任者を配置していること

  (a3) 認定事業医療情報等を取り扱う者の権限及び責務並びに業務を明確にしていること

  (a4) 認定事業医療情報等の漏えい、滅失又は毀損の発生時における事務処理体制が整備されていること

  (a5) 安全管理措置に関する規程の策定及び実施並びにその運用の評価及び改善を行っていること

  (a6) 外部の専門家による情報セキュリティ監査の受検又は第三者認証の取得により、安全管理に係る措置の継続的な確保を図っていること

(B) 人的安全管理措置

  (b1) 認定事業医療情報等を取り扱う者が、成年被後見人、被保佐人又は破産者等(法第 8 条第 3 項第 1 号ハ(1)から(4)まで)のいずれにも該当しない者であることを確認していること

  (b2) 認定事業医療情報等を取り扱う者が、認定事業の目的の達成に必要な範囲を超えて、認定事業医療情報等を取り扱うことがないことを確保するための措置を講じていること

  (b3) 認定事業医療情報等を取り扱う者に対する必要な教育及び訓練を行っていること

  (b4) 認定事業医療情報等を取り扱う権限を有しない者による認定事業医療情報等の取扱いを防止する措置を講じていること

(C) 物理的安全管理措置

  (c1) 認定事業医療情報等を取り扱う施設設備を他の施設設備と区分していること

  (c2) 認定事業医療情報等を取り扱う施設設備への立入り及び機器の持込みを制限する措置を講じているとともに、監視カメラの設置その他の当該施設設備の内部を常時監視するための装置を備えていること

  (c3) 認定事業に関し管理する医療情報等の取扱いに係る端末装置は、原則として、補助記憶装置及び可搬記録媒体への記録機能を有しないものとすること

  (c4) 認定事業医療情報等を削除し、又は認定事業医療情報等が記録された機器、電子媒体等を廃棄する場合には、復元不可能な手段で行うこと

(D) 技術的安全管理措置

  (d1) 認定事業医療情報等を取り扱う施設設備に、不正アクセス行為を防止するため、適切な措置を講じていること

  (d2) 認定事業医療情報等の取扱いに係る電子計算機及び端末装置の動作を記録す

とともに、通常想定されない当該電子計算機及び端末装置の操作を検知し、当該操作が行われた電子計算機及び端末装置を制御する措置を講じていること

- (d3) 認定事業医療情報等の取扱いに係る電子計算機又は端末装置において、第三者が当該電子計算機又は端末装置に使用目的に反する動作をさせる機能が具備されていないことを確認していること
- (d4) 認定事業医療情報等を電気通信により送受信するとき、又は移送し、もしくは移送を受けるときは、次に掲げる措置を講じていること
    - (ア) 外部の者との送受信の用に供する電気通信回線として、専用線等(IP-VPNサービスに用いられる仮想専用線その他のこれと同等の安全性が確保されると認められる仮想専用線を含む。)を用いること
    - (イ) (ア)に規定する電気通信回線に接続されるサーバ用の電子計算機のうち、医療情報取扱事業者からの医療情報の受信に用いるものについては、外部への送信機能を具備させないこと
    - (ウ) (ア)に規定する電気通信回線に接続されるサーバ用の電子計算機のうち、匿名加工医療情報取扱事業者への匿名加工医療情報の送信に用いるものについては、外部からの受信機能を具備させないこと。また、(イ)又は(d5)に規定する電子計算機以外のサーバ用の電子計算機を用いること
    - (エ) (ア)から(ウ)までに掲げるもののほか、認定事業医療情報等を適切に移送し、又は移送を受けるために、暗号化等必要な措置を講ずること
- (d5) 匿名加工医療情報の作成の用に供する医療情報の管理は、(d4)(イ)及び(ウ)の電子計算機以外のサーバ用の電子計算機を用いることとし、(d4)(イ)及び(ウ)に規定する電子計算機を経由する以外の方法による外部へのネットワーク接続を行わないこと。また、(d4)(イ)及び(ウ)に規定する電子計算機との接続においては、専用線を用いること

(E) その他の措置
- (e1) 認定事業医療情報等の漏えいその他の事故が生じた場合における被害の補償のための措置を講じていること
- (e2) 認定事業医療情報等を取り扱う施設設備の障害の発生の防止に努めるとともに、これらの障害の発生を検知し、及びこれらの障害が発生した場合の対策を行うため、事業継続計画の策定、その機能を代替することができる予備の機器の設置その他の適切な措置を講じていること
- (e3) 医療情報の提供を受ける際に、医療情報取扱事業者による当該医療情報の提供の方法及びこれに係る安全管理のための措置が適正である旨を確認していること
- (e4) 匿名加工医療情報の提供の契約において、匿名加工医療情報取扱事業者による当該匿名加工医療情報の利用の態様及びこれに係る安全管理のための措置が匿名加工の程度に応じて適正であることを確保していること

6 　主務大臣は、認定匿名加工医療情報作成事業者(外国取扱者を除く。)が本規定に違反していると認めるときは、その者に対し、当該違反を是正するため必要な措置をとるべ

きことを命ずることができる。〈法第37条第1項〉
　なお、外国取扱者については、「命ずる」を「請求する」に読み替えて適用される。〈法第37条第3項〉

第 3 章第 2 節　医療情報等及び匿名加工医療情報の取扱いに関する規制(第 17 条—第 27 条)

第二十一条（従業者の監督）

> 認定匿名加工医療情報作成事業者は、その従業者に認定事業に関し管理する医療情報等又は匿名加工医療情報を取り扱わせるに当たっては、当該医療情報等又は匿名加工医療情報の安全管理が図られるよう、主務省令で定めるところにより、当該従業者に対する必要かつ適切な監督を行わなければならない。

趣 旨

　本規定は、認定匿名加工医療情報作成事業者に対し、医療情報等又は匿名加工医療情報の取扱いの安全管理措置として、その従業者を監督することを義務づけたものである。

解 説

1　認定匿名加工医療情報作成事業者には、その従業者に医療情報等又は匿名加工医療情報を取り扱わせるにあたって、安全管理措置（法第 20 条）を遵守させるよう、当該従業者に対し必要かつ適切な監督をすることが求められている。その際、医療情報等又は匿名加工医療情報が漏えい等をした場合に本人等が被る不利益の大きさを考慮し、事業の規模及び性質、当該情報の取扱状況等に起因するリスクに応じて、従業者に対する教育、研修等の内容及び頻度を充実させる等、必要かつ適切な措置を講ずることが望ましい。

2　「従業者」とは、認定匿名加工医療情報作成事業者の組織内にあって、直接又は間接に事業主の指揮・監督を受けて事業主の業務に従事している者をいう。事業主との間の雇用関係の有無は問われないため、雇用関係にある従業員（例：正社員、契約社員、嘱託社員、パート社員、アルバイト社員）のみならず、取締役、執行役、理事、監査役、監事、派遣社員等も含まれる。〈個情法通則ガイドラインの準用〉

3　「医療情報等又は匿名加工医療情報の安全管理が図られるよう」とあるが、これは、認定匿名加工医療情報作成事業者が講ずべき安全管理措置（法第 20 条）を、その従業者に的確に遵守させて医療情報等又は匿名加工医療情報の取り扱わせるという意味である。

4　「監督を行わなければならない」とあるように、認定匿名加工医療情報作成事業者は、安全管理措置（法第 20 条）がその従業者によって的確に遵守されていることを確保するため監督責任を果たさなければならない。その従業者が認定匿名加工医療情報作成事業者が定めた安全管理措置に反する取扱いを行うことにより、結果として何らかの問題が生じた場合であって、認定匿名加工医療情報作成事業者が監督責任を果たしていないときは、当然に当該事業者も責任を問われることとなる。

5　必要かつ適切な監督を行っていない事例として、次のような場合が考えられる。
　○ 安全管理措置規程に従って業務が行われていることを確認しなかった結果、医療情報等又は匿名加工医療情報が漏えいした場合
　○ 安全管理措置規程に違反して医療情報等又は匿名加工医療情報が入ったノート型パソコン又は外部記録媒体が繰り返し持ち出されていたにもかかわらず、その行為を放置した結果、当該パソコン又は当該記録媒体が紛失し、個人データが漏えいした場合

6 認定匿名加工医療情報作成事業者が行わなければならない従業者に対する監督は、安全管理措置(則第6条)に従って業務を行っていることの確認その他の措置を講ずることにより行うものとする。〈則第20条〉

7 主務大臣は、認定匿名加工医療情報作成事業者(外国取扱者を除く。)が本規定に違反していると認めるときは、その者に対し、当該違反を是正するため必要な措置をとるべきことを命ずることができる。〈法第37条第1項〉

　なお、外国取扱者については、「命ずる」を「請求する」に読み替えて適用される。〈法第37条第3項〉

第 3 章第 2 節　医療情報等及び匿名加工医療情報の取扱いに関する規制(第 17 条—第 27 条)

第二十二条(従業者等の義務)

> 認定匿名加工医療情報作成事業者の役員若しくは従業者又はこれらであった者[2]は、認定事業に関して知り得た医療情報等又は匿名加工医療情報の内容をみだりに他人に知らせ、又は不当[3]な目的に利用してはならない。

趣旨

本規定は、認定匿名加工医療情報作成事業者の役員又は従業者に対し、医療情報等又は匿名加工医療情報を漏えい、不正利用してはならないことを義務づけたものである。

解説

1　医療情報等又は匿名加工医療情報を保護するためには、認定匿名加工医療情報作成事業者に対して安全管理措置の義務(法第 20 条)を課すだけでなく、実際に業務に従事する者に対しても漏えい防止、不正利用防止の義務を課すことが重要であると考えられたため、本規定が設けられている。

2　「これらであった者」とあるように、現職にある者だけでなく、過去に業務に従事していた者についても、本規定の対象としている。

3　「みだりに」「不当な」とあるように、本規定は、不正な利益を図る目的とする場合に限定していない。これは、不正な利益を図る目的の有無にかかわらず、正当な理由なく医療情報等又は匿名加工医療情報の利用が行われた場合には、当該情報に係る本人が識別され、その心身の状態を理由とする不当な差別、偏見その他の不利益が生じることにより、本人又はその遺族の安心感を損ない、医療情報の提供への理解と協力が確保できなくなるおそれがあるためである。

4　不正な利益を図る目的で医療情報等又は匿名加工医療情報を利用した場合は法第 45 条の刑事罰の対象となり、不正な利益を図る目的を伴わない場合については法第 46 条第 3 号の刑事罰が適用される。

(ｱ)　不正な利益を図る目的の場合

認定匿名加工医療情報作成事業者の役員もしくは従業者又はこれらであった者が、その業務に関して知り得た医療情報等又は匿名加工医療情報を自己もしくは第三者の不正な利益を図る目的で提供し、又は盗用したときは、1 年以下の懲役もしくは 100 万円以下の罰金に処し、又はこれを併科する(法第 45 条)。

(ｲ)　不正な利益を図る目的を伴わない場合

本規定に違反して、認定事業に関して知り得た医療情報等又は匿名加工医療情報の内容をみだりに他人に知らせ、又は不当な目的に利用した者は、1 年以下の懲役もしくは 50 万円以下の罰金に処し、又はこれを併科する(法第 46 条第 3 号)。

(ｳ)　(ｱ)及び(ｲ)の罪は、日本国外においてこの罪を犯した者にも適用される(法第 48 条)。

また、いわゆる両罰規定の対象となっており、この行為者を使用する法人には 100 万円以下又は 50 万円以下の罰金刑が科される(法第 49 条)。

第二十三条（委託）

■第２３条第１項■

　認定匿名加工医療情報作成事業者は、認定医療情報等取扱受託事業者に対してする場合に限り、認定事業に関し管理する医療情報等又は匿名加工医療情報の取扱いの全部又は一部を委託することができる。

趣 旨
　本規定は、認定匿名加工医療情報作成事業者は、認定医療情報等取扱受託事業者に限って医療情報等又は匿名加工医療情報の取扱いを委託できる旨を定めたものである。

解 説
1 　匿名加工技術は事業者によって得意・不得意の分野があり、技術的な観点から他の事業者に匿名加工を行わせた方が適切な場合があることを考慮し、医療情報等又は匿名加工医療情報の取扱いを委託できるようにするため、本規定が設けられている。
　　とはいえ、医療情報等又は匿名加工医療情報の適正な取扱いが確保されなければ、その漏えい等が発生し、医療情報に係る本人又はその遺族の安心感を損なうおそれがあるため、委託先を認定医療情報等取扱受託事業者に限定することとしている。
2 　「認定医療情報等取扱受託事業者」とは、医療情報等又は匿名加工医療情報を取り扱う事業を適正かつ確実に行うことができるものと認められる旨の主務大臣の認定を受けた者をいう。〈法第18条第4項〉
3 　「認定事業に関し管理する医療情報等又は匿名加工医療情報の取扱い」とは、医療情報等や匿名加工医療情報の保存や整理など、直接、医療情報等を取り扱う業務である。
　　認定匿名加工医療情報作成事業者は、認定医療情報等取扱受託事業者に対してこれを委託することができるが、医療情報等や匿名加工医療情報の提供等に関する判断の権限については、委託することができず、自身が行う必要がある。〈ガイドライン〉
4 　「医療情報等又は匿名加工医療情報の取扱い（略）を委託」とあるように、委託先が認定医療情報等取扱受託事業者に限定される業務は、医療情報等又は匿名加工医療情報の取扱いのみである。医療情報等又は匿名加工医療情報の取扱い以外の業務（例：事務所の清掃）については、委託先の制限はない。
5 　「委託」とは、業務の全部又は一部を行うことを他の者に依頼することをいう。契約の形態や種類は問われない。
6 　認定匿名加工医療情報作成事業者は、委託を行う場合には、次に掲げる事項を記載した文書により当該委託を受けた認定医療情報等取扱受託事業者との契約を締結しなければならない。〈則第21条第1項〉
① 当該委託に係る業務の範囲
② 当該委託に係る業務の手順に関する事項
③ ②の手順に基づき当該委託に係る業務が適正かつ円滑に行われているかどうかを当

第3章第2節　医療情報等及び匿名加工医療情報の取扱いに関する規制(第17条—第27条)

該認定匿名加工医療情報作成事業者が確認することができる旨
④　当該認定医療情報等取扱受託事業者に対する指示に関する事項
⑤　④の指示を行った場合において当該指示に基づく措置が講じられたかどうかを当該認定匿名加工医療情報作成事業者が確認することができる旨
⑥　当該認定医療情報等取扱受託事業者が当該認定匿名加工医療情報作成事業者に対して行う報告に関する事項
⑦　その他当該委託に係る業務について必要な事項

7　主務大臣は、認定匿名加工医療情報作成事業者(外国取扱者を除く。)が本規定に違反していると認めるときは、その者に対し、当該違反を是正するため必要な措置をとるべきことを命ずることができる。〈法第37条第1項〉

なお、外国取扱者については、「命ずる」を「請求する」に読み替えて適用される。〈法第37条第3項〉

■**第23条第2項**■

> 前項の規定により医療情報等又は匿名加工医療情報の取扱いの全部又は一部の委託を受けた認定医療情報等取扱受託事業者は、当該医療情報等又は匿名加工医療情報の取扱いの委託をした認定匿名加工医療情報作成事業者の許諾を得た場合であって、かつ、認定医療情報等取扱受託事業者に対してするときに限り、その全部又は一部の再委託をすることができる。

趣旨

本規定は、認定医療情報等取扱受託事業者は、委託をした認定匿名加工医療情報作成事業者の許諾を得た場合であって、かつ、認定医療情報等取扱受託事業者に対して行うときに限り、医療情報等又は匿名加工医療情報の取扱いを再委託できる旨を定めたものである。

解説

1 認定医療情報等取扱受託事業者には、認定匿名加工医療情報作成事業者と同様の規制が課せられており、これにより委託又は再委託による医療情報等又は匿名加工医療情報の漏えい等の事態を防ぐこととしている。
   ○ 利用目的による制限(法第29条により準用する第17条)
   ○ 匿名加工医療情報の作成等(法第29条により準用する第18条第1項、第2項)
   ○ 消去(法第29条により準用する第19条)
   ○ 安全管理措置(法第29条により準用する第20条)
   ○ 従業者の監督(法第29条により準用する第21条)
   ○ 従業者等の義務(法第29条により準用する第22条)
   ○ 委託先の監督(法第29条により準用する第24条)
   ○ 第三者提供の制限(法第29条により準用する第26条)
   ○ 苦情の処理(法第29条により準用する第27条)

2 医療情報等又は匿名加工医療情報の取扱いの全部又は一部の委託を受けた認定医療情報等取扱受託事業者は、再委託を行う場合には、次に掲げる事項を記載した文書により当該再委託を受けた認定医療情報等取扱受託事業者との契約を締結しなければならない。〈則第21条第2項により準用する第1項〉
   ① 当該再委託に係る業務の範囲
   ② 当該再委託に係る業務の手順に関する事項
   ③ ②の手順に基づき当該再委託に係る業務が適正かつ円滑に行われているかどうかを当該医療情報等又は匿名加工医療情報の取扱いの全部又は一部の委託を受けた認定医療情報等取扱受託事業者が確認することができる旨
   ④ 当該認定医療情報等取扱受託事業者に対する指示に関する事項
   ⑤ ④の指示を行った場合において当該指示に基づく措置が講じられたかどうかを当該医療情報等又は匿名加工医療情報の取扱いの全部又は一部の委託を受けた認定医療情報等取扱受託事業者が確認することができる旨

第3章第2節　医療情報等及び匿名加工医療情報の取扱いに関する規制(第17条─第27条)

⑥　当該認定医療情報等取扱受託事業者が当該医療情報等又は匿名加工医療情報の取扱いの全部又は一部の委託を受けた認定医療情報等取扱受託事業者に対して行う報告に関する事項

⑦　その他当該再委託に係る業務について必要な事項

3　主務大臣は、委託を受けた認定医療情報等取扱受託事業者(外国取扱者を除く。)が本規定に違反していると認めるときは、その者に対し、当該違反を是正するため必要な措置をとるべきことを命ずることができる。〈法第37条第2項〉

　なお、外国取扱者については、「命ずる」を「請求する」に読み替えて適用される。〈法第37条第3項〉

■第23条第3項■

> 前項の規定により医療情報等又は匿名加工医療情報の取扱いの全部又は一部の再委託を受けた認定医療情報等取扱受託事業者は、当該医療情報等又は匿名加工医療情報の取扱いの全部又は一部の委託を受けた認定医療情報等取扱受託事業者とみなして、同項の規定を適用する。

趣 旨

　本規定は、再委託を受けた認定医療情報等取扱受託事業者は、元々の委託をした認定匿名加工医療情報作成事業者の許諾を得た場合であって、かつ、認定医療情報等取扱受託事業者に対して行うときに限り、医療情報等又は匿名加工医療情報の取扱いをさらに委託（再々委託）できる旨を定めたものである。

解 説

1　医療情報等又は匿名加工医療情報の取扱いの全部又は一部の再委託を受けた認定医療情報等取扱受託事業者は、さらに委託（再々委託）を行う場合には、次に掲げる事項を記載した文書により、その再々委託を受けた認定医療情報等取扱受託事業者との契約を締結しなければならない。〈則第21条第3項により準用する第1項〉

① 当該再々委託に係る業務の範囲
② 当該再々委託に係る業務の手順に関する事項
③ ②の手順に基づき当該再々委託に係る業務が適正かつ円滑に行われているかどうかを当該医療情報等又は匿名加工医療情報の取扱いの全部又は一部の再委託を受けた認定医療情報等取扱受託事業者が確認することができる旨
④ 当該認定医療情報等取扱受託事業者に対する指示に関する事項
⑤ ④の指示を行った場合において当該指示に基づく措置が講じられたかどうかを当該医療情報等又は匿名加工医療情報の取扱いの全部又は一部の再委託を受けた認定医療情報等取扱受託事業者が確認することができる旨
⑥ 当該認定医療情報等取扱受託事業者が当該医療情報等又は匿名加工医療情報の取扱いの全部又は一部の再委託を受けた認定医療情報等取扱受託事業者に対して行う報告に関する事項
⑦ その他当該再々委託に係る業務について必要な事項

2　主務大臣は、再委託を受けた認定医療情報等取扱受託事業者（外国取扱者を除く。）が本規定に違反していると認めるときは、その者に対し、当該違反を是正するため必要な措置をとるべきことを命ずることができる。〈法第37条第2項〉
　なお、外国取扱者については、「命ずる」を「請求する」に読み替えて適用される。〈法第37条第3項〉

第３章第２節　医療情報等及び匿名加工医療情報の取扱いに関する規制（第17条―第27条）

第二十四条（委託先の監督）

> 認定匿名加工医療情報作成事業者は、認定事業に関し管理する医療情報等又は匿名加工医療情報の取扱いの全部又は一部を委託する場合は、その取扱いを委託した医療情報等又は匿名加工医療情報の安全管理が図られるよう、主務省令で定めるところにより、委託を受けた者に対する必要かつ適切な監督を行わなければならない。

趣　旨

本規定は、認定匿名加工医療情報作成事業者に対し、医療情報等又は匿名加工医療情報の安全管理が図られるよう、その取扱いの委託を受けた者を監督することを義務づけたものである。

解　説

1　医療情報等又は匿名加工医療情報の取扱いを他の者に委託する場合、認定匿名加工医療情報作成事業者にはその委託先に対する監督責任があることを明らかにするため、本規定が設けられている。

2　認定匿名加工医療情報作成事業者は、医療情報等又は匿名加工医療情報の取扱いを委託する場合は、その委託を受けた者に対する監督義務を負う（法第24条）。

また、その委託を受けた者がさらに他の者に再委託するときは、再委託をした者がその再々委託を受けた者に対する監督義務を負うこととなる（法第29条により準用する第24条）。

このように、認定匿名加工医療情報作成事業者には、再委託を受けた者に対する直接的な監督義務は課せられていない。これについて次のように整理することができる。

(ｱ)　認定医療情報等取扱受託事業者は、医療情報等及び匿名加工医療情報の安全管理措置を講ずる義務を負っている（法第29条により準用する第20条）。
　　本規定（法第24条）は、安全管理措置のうち委託先の監督を特記したものといえ、委託元の認定医療情報等取扱受託事業者についても、委託先の監督を義務づけることが適当であると考えられること

(ｲ)　委託先の医療情報等及び匿名加工医療情報の取扱いについて、最も適切に把握できるのは直接委託を行った者である。それゆえ、最初の委託元である認定匿名加工医療情報作成事業者ではなく、直接の委託元である認定医療情報等取扱受託事業者に、直接の委託先を監督させることが適当であると考えられること

(ｳ)　最初の委託元である認定匿名加工医療情報作成事業者に、再委託先の直接的な監督義務を課すこととした場合、直接の委託元である認定医療情報等取扱受託事業者の責任が不明確となり、当該認定医療情報等取扱受託事業者による監督が適切に行われないおそれがあること

(ｴ)　最初の委託元である認定匿名加工医療情報作成事業者の監督義務には、その委託先が再委託先に対して必要かつ適切な監督を行っているかどうかを監督する義務も含ま

れている。また、委託先は、最初の委託元の許諾を得た場合には再委託をすることができる(法第 23 条第 2 項)。したがって、最初の委託元は、再委託先による医療情報等及び匿名加工医療情報の取扱いについて責任を免れることにはならないと考えられること

3 「医療情報等又は匿名加工医療情報の安全管理が図られるよう」とあるが、これは、委託先において、医療情報等又は匿名加工医療情報の漏えい、滅失又は毀損を防止するために必要な措置が図られる必要があることを意味しており、この措置は、最初の委託元が講ずべき安全管理措置(法第 20 条)と同様の措置をさす。

4 「委託を受けた者」は、医療情報等又は匿名加工医療情報を取り扱う事業を適正かつ確実に行うことができるものとして、主務大臣の認定を受けていることが求められる。
〈法第 28 条〉

⇒ 上記の「主務大臣の認定」を受けた者は、認定医療情報等取扱受託事業者と呼ばれる。
〈法第 18 条第 4 項〉

5 「委託を受けた者に対する」とあるが、これは、医療情報等又は匿名加工医療情報の取扱いの委託を受けた行為主体という意味である。委託を受けた者が委託に係る事業以外の事業を行っている場合、委託元は、当該委託に係る事業についてのみ監督責任を有することになる。

6 「必要かつ適切な監督」とは、委託を受けた者が必要かつ適切な管理を行うべきことを契約内容に盛り込むとともに、委託元たる認定匿名加工医療情報作成事業者が当該契約の内容が確実に遵守されているかどうか確認することをいう。

なお、二段階以上の委託が行われている場合、最初の委託元たる認定匿名加工医療情報作成事業者は、委託先が再委託先に対して十分な監督を行っているかについての監督責任を負うこととなる。つまり、委託元(甲)が委託先(乙)に対して必要かつ適切な監督を行っていない場合において再委託先(丙)が不適切な取扱いを行ったときは、委託元(甲)による委託先(乙)の監督義務違反と判断され得る。

7 必要かつ適切な監督を行っていない事例として、次のような場合が考えられる。
  ○ 安全管理措置の状況を契約締結時、そして契約以後も適宜把握せず、委託先から医療情報等又は匿名加工医療情報が漏えいした場合
  ○ 必要な安全管理措置の内容を委託先に指示せず、委託先から医療情報等又は匿名加工医療情報が漏えいした場合
  ○ 再委託の条件を委託先に指示せず、かつ、委託先の取扱状況の確認を怠り、再委託先から医療情報等又は匿名加工医療情報が漏えいした場合
  ○ 委託契約の中に、委託元は委託先による再委託の実施状況を把握することが盛り込まれているにもかかわらず、委託先に対して再委託に関する報告を求める等の必要な措置を行わず、委託元の認知しない再委託が行われた結果、再委託先から医療情報等又は匿名加工医療情報が漏えいした場合

8 認定匿名加工医療情報作成事業者が行わなければならない委託を受けた者に対する監督は、医療情報等又は匿名加工医療情報の安全管理が適正に図られるよう、安全管理

第3章第2節　医療情報等及び匿名加工医療情報の取扱いに関する規制（第17条―第27条）

の業務に関する監査その他必要な措置を講ずることにより行うものとする。〈則第22条〉

9　主務大臣は、認定匿名加工医療情報作成事業者（外国取扱者を除く。）が本規定に違反していると認めるときは、その者に対し、当該違反を是正するため必要な措置をとるべきことを命ずることができる。〈法第37条第1項〉

　なお、外国取扱者については、「命ずる」を「請求する」に読み替えて適用される。〈法第37条第3項〉

第二十五条（他の認定匿名加工医療情報作成事業者に対する医療情報の提供）

■第２５条第１項■

> 第三十条第一項の規定により医療情報の提供を受けた認定匿名加工医療情報作成事業者は、主務省令で定めるところにより、他の認定匿名加工医療情報作成事業者からの求めに応じ、匿名加工医療情報の作成のために必要な限度において、当該他の認定匿名加工医療情報作成事業者に対し、同項の規定により提供された医療情報を提供することができる。

趣旨

　本規定は、医療情報取扱事業者から医療情報の提供を受けた認定匿名加工医療情報作成事業者は、他の認定匿名加工医療情報作成事業者に当該医療情報を提供できる旨を定めたものである。

解説

1. 個人情報保護法上の要配慮個人情報は、医療情報に相当するものであり、原則、事前の本人の同意がなければ第三者に提供することができないものとされている（個情法第１項、第２項）。この規定が、医療情報にそのまま適用された場合、事前の本人の同意がなければ認定匿名加工医療情報作成事業者から他の認定匿名加工医療情報作成事業者への医療情報の提供が認められなくなり、医療情報の分析に必要となる名寄せ（同一の本人に係る医療情報をまとめること）を効果的に行うことができなくなる。
　そのため、医療情報取扱事業者から医療情報の提供を受けた認定匿名加工医療情報作成事業者が、他の認定匿名加工医療情報作成事業者に対して当該医療情報を提供できるようにするため、本規定が設けられている。本規定よる医療情報の提供は、個人情報保護法上の『法令に基づく場合（個情法第23条第１項第１号）』に該当し、事前の本人同意がなくても第三者提供が認められることとなる。
2. 本規定は、認定匿名加工医療情報作成事業者が他の認定匿名加工医療情報作成事業者に対して医療情報を提供できる旨を創設的に規定していることを明確にするため、第三者提供の制限（法第26条）とは別に設けられたものであり、第三者提供の制限の例外として位置づけられるものではない。
3. 認定匿名加工医療情報作成事業者は、医療情報の授受においては、次に掲げる事項を記載した文書により授受に係る他の認定匿名加工医療情報作成事業者との契約を締結し、その契約書を保存しなければならない。〈則第23条〉
    ① 医療情報の提供を行う認定匿名加工医療情報作成事業者の名称、住所及び代表者の氏名
    ② ①の提供を受ける認定匿名加工医療情報作成事業者の名称、住所及び代表者の氏名
    ③ ①の医療情報の項目
    ④ ①の医療情報の提供の方法
4. 主務大臣は、認定匿名加工医療情報作成事業者（外国取扱者を除く。）が本規定に違反

第3章第2節　医療情報等及び匿名加工医療情報の取扱いに関する規制(第17条—第27条)

していると認めるときは、その者に対し、当該違反を是正するため必要な措置をとるべきことを命ずることができる。〈法第37条第1項〉

なお、外国取扱者については、「命ずる」を「請求する」に読み替えて適用される。〈法第37条第3項〉

＜要配慮個人情報（参考）＞

5 人種、信条、犯罪歴等の情報は、差別を生み出す直接の原因となり得るものであることから、そのような個人情報については、不必要な取扱いを制限し、不合理な差別的取扱いを受けるという権利利益侵害の発生を防止するため、要配慮個人情報と位置づけている。要配慮個人情報の特別な取扱いとして、本人同意のない取得を原則的に禁止するとともに（個情法第17条第2項）、本人同意のない第三者提供の特例（個情法第23条第2項）の対象から除外することとしている。

6 要配慮個人情報とは、次のいずれかの記述等が含まれる個人情報をいう。なお、当該記述等を推知させる情報にすぎないものは、要配慮個人情報には含まれない。
- 人種（法第2条第3項）
- 信条（法第2条第3項）
- 社会的身分（法第2条第3項）
- 病歴（法第2条第3項）
- 犯罪の経歴（法第2条第3項）
- 犯罪により害を被った事実（法第2条第3項）
- 心身の機能の障害があること（令第2条第1号）
- 健康診断等の結果（令第2条第2号）
- 医師等により指導又は診療もしくは調剤が行われたこと（令第2条第3号）
- 刑事事件に関する手続が行われたこと（令第2条第4号）
- 少年の保護事件に関する手続が行われたこと（令第2条第5号）

7 要配慮個人情報とは、本人の人種、信条、社会的身分、病歴、犯罪の経歴、犯罪により害を被った事実その他本人に対する不当な差別、偏見その他の不利益が生じないようにその取扱いに特に配慮を要するものとして政令で定める記述等が含まれる個人情報をいう。〈個情法第2条第3項〉

政令で定める記述等は、次に掲げる事項のいずれかを内容とする記述等（本人の病歴又は犯罪の経歴に該当するものを除く。）とする。〈令第2条〉

(A) 身体障害、知的障害、精神障害（発達障害を含む。）その他の個人情報保護委員会規則で定める心身の機能の障害があること

(B) 健康診断等の結果
　※「健康診断等」とは、本人に対して医師等により行われた疾病の予防及び早期発見のための健康診断その他の検査をいう。

(C) 健康診断等の結果に基づき、又は疾病、負傷その他の心身の変化を理由として、本人に対して医師等により心身の状態の改善のための指導又は診療もしくは調剤が行われたこと

(D) 本人を被疑者又は被告人として、逮捕、捜索、差押え、勾留、公訴の提起その他の刑事事件に関する手続が行われたこと
　(E) 本人を少年法第3条第1項に規定する少年又はその疑いのある者として、調査、観護の措置、審判、保護処分その他の少年の保護事件に関する手続が行われたこと

⇒　上記の「人種」とは、社会通念上の人種のほか、世系（せいけい）又は民族的もしくは種族的出身を意味し、次のように整理することができる。

　(ｱ)　「社会通念上の人種」とは、皮膚の色、髪の形状等の生物学的諸特徴を共有するとされている人々の集団をいうものと考えられる。

　　なお、皮膚の色は、人種を推知させる有力な情報であるが、人種には含めないこととしている。これは、要配慮個人情報の範囲が無限に広がり不明確になってしまうことを防止するため、単に推知させるにすぎない情報は要配慮個人情報に踏まないものとして整理していることによる。

　(ｲ)　「世系」とは、人種、民族からみた系統（例：日系）をいう。これは、過去の世代における人種等及び過去の世代における民族的・種族的出身に着目した概念といえる。

　　例えば、『日系3世』、『在日韓国・朝鮮人』については、世系等に関するものとして人種に該当する。

　(ｳ)　「民族的もしくは種族的出身」とは、言語、宗教、慣習等の文化的諸特徴を共有するとされている人々の集団の出身をいうものと考えられる。

　　例えば、『アイヌ』については、独自の宗教及び言語を有し、文化の独自性を有していること等により、文化的諸特徴を共有するとされている人々の出身者であると解されるため、民族的又は種族的出身の範囲に含まれるものとして人種に該当する。

　(ｴ)　『国籍』については、法的地位として、それに基づく法の適用など様々な取扱いの区別がなされるものであり、一般的に差別の要因になるものとはいえないことをかんがみ、人種には該当しない。また、『外国人』という情報についても、これと同様、それだけでは人種には該当しない。

　　なお、人種差別撤廃条約においても、締結国が市民としての法的地位に基づいて行う区別等については、当該条約の適用外であるとの趣旨の規定が置かれており（同条約第1条第2項）、締結国が行う国籍の有無という法的地位に基づく異なる取扱いは当該条約の対象とならないことが明確にされている。

⇒　上記の「信条」とは、個人の基本的な見方、考え方を意味し、思想と信仰の双方が含まれる。

　　なお、要配慮個人情報は特別な取扱い（個情法第17条第2項、第23条第2項）の対象となっており、これに違反した場合には罰則が適用されることをかんがみ、要配慮個人情報の範囲を明確にしておく必要があるため、信条を推知させる情報（例：宗教に関する書籍の購買や貸出しに係る情報）については、信条に含めないこととしている。

⇒　上記の「社会的身分」とは、人が社会において占める継続的な地位をいう。〈S39/5/27　最高裁・判決〉

　　つまり、ある個人にその境遇として固着しており、一生の間、自らの力によって容易

第3章第2節　医療情報等及び匿名加工医療情報の取扱いに関する規制（第17条—第27条）

に脱し得ないような地位を意味し、単なる職業的地位や学歴は社会的身分に含まれない。

社会的身分に該当するものとそうでないものを次のように整理することができる。

(ア)　社会的身分に該当すると考えられるもの
- 嫡出子と非嫡出子の別（平成20年6月4日最高裁・判決）
- 被差別部落出身であること

(イ)　社会的身分に該当しないと考えられるもの
- 親子の関係（昭和25年10月11日最高裁・判決）
- 高齢であること（昭和39年5月27日最高裁・判決）
- 夫婦であること
- 特定の職業に就いていること
- 特定の学校の出身であること
- 特定の地域（被差別部落出身を除く。）の出身であること
- 賭博常習者であること（昭和26年8月1日最高裁・判決）

⇒　上記の「犯罪の経歴」とは、前科を意味する。これは公的な事実として一定期間法的意味を有することもあるが、一般的に差別や偏見の原因となり得るものであるため、要配慮個人情報に含めることとしている。

なお、前科は、刑事裁判において有罪判決を受けてこれが確定し、懲役、禁錮、罰金、科料等の刑罰を受けたことがある経歴をいう。これには実刑はもちろんのこと、刑の執行猶予が付いた場合も含まれる。

⇒　上記の「犯罪により害を被った事実」とは、犯罪の被害を受けた事実を意味し、身体的被害、精神的被害及び金銭的被害の別は問われない。具体的には、刑罰法令に規定される構成要件に該当し得る行為のうち、刑事事件に関する手続に着手されたものが該当する。

8　解説7の(A)は、障害を理由とする差別の解消を推進するために『障害を理由とする差別の解消の推進に関する法律（平成25年6月26日法律第65号）』が制定されており、すべての障害者が障害者でない者と等しく、基本的人権を享有する個人としてその尊厳が重んぜられ、その尊厳にふさわしい生活を保障される権利を有する者であることを踏まえ、心身の機能の障害があることの記述等は、要配慮個人情報に含まれることとしたものである。

9　解説7の(A)の「個人情報保護委員会規則で定める心身の機能の障害」は、次に掲げる障害とする。〈個情法施行規則第5条〉

(ア)　身体障害者福祉法別表に掲げる身体上の障害

(イ)　知的障害者福祉法にいう知的障害

(ウ)　精神保健及び精神障害者福祉に関する法律にいう精神障害（発達障害者支援法第2条第2項に規定する発達障害を含み、(イ)に掲げるものを除く。）

(エ)　治療方法が確立していない疾病その他の特殊の疾病であって障害者総合支援法第4条第1項の政令で定めるものによる障害の程度が同項の厚生労働大臣が定める程度であるもの

⇒ 上記(ｱ)の「身体上の障害」、(ｲ)の「知的障害者福祉法にいう知的障害」、(ｳ)の「精神保健及び精神障害者福祉に関する法律にいう精神障害(略)」、(ｴ)の「治療方法が確立していない疾病その他の特殊の疾病(略)」「政令で定めるもの」については、法第2条第1項の解説8を参照のこと

10　解説7の(B)は、受診者本人の健康状態が判明する検査の結果は要配慮個人情報に含まれることとしたものである。

具体的には、疾病の予防や早期発見を目的として行われた健康診断、健康診査、特定健康診査、健康測定、ストレスチェック、遺伝子検査(診療の過程で行われたものを除く。)等が該当する。これらは法律に定められた健康診断等の結果に限定されるものではなく、保険者や事業主が任意で実施又は助成する検査の結果、さらには医療機関を介さないで行われた遺伝子検査により得られた本人の遺伝型とその遺伝型の疾患へのかかりやすさに該当する結果等も含まれる。

一方、健康診断等を受診したという事実は要配慮個人情報に該当しない。また、個人の健康に関する情報を健康診断等の事業及びそれに関する業務とは関係ない方法により知り得た場合も該当しない。

11　解説7の(C)について、次のように整理することができる。

(ｱ)　「健康診断等の結果に基づき、本人に対して医師等により心身の状態の改善のための指導が行われたこと」とは、健康診断等の結果、特に健康の保持に努める必要がある者に対し、医師又は保健師が行う保健指導等の内容は要配慮個人情報に含まれることとしたものである。

指導が行われたことの具体的な事例として、労働安全衛生法に基づき医師又は保健師により行われた保健指導や医師により行われた面接指導の内容、高齢者医療確保法に基づき医師、保健師、管理栄養士により行われた特定保健指導の内容等が該当する。

これらは法律に定められた保健指導の内容に限定されるものではなく、保険者や事業主が任意で実施又は助成により受診した保健指導の内容、さらには保健指導等を受けたという事実も含まれる。

※「高齢者医療確保法」とは、高齢者の医療の確保に関する法律(昭和57年8月17日法律第80号)をいう。

(ｲ)　「健康診断等の結果に基づき、又は疾病、負傷その他の心身の変化を理由として、本人に対して医師等により診療が行われたこと」とは、病院、診療所、その他の医療を提供する施設において診療の過程で、患者の身体の状況、病状、治療状況等について、医師、歯科医師、薬剤師、看護師その他の医療従事者が知り得た情報のすべてをいう。これには診療記録が該当し、病院等を受診したという事実も含まれる。

(ｳ)　「健康診断等の結果に基づき、又は疾病、負傷その他の心身の変化を理由として、本人に対して医師等により調剤が行われたこと」とは、病院、診療所、薬局、その他の医療を提供する施設において調剤の過程で患者の身体の状況、病状、治療状況等について、薬剤師(医師又は歯科医師が自己の処方箋により自ら調剤する場合を含む。)が知り得た情報のすべてをいう。これには調剤録、薬剤服用歴、お薬手帳に記載さ

第3章第2節　医療情報等及び匿名加工医療情報の取扱いに関する規制(第17条—第27条)

た情報等が該当し、薬局等で調剤を受けたという事実も含まれる。
　(エ)　なお、(ア)から(ウ)までの場合において、個人の健康に関する情報を健康診断等の事業及びそれに関する業務とは関係ない方法により知り得た場合は要配慮個人情報に該当しない。

12　解説7の(D)の「本人を被疑者又は被告人として、(略)刑事事件に関する手続が行われたこと」とは、前歴を意味する。これは、逮捕、拘留を受けるなど捜査機関により犯罪の被疑者として犯罪捜査の対象となったこと、公訴の提起が行われたことがある経歴は、一般的に差別や偏見の原因となり得るものであるため、要配慮個人情報に含めることとしている。一方、他人を被疑者とする犯罪捜査のために取調べを受けた事実や、証人として尋問を受けた事実に関する情報は、本人を被疑者又は被告人としていないため、要配慮個人情報に該当しない。

　なお、公訴が提起され、被告人が有罪判決を受けてこれが確定した場合は、犯罪の経歴に該当するため、やはり要配慮個人情報に含まれることとなる。
　※「公訴の提起」とは、検察官が裁判所に起訴状を提出し、刑事事件の審判を求める手続を意味し、起訴とも呼ばれる。

13　解説7の(E)の「本人を(略)少年又はその疑いのある者として、(略)少年の保護事件に関する手続が行われたこと」とは、非行に関する経歴を意味する。これは、少年院送致等の保護処分等の経歴は、一般的に差別や偏見の原因となり得るものであるため、要配慮個人情報に含めることとしている。

14　解説7の(E)の「少年法第3条第1項に規定する少年」とは、次に掲げる者をいう。
　(ア)　罪を犯した少年
　(イ)　14歳に満たないで刑罰法令に触れる行為をした少年
　(ウ)　次に掲げる事由があって、その性格又は環境に照して、将来、罪を犯し、又は刑罰法令に触れる行為をするおそれのある少年
　　①　保護者の正当な監督に服しない性癖のあること
　　②　正当な理由がなく家庭に寄りつかないこと
　　③　犯罪性のある人もしくは不道徳な人と交際し、又はいかがわしい場所に出入すること
　　④　自己又は他人の徳性を害する行為をする性癖のあること

15　その他、要配慮個人情報について、次のように整理することができる。
　(ア)　『本籍地』については、いわゆる被差別部落出身であることを推知させる情報になり得るものの、一般的に特に差別や偏見の原因となるものとは言い難く、また、変更を行うことも可能であるため、要配慮個人情報に含めていない。ただし、本籍地情報を基にして被差別部落出身者でないかどうかを調査する場合には、本規定の「社会的身分」の取得行為に該当し、要配慮個人情報に関する規律が適用されることとなる。
　(イ)　『労働組合への加盟』、『団体行動の行為に関する事項』については、一般的に特に差別や偏見の原因となるものとは言い難く、また、主に雇用者と被用者の関係において問題となり得る情報であるとすれば、個人情報保護法ではなく、むしろ労働組合法

や労働基準法等で対応すべき課題であるともいえるため、要配慮個人情報に含めていない。

(ｳ) 『性生活』については、どこまでを含む概念であるかが曖昧であり、諸外国においても取扱いが分かれていることをかんがみ、要配慮個人情報に含めていない。

第３章第２節　医療情報等及び匿名加工医療情報の取扱いに関する規制（第17条—第27条）

■**第２５条第２項**■

> 前項の規定により医療情報の提供を受けた認定匿名加工医療情報作成事業者は、第三十条第一項の規定により医療情報の提供を受けた認定匿名加工医療情報作成事業者とみなして、前項の規定を適用する。

趣旨

本規定は、別の認定匿名加工医療情報作成事業者から医療情報の提供を受けた認定匿名加工医療情報作成事業者は、他の認定匿名加工医療情報作成事業者に当該医療情報を提供できる旨を定めたものである。

解説

1　別の認定匿名加工医療情報作成事業者から医療情報の提供を受けた認定匿名加工医療情報作成事業者が、他の認定匿名加工医療情報作成事業者に対して当該医療情報を提供できるようにするため、本規定が設けられている。本規定よる医療情報の提供は、個人情報保護法上の『法令に基づく場合（個情法第23条第１項第１号）』に該当し、事前の本人同意がなくても第三者提供が認められることとなる。

第二十六条(第三者提供の制限)

■第26条第1項■

認定匿名加工医療情報作成事業者は、前条の規定により提供する場合及び次に掲げる場合を除くほか、同条又は第三十条第一項の規定により提供された医療情報を第三者に提供してはならない。
一　法令に基づく場合
二　人命の救助、災害の救援その他非常の事態への対応のため緊急の必要がある場合

趣旨

本規定は、認定匿名加工医療情報作成事業者に対し、他の認定匿名加工医療情報作成事業者に提供する場合を除き、原則、医療情報の第三者への提供を禁止する旨を定めたものである。

解説

1 認定匿名加工医療情報作成事業者は、医療情報取扱事業者又は別の認定匿名加工医療情報作成事業者から提供された医療情報を、認定事業の目的の達成に必要な範囲、すなわち匿名加工医療情報の作成に必要な範囲を超えて取り扱ってはならない(法第17条第1項)。また、他の認定匿名加工医療情報作成事業者に提供する場合を除き、原則、医療情報を第三者に提供してはならないとされている(法第26条第1項)。

これらは、医療情報に係る本人又はその遺族の安心感を確保し、医療情報の提供を促すため、主務大臣の監督下にある者以外の第三者による当該医療情報の取扱いを防止するためのものである。

一方、利用目的及び第三者提供を制限することによって生ずる弊害との比較考量により、かかる制限が適切でないと認められる場合には、これらの適用を除外することとしている。利用目的に係る制限の適用除外として、①法令に基づく場合(法第17条第2項第1号)、②人命の救助、災害の救援その他非常の事態への対応のため緊急の必要がある場合(法第17条第2項第2号)が掲げられている。

また、認定匿名加工医療情報作成事業者は、他の認定匿名加工医療情報作成事業者に医療情報を提供する場合を除き、医療情報を第三者に提供してはならないが、この場合においても、第三者提供に係る制限の適用除外として、①法令に基づく場合(法第26条第1項第1号)、②人命の救助、災害の救援その他非常の事態への対応のため緊急の必要がある場合(法第26条第1項第2号)が掲げられており、①と②のいずれかに該当する場合には医療情報を第三者に提供することが可能になっている。

これは、認定匿名加工医療情報作成事業者による目的外利用の大部分が第三者提供と考えられることから、目的外利用を認める例外事由を、第三者提供を認める例外事由と同一にしたものである。第三者提供以外の目的外利用としては、例えば、医療機関を兼営する認定匿名加工医療情報作成事業者が、意識不明の急病人を治療するため、当該急

第3章第2節　医療情報等及び匿名加工医療情報の取扱いに関する規制（第17条—第27条）

病人に係る医療情報を利用することが考えられる。

　なお、個人情報保護法においても、個人情報の目的外利用を認める例外事由（個情法第16条第3項各号）と、第三者提供を認める例外事由（個情法第23条第1項各号）は、同一のものとなっているが、これについても、個人情報取扱事業者による目的外利用の大部分が第三者提供と考えられることによるものである。

2　個人情報保護法上の要配慮個人情報は、本人の同意があれば第三者への提供を行うことができるが（個情法第23条第1項）、医療情報については、本人の同意の有無にかかわらず、他の認定匿名加工医療情報作成事業者に提供する場合のほか、医療情報を第三者に提供することは基本的に制限されている。

3　主務大臣は、認定匿名加工医療情報作成事業者（外国取扱者を除く。）が本規定に違反していると認めるときは、その者に対し、当該違反を是正するため必要な措置をとるべきことを命ずることができる。〈法第37条第1項〉

　なお、外国取扱者については、「命ずる」を「請求する」に読み替えて適用される。〈法第37条第3項〉

＜第1号＞

4　本号は、法令に基づく場合は、当該法令の目的に照らして明確に保護されるべき権利利益が存在することに加え、その医療情報の取り扱いは合理的な範囲に限られることを考慮し、医療情報の第三者への提供を認めることとしたものである。

　例えば、児童虐待の防止等に関する法律第6条の規定に基づき、児童虐待を受けたと思われる児童を発見した者が、児童相談所に通告する場合が該当する。

＜第2号＞

5　本号は、非常の事態への対応のため緊急の必要がある場合は、医療情報の第三者への提供を認めることとしたものである。

　例えば、災害で病院のカルテが喪失し、人命に関わる場合が該当する。

■第26条第2項■

次に掲げる場合において、当該医療情報の提供を受ける者は、前項の規定の適用については、第三者に該当しないものとする。
一　第十条第一項、第二項又は第四項から第六項までの規定による事業譲渡その他の事由による事業の承継に伴って医療情報が提供される場合
二　認定匿名加工医療情報作成事業者が第二十三条第一項の規定により医療情報の取扱いの全部又は一部を委託することに伴って当該医療情報が提供される場合

趣 旨

本規定は、①匿名加工医療情報作成事業事業の承継、②医療情報の取扱いの委託に伴って、医療情報の提供を受けた者は、第三者への提供制限(法第 26 条第 1 項)の「第三者」に該当しない旨を明らかにしたものである。

解 説

＜第1号＞

1　本号は、次に掲げる承継に伴って医療情報の提供を受ける者は、第三者に該当しないこととしたものである。
　(ｱ)　認定匿名加工医療情報作成事業者である法人に認定事業を譲渡する場合の承継(法第 10 条第 1 項)
　(ｲ)　認定匿名加工医療情報作成事業者である法人同士が合併する場合の承継(法第 10 条第 2 項)
　(ｳ)　認定匿名加工医療情報作成事業者でない法人に認定事業を譲渡する場合の承継(法第 10 条第 4 項)
　(ｴ)　認定匿名加工医療情報作成事業者でない法人との合併により認定匿名加工医療情報作成事業者である法人が消滅する場合の承継(法第10条第5項)
　(ｵ)　認定匿名加工医療情報作成事業者である法人を分割する場合の承継(法第 10 条第 6 項)

＜第2号＞

2　本号は、医療情報の取扱いの全部又は一部の委託に伴って医療情報の提供を受ける者は、第三者に該当しないこととしたものである。

第3章第2節　医療情報等及び匿名加工医療情報の取扱いに関する規制（第17条―第27条）

第二十七条（苦情の処理）

■第27条第1項■

> 認定匿名加工医療情報作成事業者は、主務省令で定めるところにより、認定事業に関し管理する医療情報等又は匿名加工医療情報の取扱いに関する苦情を適切かつ迅速に処理しなければならない。

趣旨

本規定は、認定匿名加工医療情報作成事業者に対し、医療情報等又は匿名加工医療情報の取扱いに関する苦情の適切かつ迅速な処理を義務づけたものである。

解説

1　医療情報等又は匿名加工医療情報の利用及び提供等に係る本人等の不平不満は、訴訟を通じて司法の判断に委ねるよりも、むしろ苦情処理制度によって解決を図ることが適当なものが多いと考えられる。そこで、まずは認定匿名加工医療情報作成事業者の責任において苦情の適切かつ迅速な処理を行う必要があることを明確にするため、本規定が設けられている。

2　「苦情」とは、医療情報等又は匿名加工医療情報の取扱いに関するすべての不平不満を意味する。必ずしも本人からの苦情に限られるものではない。

なお、苦情として、例えば、次のようなものが考えられる。
- 患者本人からの苦情
    ——医療情報の提供の可否に関するもの
- 医療情報取扱事業者からの苦情
    ——医療情報を提供するシステムの不備に関するもの

3　認定匿名加工医療情報作成事業者は、認定事業に関し管理する医療情報等又は匿名加工医療情報の取扱いに関する苦情については、次に定めるところにより、これを処理しなければならない。〈則第24条〉

(ｱ)　苦情を受け付けたときは、遅滞なく、当該苦情に係る事項の原因を究明すること

(ｲ)　(ｱ)による原因究明の結果に基づき、認定事業に関し管理する医療情報等又は匿名加工医療情報の取扱いに関し改善が必要な場合には、所要の措置を講ずること

(ｳ)　苦情の内容、原因究明の結果及び改善措置を記載した苦情処理記録を作成し、その作成の日から3年間保存すること

4　主務大臣は、認定匿名加工医療情報作成事業者（外国取扱者を除く。）が本規定に違反していると認めるときは、その者に対し、当該違反を是正するため必要な措置をとるべきことを命ずることができる。〈法第37条第1項〉

なお、外国取扱者については、「命ずる」を「請求する」に読み替えて適用される。〈法第37条第3項〉

■**第２７条第２項**■

> 認定匿名加工医療情報作成事業者は、主務省令で定めるところにより、前項の目的を達成するために必要な体制を整備しなければならない。

趣旨

　本規定は、認定匿名加工医療情報作成事業者に対し、医療情報等又は匿名加工医療情報の取扱いに関する苦情を適切かつ迅速に処理するための体制の整備を義務づけたものである。

解説

1　医療情報等又は匿名加工医療情報の取扱いに関する苦情の適切かつ迅速な処理には、必要な体制を整備する必要があるため、確認的に本規定が設けられている。

2　認定匿名加工医療情報作成事業者は、苦情を受け付けるための窓口の設置、苦情の対応の手順の策定その他の措置を講ずることにより、認定事業に関し管理する医療情報等又は匿名加工医療情報の取扱いに関する苦情を適切かつ迅速に処理するために必要な体制を整備しなければならない。〈則第25条〉

3　主務大臣は、認定匿名加工医療情報作成事業者（外国取扱者を除く。）が本規定に違反していると認めるときは、その者に対し、当該違反を是正するため必要な措置をとるべきことを命ずることができる。〈法第37条第1項〉

　なお、外国取扱者については、「命ずる」を「請求する」に読み替えて適用される。〈法第37条第3項〉

第三節　認定医療情報等取扱受託事業者

第二十八条（認定）

> 認定匿名加工医療情報作成事業者の委託(二以上の段階にわたる委託を含む。)を受けて医療情報等又は匿名加工医療情報を取り扱う事業を行おうとする者(法人に限る。)は、申請により、当該事業を適正かつ確実に行うことができるものと認められる旨の主務大臣の認定を受けることができる。

趣　旨

　本規定は、認定匿名加工医療情報作成事業者の委託を受けて医療情報等又は匿名加工医療情報を取り扱う事業を行おうとする者は、主務大臣の認定を受けることができる旨を定めたものである。

解　説

1　本法では、認定匿名加工医療情報作成事業者は、認定事業に関し管理する医療情報等又は匿名加工医療情報の取扱いの全部又は一部を、認定医療情報等取扱受託事業者に委託することができるようにしている(法第23条第1項)。

　また、認定医療情報等取扱受託事業者は、委託を受けた医療情報等又は匿名加工医療情報の取扱いの全部又は一部を、他の認定医療情報等取扱受託事業者に再委託することができる(法第23条第2項)。

　さらには、認定医療情報等取扱受託事業者は、再委託を受けた医療情報等又は匿名加工医療情報の取扱いの全部又は一部を、他の認定医療情報等取扱受託事業者にさらに委託(再々委託)することができるようになっている(法第23条第3項)。

　このように、委託、再委託、再々委託を受けることができるのは、認定医療情報等取扱受託事業者のみであり、本規定はその認定について定めたものである。

2　「二以上の段階にわたる委託を含む」とあるように、認定匿名加工医療情報作成事業者から委託を受けて療情報等又は匿名加工医療情報を取り扱う事業を行おうとする者のほか、別の認定医療情報等取扱受託事業者から再委託を受けて医療情報等又は匿名加工医療情報を取り扱う事業を行おうとする者も認定を受けることができる。

3　「医療情報等又は匿名加工医療情報を取り扱う事業を行おうとする者」とあるが、これには外国の事業者も含まれる。

4　「法人に限る」とあるように、適切な統治体制を有する「法人」であることを認定医療情報等取扱受託事業者の要件としている。

5　「申請により」とあるように、認定は、認定匿名加工医療情報作成事業者の委託を受けて医療情報等又は匿名加工医療情報を取り扱う事業を行おうとする者からの申請が前提となっており、主務大臣が一方的に認定することはできない。

6　「主務大臣の認定」を受けた者は、認定医療情報等取扱受託事業者と呼ばれる。

7 認定医療情報等取扱受託事業者に対しては、主務大臣(法第35条から第37条まで)と認定匿名加工医療情報作成事業者(法第24条)による二重の監督が行われることとなる。

8 認定を受けようとする者は、認定申請書(規則様式第一五)を主務大臣に提出しなければならない。〈則第26条により準用する第3条第1項〉

9 主務大臣は、認定医療情報等取扱受託事業者に対し、本規定の認定に係る事業の適確な実施に必要な指導及び助言を行うものとする。〈法第36条〉

10 偽りその他不正の手段により本規定の認定を受けた者は、1年以下の懲役もしくは50万円以下の罰金に処し、又はこれを併科する。〈法第46条第1号〉

　また、いわゆる両罰規定の対象となっており、この行為者を使用する法人には50万円以下の罰金刑が科される。〈法第49条第1項〉

第二十九条（準用）

　第八条第二項（第二号及び第三号を除く。）、第三項（第二号を除く。）、第四項及び第五項の規定は前条の認定について、第九条から第十四条まで、第十七条、第十八条第一項及び第二項、第十九条から第二十二条まで、第二十四条、第二十六条並びに第二十七条の規定は認定医療情報等取扱受託事業者について、第十五条及び第十六条の規定は認定医療情報等取扱受託事業者に係る認定の取消しについて、それぞれ準用する。この場合において、次の表の上欄に掲げる規定中同表の中欄に掲げる字句は、それぞれ同表の下欄に掲げる字句に読み替えるものとするほか、必要な技術的読替えは、政令で定める。

第八条第二項	次項各号	次項第一号、第三号及び第四号
第八条第三項第一号ハ	匿名加工医療情報作成事業	その事業
第九条第一項	同条第二項第二号から第五号まで	前条第二項第四号又は第五号
第九条第四項	第一号	第一号及び第二号
第十条第一項	第八条第一項の認定に係る匿名加工医療情報作成事業	第二十八条の認定に係る同条に規定する事業
第十条第七項	第八条第三項から第五項まで	第八条第三項（第二号を除く。）、第四項及び第五項
第十条第九項、第十一条第二項及び第十二条第二項	第八条第一項	第二十八条
第十五条第一項第二号	第八条第三項各号	第八条第三項第一号、第三号又は第四号
第十五条第一項第五号	第三十七条第一項	第三十七条第二項
第十六条第一項第二号	同条第一項	同条第二項
第十七条第一項	第二十五条又は第三十条第一項の規定により医療情報の提供	第二十三条第一項又は第二項の規定により医療情報の取扱いの全部又は一部の委託又は再委託
第二十六条第一項	前条の規定により提供する場合及び次に	次に
	同条又は第三十条第一項の規定により提供された	第二十三条第一項又は第二項の規定によりその取扱いの全部又は一部の委託又は再委託をされた
第二十六条第二項第二号	が第二十三条第一項	又は認定匿名加工医療情報作成事業者が第二十三条第二項又は第一項
	を委託する	の委託又は再委託をする

趣旨

本規定は、認定医療情報等取扱受託事業者については、認定匿名加工医療情報作成事業者に関する規定を準用して適用する旨を定めたものである。

解説

1　認定医療情報等取扱受託事業者の認定にあたっては、認定匿名加工医療情報作成事業者の認定基準のうち、①申請者が欠格要件に該当しないこと（法第29条により準用する第8条第3項第1号）、②医療情報等及び匿名加工医療情報の漏えい、滅失又は毀損の防止その他の当該医療情報等及び匿名加工医療情報の安全管理のために必要かつ適切なものとして主務省令で定める措置が講じられていること（法第29条により準用する第8条第3項第3号）、③医療情報等及び匿名加工医療情報の安全管理のための措置を適確に実施するに足りる能力を有すること（法第29条により準用する第8条第3項第4号）に合致しているか確認することとなる。

　また、認定匿名加工医療情報作成事業者に係る法第9条から第14条まで、第17条から第22条まで、第24条、第26条及び第27条の規定の規定を認定医療情報等取扱受託事業者に準用し、医療情報等及び匿名加工医療情報の取扱いにあたって、安全管理措置等を講ずる義務を認定医療情報等取扱受託事業者に課すこととしている。

＜法第8条の準用＞

2　医療情報等取扱受託事業者の認定を受けようとする者は、次に掲げる事項を記載した申請書に、認定の基準に適合していることを証する書類その他主務省令で定める書類（則第26条により準用する第3条第2項）を添えて、これを主務大臣に提出しなければならない。

〈法第8条第2項（第2号及び第3号を除く）の準用〉

① 名称及び住所
② 医療情報等及び匿名加工医療情報の管理の方法
③ その他主務省令で定める事項

⇒ 医療情報等取扱受託事業者の認定申請書の記載事項に、医療情報の整理の方法（法第8条第2項第2号）と医療情報の加工の方法（法第8条第2項第3号）は含まれていない。これは、認定匿名加工医療情報作成事業者が認定事業を委託する上で、認定医療情報等取扱受託事業者に"丸投げ"することは想定されていないことによる。

3　認定申請書には、次に掲げる書類を添付する。〈認定申請に当たっての留意事項（内閣府）〉

○ 認定の基準（法第29条において準用する第8条第3項第1号、第3号、第4号）に適合していることを証する書類

- 申請者が法第29条において準用する第8条第3項第1号イ及びロのいずれにも該当しないことを誓約する書類
- 医療情報等取扱受託事業を行う役員及び使用人が法第29条において準用する第8条第3項第1号ハ(1)から(4)までのいずれにも該当しないことを誓約する書類
- 医療情報等取扱受託事業を行う役員及び使用人が法第29条において準用する第8条第3項第1号ハ(1)に該当しない者であることを確認するための医師の診断書

第3章第3節　認定医療情報等取扱受託事業者(第28条・第29条)

- ・医療情報等取扱受託事業を行う役員及び使用人が法第29条において準用する第8条第3項第1号ハ(2)に該当しない旨の官公署の証明書又はこれに代わる書面
- ・則第26条において準用する第6条第1号ロの基準に適合することを証する書類
- ・認定事業医療情報等を取り扱う者が、法第29条において準用する第8条第3項第1号ハ(1)から(4)までのいずれにも該当しない者であることを確認するための書類
- 〇 定款及び登記事項証明書又はこれらに準ずるもの
- 〇 匿名加工医療情報作成事業を行う役員及び使用人に係る住民票の写し又はこれに代わる書類
- 〇 申請の日の属する事業年度及び翌事業年度における事業計画書及び収支予算書
- 〇 その他主務大臣が必要と認める書類として、認定匿名加工医療情報作成事業者と締結予定の契約の内容を示す書類及び認定匿名加工医療情報作成事業者の事業運営における適切な位置付けと監督を確認することができる書類

4 認定申請書には、次に掲げる事項を記載する。〈認定申請に当たっての留意事項(内閣府)〉
　① 住所、名称及び連絡先
　② 医療情報等及び匿名加工医療情報の管理の方法
　③ 当該事業を行う役員又は使用人の氏名及び住所

⇒ 上記①について、「住所」は登記事項証明書に記載された住所を記載し、「名称」は登記事項証明書に記載された法人名を記載するとともに押印し、「連絡先」は郵便物の受け取りが可能な住所、氏名、法人名、担当部署、担当者名、電話番号、E-mailアドレス等を記載する。

⇒ 上記②について、認定事業医療情報等の取扱業務に関する責任者の氏名を記載するとともに、別紙AからQまでを提出する。
- 〇 別紙A「認定事業医療情報等の安全管理に係る基本方針」
- 〇 別紙B「認定事業医療情報等の取扱い業務に関する責任者及び認定事業医療情報等を取り扱う者の名簿等」
- 〇 別紙C「認定事業医療情報等の漏えい、滅失又は毀損の発生時における事務処理体制が分かる書類」
- 〇 別紙D「組織的安全管理措置、人的安全管理措置、物理的安全管理措置及び技術的安全管理措置に関する内部規則等」
- 〇 別紙E「外部の専門家による情報セキュリティ監査の受検に関する書類又は第三者認証の取得に関する書類(写しで可)」
- 〇 別紙F「認定事業医療情報等を取り扱う者が、認定事業の目的の達成に必要な範囲を超えて、認定事業医療情報等を取り扱うことがないことを確保するための措置及び認定事業医療情報等を取り扱う者に対する必要な教育及び訓練に関する書類」
- 〇 別紙G「認定事業医療情報等を取り扱う権限を有しない者による認定事業医療情報等の取扱いを防止する措置に関する書類」
- 〇 別紙H「認定事業医療情報等を取り扱う施設設備と他の施設設備との区分の整理等に関する書類」

- 別紙 I「認定事業に関し管理する医療情報等の取扱いに係る端末装置に関する書類」
- 別紙 J「認定事業医療情報等の削除に関する書類」
- 別紙 K「不正アクセス行為を防止するための措置に関する書類」
- 別紙 L「認定事業医療情報等の取扱いに係る電子計算機及び端末装置の動作を記録するとともに、通常想定されない当該電子計算機及び端末装置の操作を検知し、当該操作が行われた電子計算機及び端末装置を制御する措置に関する書類」
- 別紙 M「認定事業医療情報等の取扱いに係る電子計算機又は端末装置において、第三者が当該電子計算機又は端末装置に使用目的に反する動作をさせる機能が具備されていないことの確認に関する書類」
- 別紙 N「認定事業医療情報等の送受信に関する書類」
- 別紙 O「則第6条第4号ホに規定する措置が講じられていることが分かる書類」
- 別紙 P「認定事業医療情報等の漏えいその他の事故が生じた場合における被害の補償のための措置に関する書類」
- 別紙 Q「認定事業医療情報等を取り扱う施設設備の障害の発生の防止、障害の発生の検知、及び障害が発生した場合の対策のための措置に関する書類」

⇒ 上記③について、役員又は使用人（権限及び責任を有する者）の住民票に記載された氏名及び住所を記載する。

5 主務大臣は、認定の申請が次に掲げる基準に適合すると認めるときは、医療情報等取扱受託事業者の認定をしなければならない。〈法第8条第3項（第2号除く）の準用〉

(ア) 申請者が次のいずれにも該当しないこと

① 次世代医療基盤法その他個人情報の適正な取扱いに関する法律で政令で定めるもの（令第4条）又はこれらの法律に基づく命令の規定に違反し、罰金の刑に処せられ、その執行を終わり、又は執行を受けることがなくなった日から2年を経過しない者

② 匿名加工医療情報作成事業者又は医療情報等取扱受託事業者の認定を取り消され、その取消の日から2年を経過しない者

③ その事業を行う役員又は主務省令で定める使用人のうちに次のいずれかに該当する者があるもの

　（i）成年被後見人もしくは被保佐人又は外国の法令上これらに相当する者

　（ii）破産手続開始の決定を受けて復権を得ない者又は外国の法令上これに相当する者

　（iii）次世代医療基盤法その他個人情報の適正な取扱いに関する法律で政令で定めるもの（令第4条）又はこれらの法律に基づく命令の規定に違反し、罰金以上の刑に処せられ、その執行を終わり、又は執行を受けることがなくなった日から2年を経過しない者

　（iv）匿名加工医療情報作成事業者又は医療情報等取扱受託事業者の認定を受けた者が認定を取り消された場合において、その処分のあった日前30日以内に当該認定に係る事業を行う役員又は主務省令で定める使用人であった者で、その処分のあった日から2年を経過しないもの

(ｲ)　医療情報等及び匿名加工医療情報の漏えい、滅失又は毀損の防止その他の当該医療情報等及び匿名加工医療情報の安全管理のために必要かつ適切なものとして主務省令で定める措置(則第26条により準用する第6条)が講じられていること
　(ｳ)　申請者が、(ｲ)に規定する医療情報等及び匿名加工医療情報の安全管理のための措置を適確に実施するに足りる能力を有すること
⇒　医療情報等取扱受託事業者の認定基準に、申請者が匿名加工医療情報取扱事業者のニーズに即した匿名加工を行うことのできる適確な作成能力を有していること(法第8条第3項第2号)は含まれていない。これは、認定匿名加工医療情報作成事業者が認定事業を委託する上で、認定医療情報等取扱受託事業者に"丸投げ"することは想定されていないことによる。
⇒　上記(ｱ)③の「主務省令で定める使用人」は、申請者の使用人であって、当該申請者の医療情報等又は匿名加工医療情報を取り扱う事業に関する権限及び責任を有する者とする。〈則第26条により準用する第4条〉

6　主務大臣は、医療情報等取扱受託事業者の認定をしようとするときは、あらかじめ、個人情報保護委員会に協議しなければならない。〈法第8条第4項の準用〉

7　主務大臣は、医療情報等取扱受託事業者の認定をした場合においては、遅滞なく、その旨を申請者に通知するとともに、その旨を公示しなければならない。〈法第8条第5項の準用〉
⇒　主務大臣は、認定をしたときは、申請者に対し、その旨を通知するとともに、認定証(規則様式第一六)を交付するものとする。〈則第26条により準用する第7条〉

＜法第9条の準用＞

8　認定医療情報等取扱受託事業者は、認定に係る基準の本質事項(法第29条により準用する第8条第2項第4号、第5号)を変更しようとするときは、主務大臣の認定を受けなければならない。ただし、主務省令で定める軽微な変更(則第26条により準用する第8条第2項)については、この限りでない。〈法第9条第1項の準用〉
⇒　認定医療情報等取扱受託事業者は、法第8条第2項第4号又は第5号に掲げる事項を変更しようとするときは、変更認定申請書(規則様式第一七)に、次に掲げる書類を添えて、主務大臣に提出し、変更の認定を受けなければならない。〈則第26条により準用する第8条第1項〉
　①　認定の基準(法第8条第3項第1号、第3号及び第4号)に適合していることを証する書類及び認定申請書の添付書類(則第26条により準用する第3条第2項各号)のうち、当該変更事項に係る書類
　②　認定証の写し
⇒　偽りその他不正の手段により本準用規定の変更の認定を受けた者は、1年以下の懲役もしくは50万円以下の罰金に処し、又はこれを併科する。〈法第46条第1号〉
　　また、いわゆる両罰規定の対象となっており、この行為者を使用する法人には50万円以下の罰金刑が科される。〈法第49条第1項〉
⇒　上記の準用規定(法第29条により準用する第9条第1項)に違反して認定に係る基準の本質

事項(法第29条により準用する第8条第2項第4号、第5号)を変更した者は、1年以下の懲役もしくは50万円以下の罰金に処し、又はこれを併科する。〈法第46条第4号〉

　また、いわゆる両罰規定の対象となっており、この行為者を使用する法人には50万円以下の罰金刑が科される。〈法第49条第1項〉

9　認定医療情報等取扱受託事業者は、名称もしくは住所に変更があったとき又は主務省令で定める軽微な変更をしたときは、遅滞なく、その旨を主務大臣に届け出なければならない。〈法第9条第2項の準用〉

⇒　上記の「主務省令で定める軽微な変更」は、次のいずれかに該当する場合とする。〈則第26条により準用する第8条第2項〉

　(ｱ)　医療情報等又は匿名加工医療情報を取り扱う事業を行う役員又は使用人の氏名の変更であって、役員又は使用人の変更を伴わないもの

　(ｲ)　(ｱ)に掲げるもののほか、認定基準の本質事項(法第8条第2項第4号又は第5号)の実質的な変更を伴わないもの

⇒　認定医療情報等取扱受託事業者は、変更の届出をしようとするときは、変更届出書(名称等、軽微な変更)(規則様式第一八)に、変更事項に係る書類及び認定証の写しを添えて、主務大臣に提出しなければならない。〈則第26条により準用する第8条第3項〉

⇒　上記の準用規定(法第29条により準用する第9条第2項)による届出をせず、又は虚偽の届出をした者は、50万円以下の罰金に処する。〈法第47条第1号〉

　また、いわゆる両罰規定の対象となっており、この行為者を使用する法人には50万円以下の罰金刑が科される。〈法第49条第1項〉

10　主務大臣は、認定医療情報等取扱受託事業者の名称又は住所の変更の届出があったときは、遅滞なく、その旨を公示しなければならない。〈法第9条第3項の準用〉

11　主務大臣は、認定医療情報等取扱受託事業者に係る変更の認定の申請が次に掲げる基準に適合すると認めるときは、変更の認定をしなければならない。〈法第9条第4項の準用〉

　(ｱ)　医療情報等及び匿名加工医療情報の漏えい、滅失又は毀損の防止その他の当該医療情報等及び匿名加工医療情報の安全管理のために必要かつ適切なものとして主務省令で定める措置が講じられていること

　(ｲ)　申請者が、(ｱ)に規定する医療情報等及び匿名加工医療情報の安全管理のための措置を適確に実施するに足りる能力を有すること

⇒　上記の「主務省令で定める措置」は、次のとおりとする。〈則第26条により準用する第6条〉

　(A)　組織的安全管理措置

　　(ｱ)　認定事業医療情報等の安全管理に係る基本方針を定めていること

　　(ｲ)　認定事業医療情報等の安全管理に関する相当の経験及び識見を有する責任者を配置していること

　　(ｳ)　認定事業医療情報等を取り扱う者の権限及び責務並びに業務を明確にしていること

　　(ｴ)　認定事業医療情報等の漏えい、滅失又は毀損の発生時における事務処理体制が整備されていること

　　(ｵ)　安全管理措置に関する規程の策定及び実施並びにその運用の評価及び改善を行っ

ていること
- (カ) 外部の専門家による情報セキュリティ監査の受検又は第三者認証の取得により、安全管理に係る措置の継続的な確保を図っていること

(B) 人的安全管理措置
- (ア) 認定事業医療情報等を取り扱う者が、成年被後見人、被保佐人又は破産者等のいずれにも該当しない者であることを確認していること
- (イ) 認定事業医療情報等を取り扱う者が、認定に係る事業の目的の達成に必要な範囲を超えて、認定事業医療情報等を取り扱うことがないことを確保するための措置を講じていること
- (ウ) 認定事業医療情報等を取り扱う者に対する必要な教育及び訓練を行っていること
- (エ) 認定事業医療情報等を取り扱う権限を有しない者による認定事業医療情報等の取扱いを防止する措置を講じていること

(C) 物理的安全管理措置
- (ア) 認定事業医療情報等を取り扱う施設設備を他の施設設備と区分していること
- (イ) 認定事業医療情報等を取り扱う施設設備への立入り及び機器の持込みを制限する措置を講じているとともに、監視カメラの設置その他の当該施設設備の内部を常時監視するための装置を備えていること
- (ウ) 認定に係る事業に関し管理する医療情報等の取扱いに係る端末装置は、原則として、補助記憶装置及び可搬記録媒体への記録機能を有しないものとすること
- (エ) 認定事業医療情報等を削除し、又は認定事業医療情報等が記録された機器、電子媒体等を廃棄する場合には、復元不可能な手段で行うこと

(D) 技術的安全管理措置
- (ア) 認定事業医療情報等を取り扱う施設設備に、不正アクセス行為を防止するため、適切な措置を講じていること
- (イ) 認定事業医療情報等の取扱いに係る電子計算機及び端末装置の動作を記録するとともに、通常想定されない当該電子計算機及び端末装置の操作を検知し、当該操作が行われた電子計算機及び端末装置を制御する措置を講じていること
- (ウ) 認定事業医療情報等の取扱いに係る電子計算機又は端末装置において、第三者が当該電子計算機又は端末装置に使用目的に反する動作をさせる機能が具備されていないことを確認していること
- (エ) 認定事業医療情報等を電気通信により送受信するとき、又は移送し、もしくは移送を受けるときは、次に掲げる措置を講じていること
    ① 外部の者との送受信の用に供する電気通信回線として、専用線等(IP-VPNサービスに用いられる仮想専用線その他のこれと同等の安全性が確保されると認められる仮想専用線を含む。)を用いること
    ② ①に規定する電気通信回線に接続されるサーバ用の電子計算機のうち、医療情報の受信に用いるものについては、外部への送信機能を具備させないこと
    ③ ①に規定する電気通信回線に接続されるサーバ用の電子計算機のうち、匿名加工

医療情報の送信に用いるものについては、外部からの受信機能を具備させないこと。また、②又は(ｵ)に規定する電子計算機以外のサーバ用の電子計算機を用いること

　　　　　④ ①から③までに掲げるもののほか、認定事業医療情報等を適切に移送し、又は移送を受けるために、暗号化等必要な措置を講ずること
　　　(ｵ) 匿名加工医療情報の作成の用に供する医療情報の管理は、(ｴ)②及び③の電子計算機以外のサーバ用の電子計算機を用いることとし、(ｴ)②及び③に規定する電子計算機を経由する以外の方法による外部へのネットワーク接続を行わないこと。また、(ｴ)②及び③に規定する電子計算機との接続においては、専用線を用いること
　　(E) その他の措置
　　　(ｱ) 認定事業医療情報等の漏えいその他の事故が生じた場合における被害の補償のための措置を講じていること
　　　(ｲ) 認定事業医療情報等を取り扱う施設設備の障害の発生の防止に努めるとともに、これらの障害の発生を検知し、及びこれらの障害が発生した場合の対策を行うため、事業継続計画の策定、その機能を代替することができる予備の機器の設置その他の適切な措置を講じていること
12　主務大臣は、認定医療情報等取扱受託事業者に係る変更の認定をしようとするときは、あらかじめ、個人情報保護委員会に協議しなければならない。〈法第９条第４項の準用〉

＜法第１０条の準用＞

13　認定医療情報等取扱受託事業者である法人が他の認定医療情報等取扱受託事業者である法人に認定に係る事業の全部の譲渡を行ったときは、譲受人は、譲渡人の認定医療情報等取扱受託事業者としての地位を承継する。〈法第10条第１項の準用〉

14　認定医療情報等取扱受託事業者である法人が他の認定医療情報等取扱受託事業者である法人と合併をしたときは、合併後存続する法人又は合併により設立された法人は、合併により消滅した法人の認定医療情報等取扱受託事業者としての地位を承継する。〈法第10条第２項の準用〉

15　法第29条により準用する第10条１項及び第２項の規定により認定医療情報等取扱受託事業者としての地位を承継した法人は、遅滞なく、その旨を主務大臣に届け出なければならない。〈法第10条第３項の準用〉

⇒　認定医療情報等取扱受託事業者としての地位を承継した旨の届出をしようとする者は、承継届出書(規則様式第一九)に、次に掲げる書類及び被承継者に係る認定証を添えて、主務大臣に提出しなければならない。〈則第26条により準用する第９条第１項〉
　　(ｱ) 認定に係る事業の全部を譲り受けて認定医療情報等取扱受託事業者の地位を承継した法人(法第29条により準用する第10条第１項)にあっては、事業譲渡証明書(規則様式第二〇)及び認定に係る事業の全部の譲渡が行われたことを証する書面並びに承継者に係る認定証の写し
　　(ｲ) 合併後存続する法人であって、認定医療情報等取扱受託事業者の地位を承継した法人(法第29条により準用する第10条第２項)にあっては、その法人の登記事項証明書及び

第3章第3節　認定医療情報等取扱受託事業者(第28条・第29条)

　　　認定証の写し
　(ウ) 合併により設立された法人であって、認定医療情報等取扱受託事業者の地位を承継した法人(法第29条により準用する第10条第2項)にあっては、その法人の登記事項証明書
⇒　上記の準用規定(法第29条により準用する第10条第3項)による届出をせず、又は虚偽の届出をした者は、50万円以下の罰金に処する。〈法第47条第1号〉
　　また、いわゆる両罰規定の対象となっており、この行為者を使用する法人には50万円以下の罰金刑が科される。〈法第49条第1項〉

16 認定医療情報等取扱受託事業者である法人が認定医療情報等取扱受託事業者でない法人に認定に係る事業の全部の譲渡を行う場合において、譲渡人及び譲受人があらかじめ当該譲渡及び譲受けについて主務大臣の認可を受けたときは、譲受人は、譲渡人の認定医療情報等取扱受託事業者としての地位を承継する。〈法第10条第4項の準用〉
⇒　上記の認可を受けようとする者は、譲渡及び譲受け認可申請書(規則様式第二一)に、次に掲げる書類及び譲渡人に係る認定証を添えて、主務大臣に提出しなければならない。〈則第26条により準用する第9条第2項〉
　① 事業譲渡証明書(規則様式第二二)及び認定に係る事業の全部の譲渡が行われることを証する書面
　② 譲受人が認定の基準(法第8条第3項第1号、第3号及び第4号)に適合していることを証する書類
　③ 譲受人に係る書類(則第26条により準用する第3条第2項各号)
⇒　偽りその他不正の手段により本準用規定の認可を受けた者は、1年以下の懲役もしくは50万円以下の罰金に処し、又はこれを併科する。〈法第46条第1号〉
　　また、いわゆる両罰規定の対象となっており、この行為者を使用する法人には50万円以下の罰金刑が科される。〈法第49条第1項〉

17 認定医療情報等取扱受託事業者である法人が認定医療情報等取扱受託事業者でない法人との合併により消滅することとなる場合において、あらかじめ当該合併について主務大臣の認可を受けたときは、合併後存続する法人又は合併により設立された法人は、合併により消滅した法人の認定医療情報等取扱受託事業者としての地位を承継する。〈法第10条第5項の準用〉
⇒　上記の認可を受けようとする者は、合併認可申請書(規則様式第二三)に、次に掲げる書類及び被承継者に係る認定証を添えて、主務大臣に提出しなければならない。〈則第26条により準用する第9条第3項〉
　① 合併が行われることを証する書面
　② 合併後存続する法人又は合併により設立される法人が認定の基準(法第8条第3項第1号、第3号及び第4号)に適合していることを証する書類
　③ 合併後存続する法人又は合併により設立される法人に係る書類(則第26条により準用する第3条第2項各号)
⇒　偽りその他不正の手段により本準用規定の認可を受けた者は、1年以下の懲役もしくは50万円以下の罰金に処し、又はこれを併科する。〈法第46条第1号〉

また、いわゆる両罰規定の対象となっており、この行為者を使用する法人には 50 万円以下の罰金刑が科される。〈法第 49 条第 1 項〉

18 認定医療情報等取扱受託事業者である法人が分割により認定に係る事業の全部を承継させる場合において、あらかじめ当該分割に主務大臣の認可を受けたときは、分割により認定に係る事業の全部を承継した法人は、分割をした法人の認定医療情報等取扱受託事業者としての地位を承継する。〈法第 10 条第 6 項の準用〉

⇒　上記の認可を受けようとする者は、分割認可申請書(規則様式第二四)に、次に掲げる書類及び被承継者に係る認定証を添えて、主務大臣に提出しなければならない。〈則第 26 条により準用する第 9 条第 4 項〉

①　事業承継証明書(規則様式第二五)及び分割により認定に係る事業の全部の承継が行われることを証する書面

②　分割により認定に係る事業の全部を承継する法人が認定の基準(法第 8 条第 3 項第 1 号、第 3 号及び第 4 号)に適合していることを証する書類

③　分割により認定に係る事業の全部を承継する法人に係る書類(則第 26 条により準用する第 3 条第 2 項各号)

⇒　偽りその他不正の手段により本準用規定の認可を受けた者は、1 年以下の懲役もしくは 50 万円以下の罰金に処し、又はこれを併科する。〈法第 46 条第 1 号〉

　　　また、いわゆる両罰規定の対象となっており、この行為者を使用する法人には 50 万円以下の罰金刑が科される。〈法第 49 条第 1 項〉

19 主務大臣は、認定医療情報等取扱受託事業者の地位を承継しようとする法人が次に掲げる基準に適合すると認めるときは、認定に係る事業の譲渡・合併・分割に係る承継の認可をしなければならない。〈法第 10 条第 7 項の準用〉

(ｱ) 認定医療情報等取扱受託事業者の地位を承継しようとする法人が次のいずれにも該当しないこと

①　次世代医療基盤法その他個人情報の適正な取扱いに関する法律で政令で定めるもの(令第 4 条)又はこれらの法律に基づく命令の規定に違反し、罰金の刑に処せられ、その執行を終わり、又は執行を受けることがなくなった日から 2 年を経過しない者

②　匿名加工医療情報作成事業者又は医療情報等取扱受託事業者の認定を取り消され、その取消の日から 2 年を経過しない者

③　その事業を行う役員等のうちに次のいずれかに該当する者があるもの

(ⅰ) 成年被後見人もしくは被保佐人又は外国の法令上これらに相当する者

(ⅱ) 破産手続開始の決定を受けて復権を得ない者又は外国の法令上これに相当する者

(ⅲ) 次世代医療基盤法その他個人情報の適正な取扱いに関する法律で政令で定めるもの(令第 4 条)又はこれらの法律に基づく命令の規定に違反し、罰金以上の刑に処せられ、その執行を終わり、又は執行を受けることがなくなった日から 2 年を経過しない者

(ⅳ) 匿名加工医療情報作成事業者又は医療情報等取扱受託事業者の認定を受けた

第3章第3節　認定医療情報等取扱受託事業者(第28条・第29条)

　　者が認定を取り消された場合において、その処分のあった日前30日以内に当該認定に係る事業を行う役員等であった者で、その処分のあった日から2年を経過しないもの
- (イ) 医療情報等及び匿名加工医療情報の漏えい、滅失又は毀損の防止その他の当該医療情報等及び匿名加工医療情報の安全管理のために必要かつ適切なものとして主務省令で定める措置(則第26条により準用する第6条)が講じられていること
- (ウ) 認定医療情報等取扱受託事業者の地位を承継しようとする法人が、(イ)に規定する医療情報等及び匿名加工医療情報の安全管理のための措置を適確に実施するに足りる能力を有すること

20　主務大臣は、認定に係る事業の譲渡・合併・分割に係る承継の認可をしようとするときは、あらかじめ、個人情報保護委員会に協議しなければならない。〈法第10条第7項の準用〉

21　主務大臣は、認定に係る事業の譲渡・合併・分割に係る承継の認可をした場合においては、遅滞なく、その旨を認定医療情報等取扱受託事業者の地位を承継しようとする法人に通知するとともに、その旨を公示しなければならない。〈法第10条第7項の準用〉

22　認定医療情報等取扱受託事業者である法人は、認定医療情報等取扱受託事業者でない者に認定に係る事業の全部の譲渡を行い、認定医療情報等取扱受託事業者でない法人と合併をし、又は分割により認定に係る事業の全部を承継させる場合において、主務大臣の認可の申請をしないときは、その認定に係る事業の全部の譲渡、合併又は分割の日までに、その旨を主務大臣に届け出なければならない。〈法第10条第8項の準用〉

⇒　認定に係る事業の譲渡・合併・分割に係る認可の申請をしない旨の届出をしようとする者は、認可の申請をしない旨の届出書(規則様式第二六)に、被承継者に係る認定証を添えて、主務大臣に提出しなければならない。〈則第26条により準用する第9条第5項〉

⇒　上記の準用規定(法第29条により準用する第10条第8項)による届出をせず、又は虚偽の届出をした者は、50万円以下の罰金に処する。〈法第47条第1号〉
　　また、いわゆる両罰規定の対象となっており、この行為者を使用する法人には50万円以下の罰金刑が科される。〈法第49条第1項〉

23　認定医療情報等取扱受託事業者である法人が認定医療情報等取扱受託事業者でない者に認定に係る事業の全部の譲渡を行い、認定医療情報等取扱受託事業者でない法人との合併により消滅することとなり、又は分割により認定に係る事業の全部を承継させる場合において、主務大臣の認可をしない旨の処分があったとき(これらの認可の申請がない場合にあっては、当該認定に係る事業の全部の譲渡、合併又は分割があったとき)は、医療情報等取扱受託事業者の認定は、その効力を失うものとし、その譲受人、合併後存続する法人もしくは合併により設立された法人又は分割により認定に係る事業の全部を承継した法人は、遅滞なく、当該認定に係る事業に関し管理する医療情報等及び匿名加工医療情報を消去しなければならない。〈法第10条第9項の準用〉

⇒　上記の準用規定(法第29条により準用する第10条第9項)に違反して医療情報等及び匿名加工医療情報を消去しなかった者は、50万円以下の罰金に処する。〈法第47条第2号〉

なお、この罪は、日本国外においてこの罪を犯した者にも適用される。〈法第48条〉
また、いわゆる両罰規定の対象となっており、この行為者を使用する法人には50万円以下の罰金刑が科される。〈法第49条第1項〉

24　主務大臣は、①認定に係る事業を引き継いだ旨の届出（法第29条により準用する第10条第3項）があったとき、②認定に係る事業の譲渡・合併・分割に係る承継の認可を申請しない旨の届出（法第29条により準用する第10条第8項）があったとき、③認定に係る事業の譲渡・合併・分割に係る承継の認可（法第29条により準用する第10条第4項から第6項まで）をしない旨の処分をしたときは、遅滞なく、その旨を公示しなければならない。〈法第10条第10項の準用〉

＜法第11条の準用＞

25　認定医療情報等取扱受託事業者は、認定に係る事業を廃止しようとするときは、あらかじめ、その旨を主務大臣に届け出なければならない。〈法第11条第1項の準用〉

⇒　認定医療情報等取扱受託事業者は、認定に係る事業の廃止の届出をしようとするときは、廃止届出書（規則様式第二七）に、認定証を添えて、主務大臣に提出しなければならない。〈則第26条により準用する第10条〉

⇒　上記の準用規定（法第29条により準用する第11条第1項）による届出をせず、又は虚偽の届出をした者は、50万円以下の罰金に処する。〈法第47条第1号〉
　　また、いわゆる両罰規定の対象となっており、この行為者を使用する法人には50万円以下の罰金刑が科される。〈法第49条第1項〉

26　認定に係る事業の廃止の届出があったときは、医療情報等取扱受託事業者の認定は、その効力を失うものとし、認定医療情報等取扱受託事業者であった法人は、遅滞なく、当該認定に係る事業に関し管理する医療情報等及び匿名加工医療情報を消去しなければならない。〈法第11条第2項の準用〉

⇒　上記の準用規定（法第29条により準用する第11条第2項）に違反して医療情報等及び匿名加工医療情報を消去しなかった者は、50万円以下の罰金に処する。〈法第47条第2号〉
　　なお、この罪は、日本国外においてこの罪を犯した者にも適用される。〈法第48条〉
　　また、いわゆる両罰規定の対象となっており、この行為者を使用する法人には50万円以下の罰金刑が科される。〈法第49条第1項〉

27　主務大臣は、認定に係る事業の廃止の届出があったときは、遅滞なく、その旨を公示しなければならない。〈法第11条第3項の準用〉

＜法第12条の準用＞

28　認定医療情報等取扱受託事業者である法人が合併以外の事由により解散したときは、その清算人もしくは破産管財人又は外国の法令上これらに相当する者は、遅滞なく、その旨を主務大臣に届け出なければならない。〈法第12条第1項の準用〉

⇒　清算人もしくは破産管財人又は外国の法令上これらに相当する者は、認定医療情報等取扱受託事業者である法人の解散の届出をするときは、解散届出書（規則様式第二八）に、認定証を添えて、主務大臣に提出しなければならない。〈則第26条により準用する第11条〉

⇒　上記の準用規定（法第29条により準用する第12条第1項）による届出をせず、又は虚偽の

届出をした者は、10万円以下の過料に処する。〈法第50条第1号〉

29 認定医療情報等取扱受託事業者である法人が合併以外の事由により解散したときは、医療情報等取扱受託事業者の認定は、その効力を失うものとし、その清算中もしくは特別清算中の法人もしくは破産手続開始後の法人又は外国の法令上これらに相当する法人は、遅滞なく、当該認定に係る事業に関し管理する医療情報等及び匿名加工医療情報を消去しなければならない。〈法第12条第2項の準用〉

⇒ 上記の準用規定(法第29条により準用する第12条第2項)に違反して医療情報等及び匿名加工医療情報を消去しなかった者は、50万円以下の罰金に処する。〈法第47条第2号〉

なお、この罪は、日本国外においてこの罪を犯した者にも適用される。〈法第48条〉

また、いわゆる両罰規定の対象となっており、この行為者を使用する法人には50万円以下の罰金刑が科される。〈法第49条第1項〉

30 主務大臣は、認定医療情報等取扱受託事業者である法人の解散の届出があったときは、遅滞なく、その旨を公示しなければならない。〈法第12条第3項の準用〉

＜法第13条の準用＞

31 認定医療情報等取扱受託事業者は、帳簿を備え、その業務に関し主務省令で定める事項を記載し、これを保存しなければならない。〈法第13条の準用〉

⇒ 帳簿は、文書、電磁的記録又はマイクロフィルムを用いて作成しなければならない。〈則第26条により準用する第12条第2項〉

⇒ 上記の「主務省令で定める事項」は、匿名加工医療情報の消去を行った場合(法第29条により準用する第19条)における次に掲げる事項とする。なお、認定医療情報等取扱受託事業者は、その都度、遅滞なく、それぞれに掲げる事項を帳簿に記載し、その記載の日から3年間保存しなければならない。〈則第26条により準用する第12条第1項、第3項〉

① 当該匿名加工医療情報の消去を行った年月日
② 当該匿名加工医療情報の項目

⇒ 上記の準用規定(法第29条により準用する第13条)に違反して、帳簿を備えず、帳簿に記載せず、もしくは虚偽の記載をし、又は帳簿を保存しなかった者は、50万円以下の罰金に処する。〈法第47条第3号〉

また、いわゆる両罰規定の対象となっており、この行為者を使用する法人には50万円以下の罰金刑が科される。〈法第49条第1項〉

32 事業計画書等について、次のとおり定められている。〈則第26条により準用する第13条〉

(ｱ) 認定医療情報等取扱受託事業者は、毎事業年度開始前に、認定に係る事業に関し事業計画書及び収支予算書を作成し、主務大臣に提出するとともに、公表しなければならない。これを変更しようとするときも、同様とする。

(ｲ) 認定医療情報等取扱受託事業者は、毎事業年度終了後3月以内に、認定に係る事業に関し事業報告書及び収支決算書を作成し、主務大臣に提出するとともに、公表しなければならない。

＜法第14条の準用＞

33 認定医療情報等取扱受託事業者でない者は、『認定医療情報等取扱受託事業者』とい

う名称又はこれと紛らわしい名称を用いてはならない。〈法第14条の準用〉

⇒ 上記の準用規定(法第29条により準用する第14条)に違反した者は、10万円以下の過料に処する。〈法第50条第2号〉

⇒ 上記の準用規定(法第29条により準用する第14条)について、次世代医療基盤法の施行の際現に『認定医療情報等取扱受託事業者』という名称又はこれらと紛らわしい名称を使用している者については、この法律の施行後6月間は、適用しない。〈法附則第3条〉

これは、従前から当該名称を用いている者が存在する可能性があり、一般に名称の変更には時間を要することとなるため、本法の施行後一定の猶予期間を設けたものである。

＜法第１５条の準用＞

34 主務大臣は、認定医療情報等取扱受託事業者(外国取扱者を除く。)が次のいずれかに該当するときは、医療情報等取扱受託事業者の認定を取り消すことができる。〈法第15条第1項の準用〉

(ｱ) 偽りその他不正の手段により医療情報等取扱受託事業者の認定又は主務大臣の認可(法第29条により準用する第10条第4項から第6項まで)を受けたとき

(ｲ) 認定医療情報等取扱受託事業者がその認定基準(法第29条により準用する第8条第3項第1号、第3号、第4号)のいずれかに適合しなくなったとき

(ｳ) 認定医療情報等取扱受託事業者に係る変更の認定(法第29条により準用する第9条第1項)を受けないで変更をしたとき

(ｴ) 第三者提供の制限(法第29条により準用する第26条第1項)に違反して医療情報を提供したとき

(ｵ) 主務大臣の是正命令(法第37条第2項)に違反したとき

⇒ 主務大臣は、認定を取り消したときは、その旨を書面により当該認定を受けていた者に通知するものとする。〈則第26条より準用する第14条〉

35 認定医療情報等取扱受託事業者(外国取扱者を除く。)が認定を取り消されたときは、遅滞なく、当該認定に係る事業に関し管理する医療情報等及び匿名加工医療情報を消去しなければならない。〈法第15条第2項の準用〉

⇒ 上記の準用規定(法第29条により準用する第15条第2項)に違反して医療情報等及び匿名加工医療情報を消去しなかった者は、50万円以下の罰金に処する。〈法第47条第2号〉
なお、この罪は、日本国外においてこの罪を犯した者にも適用される。〈法第48条〉
また、いわゆる両罰規定の対象となっており、この行為者を使用する法人には50万円以下の罰金刑が科される。〈法第49条第1項〉

36 主務大臣は、医療情報等取扱受託事業者の認定を取り消そうとするときは、あらかじめ、個人情報保護委員会に協議しなければならない。〈法第15条第3項の準用〉

37 主務大臣は、医療情報等取扱受託事業者の認定を取り消したときは、遅滞なく、その旨を公示しなければならない。〈法第15条第4項の準用〉

＜法第１６条の準用＞

38 主務大臣は、認定医療情報等取扱受託事業者(外国取扱者に限る。)が次のいずれかに該当するときは、医療情報等取扱受託事業者の認定を取り消すことができる。〈法第16

第３章第３節　認定医療情報等取扱受託事業者(第28条・第29条)

条第１項の準用〉
- (ｱ) 医療情報等取扱受託事業者の認定の取消の基準(法第29条により準用する第15条第1項第1号から第4号まで)のいずれかに該当するとき
- (ｲ) 主務大臣の是正請求(法第37条第3項)に応じなかったとき
- (ｳ) 主務大臣が、次世代医療基盤法の施行に必要な限度において、認定医療情報等取扱受託事業者(外国取扱者に限る。)に対し必要な報告を求め、又はその職員に、その者の事務所その他の事業所に立ち入り、その者の帳簿、書類その他の物件を検査させ、もしくは関係者に質問させようとした場合において、その報告がされず、もしくは虚偽の報告がされ、又はその検査が拒まれ、妨げられ、もしくは忌避され、もしくはその質問に対して答弁がされず、もしくは虚偽の答弁がされたとき
- (ｴ) 外国取扱者である認定医療情報等取扱受託事業者に対して立入検査が行われた場合において、その認定医療情報等取扱受託事業者が立入検査に要する費用の負担をしないとき

39　認定医療情報等取扱受託事業者(外国取扱者に限る。)が認定を取り消されたときは、遅滞なく、当該認定に係る事業に関し管理する医療情報等及び匿名加工医療情報を消去しなければならない。〈法第16条第2項の準用〉

⇒　上記の準用規定(法第29条により準用する第16条第2項)に違反して医療情報等及び匿名加工医療情報を消去しなかった者は、50万円以下の罰金に処する。〈法第47条第2号〉
　　また、いわゆる両罰規定の対象となっており、この行為者を使用する法人には50万円以下の罰金刑が科される。〈法第49条第1項〉

40　主務大臣は、認定医療情報等取扱受託事業者(外国取扱者に限る。)の認定を取り消そうとするときは、あらかじめ、個人情報保護委員会に協議しなければならない。〈法第16条第2項の準用〉

41　主務大臣は、認定医療情報等取扱受託事業者(外国取扱者に限る。)の認定を取り消したときは、遅滞なく、その旨を公示しなければならない。〈法第16条第2項の準用〉

42　認定医療情報等取扱受託事業者(外国取扱者に限る。)に対して立入検査が行われた場合、当該検査に要する費用(政令で定めるものに限る。)は、当該検査を受ける認定医療情報等取扱受託事業者(外国取扱者に限る。)の負担とする。〈法第16条第3項の準用〉

⇒　上記の「政令で定めるもの」は、立入検査(法第29条により準用する第16条第1項第3号)のため主務省庁の職員がその検査に係る事務所その他の事業所(外国にあるものに限る。)の所在地に出張をするのに要する旅費の額に相当するものとする。〈令第5条前段〉

＜法第１７条の準用＞

43　認定医療情報等取扱受託事業者は、医療情報の取扱いの全部又は一部の委託(法第23条第1項)又は再委託(法第23条第2項)を受けた場合は、当該医療情報が医療分野の研究開発に資するために提供されたものであるという趣旨に反することのないよう、認定に係る事業の目的の達成に必要な範囲を超えて当該医療情報を取り扱ってはならない。〈法第17条第1項の準用〉

⇒　上記の準用規定(法第29条により準用する第17条第1項)は、次に掲げる場合については、

適用しない。〈法第17条第2項の準用〉

(ｱ) 法令に基づく場合

(ｲ) 人命の救助、災害の救援その他非常の事態への対応のため緊急の必要がある場合

⇒ 主務大臣は、認定医療情報等取扱受託事業者(外国取扱者を除く。)が上記の準用規定(法第29条により準用する第17条第1項)に違反していると認めるときは、その者に対し、当該違反を是正するため必要な措置をとるべきことを命ずることができる。〈法第37条第2項〉
なお、外国取扱者については、「命ずる」を「請求する」に読み替えて適用される。〈法第37条第3項〉

＜法第18条の準用＞

44　認定医療情報等取扱受託事業者は、匿名加工医療情報を作成するときは、特定の個人を識別すること及びその作成に用いる医療情報を復元することができないようにするために必要なものとして主務省令で定める基準に従い、当該医療情報を加工しなければならない。〈法第18条第1項の準用〉

⇒ 上記の「主務省令で定める基準」は、次のとおりとする。〈則第26条により準用する第18条〉

(ｱ) 医療情報に含まれる特定の個人を識別することができる記述等の全部又は一部を削除すること(当該全部又は一部の記述等を復元することのできる規則性を有しない方法により他の記述等に置き換えることを含む。)

(ｲ) 医療情報に含まれる個人識別符号の全部を削除すること(当該個人識別符号を復元することのできる規則性を有しない方法により他の記述等に置き換えることを含む。)

(ｳ) 医療情報と当該医療情報に措置を講じて得られる情報とを連結する符号(現に認定医療情報等取扱受託事業者において取り扱う情報を相互に連結する符号に限る。)を削除すること(当該符号を復元することのできる規則性を有しない方法により当該医療情報と当該医療情報に措置を講じて得られる情報を連結することができない符号に置き換えることを含む。)

(ｴ) 特異な記述等を削除すること(当該特異な記述等を復元することのできる規則性を有しない方法により他の記述等に置き換えることを含む。)

(ｵ) (ｱ)から(ｴ)までに掲げる措置のほか、医療情報に含まれる記述等と当該医療情報を含む医療情報データベース等を構成する他の医療情報に含まれる記述等との差異その他の当該医療情報データベース等の性質を勘案し、その結果を踏まえて適切な措置を講ずること

⇒ 主務大臣は、認定医療情報等取扱受託事業者(外国取扱者を除く。)が上記の準用規定(法第29条により準用する第18条第1項)に違反していると認めるときは、その者に対し、当該違反を是正するため必要な措置をとるべきことを命ずることができる。〈法第37条第2項〉
なお、外国取扱者については、「命ずる」を「請求する」に読み替えて適用される。〈法第37条第3項〉

45　認定医療情報等取扱受託事業者は、匿名加工医療情報を作成して自ら当該匿名加工医療情報を取り扱うにあたっては、当該匿名加工医療情報の作成に用いられた医療情報に

第3章第3節　認定医療情報等取扱受託事業者(第28条・第29条)

係る本人を識別するために、当該匿名加工医療情報を他の情報と照合してはならない。〈法第18条第2項の準用〉

⇒　主務大臣は、認定医療情報等取扱受託事業者(外国取扱者を除く。)が上記の準用規定(法第29条により準用する第18条第2項)に違反していると認めるときは、その者に対し、当該違反を是正するため必要な措置をとるべきことを命ずることができる。〈法第37条第2項〉
なお、外国取扱者については、「命ずる」を「請求する」に読み替えて適用される。〈法第37条第3項〉

＜法第19条の準用＞

46　認定医療情報等取扱受託事業者は、認定に係る事業に関し管理する医療情報等又は匿名加工医療情報を利用する必要がなくなったときは、遅滞なく、当該医療情報等又は匿名加工医療情報を消去しなければならない。〈法第19条の準用〉

⇒　医療情報等の消去の記録について、次のとおり定められている。〈則第26条より準用する第19条〉

　(ｱ)　認定医療情報等取扱受託事業者は、医療情報等の消去を行ったときは、次に掲げる事項の記録を作成し、その作成の日から3年間保存しなければならない。
　　①　当該医療情報等の消去を行った年月日
　　②　当該医療情報等の項目
　(ｲ)　(ｱ)の記録を作成する方法は、文書、電磁的記録又はマイクロフィルムを用いて作成する方法とする。

⇒　主務大臣は、認定医療情報等取扱受託事業者(外国取扱者を除く。)が上記の準用規定(法第29条により準用する第19条)に違反していると認めるときは、その者に対し、当該違反を是正するため必要な措置をとるべきことを命ずることができる。〈法第37条第2項〉
なお、外国取扱者については、「命ずる」を「請求する」に読み替えて適用される。〈法第37条第3項〉

＜法第20条の準用＞

47　認定医療情報等取扱受託事業者は、認定に係る事業に関し管理する医療情報等又は匿名加工医療情報の漏えい、滅失又は毀損の防止その他の当該医療情報等又は匿名加工医療情報の安全管理のために必要かつ適切なものとして主務省令で定める措置(則第26条により準用する第6条)を講じなければならない。〈法第20条の準用〉

⇒　主務大臣は、認定医療情報等取扱受託事業者(外国取扱者を除く。)が上記の準用規定(法第29条により準用する第20条)に違反していると認めるときは、その者に対し、当該違反を是正するため必要な措置をとるべきことを命ずることができる。〈法第37条第2項〉
なお、外国取扱者については、「命ずる」を「請求する」に読み替えて適用される。〈法第37条第3項〉

＜法第21条の準用＞

48　認定医療情報等取扱受託事業者は、その従業者に認定に係る事業に関し管理する医療情報等又は匿名加工医療情報を取り扱わせるにあたっては、当該医療情報等又は匿名加工医療情報の安全管理が図られるよう、当該従業者に対する必要かつ適切な監督を行わ

なければならない。〈法第 21 条の準用〉

⇒ 認定医療情報等取扱受託事業者が行わなければならない従業者に対する監督は、安全管理措置(則第 26 条により準用する第 6 条)に従って業務を行っていることの確認その他の措置を講ずることにより行うものとする。〈則第 26 条により準用する第 20 条〉

⇒ 主務大臣は、認定医療情報等取扱受託事業者(外国取扱者を除く。)が上記の準用規定(法第 29 条により準用する第 21 条)に違反していると認めるときは、その者に対し、当該違反を是正するため必要な措置をとるべきことを命ずることができる。〈法第 37 条第 2 項〉

なお、外国取扱者については、「命ずる」を「請求する」に読み替えて適用される。〈法第 37 条第 3 項〉

<法第22条の準用>

49　認定医療情報等取扱受託事業者の役員もしくは従業者又はこれらであった者は、認定に係る事業に関して知り得た医療情報等又は匿名加工医療情報の内容をみだりに他人に知らせ、又は不当な目的に利用してはならない。〈法第 22 条の準用〉

⇒ 認定医療情報等取扱受託事業者の役員もしくは従業者又はこれらであった者が、正当な理由がないのに、その業務に関して取り扱った個人の秘密に属する事項が記録された医療情報データベース等を提供したときは、2 年以下の懲役もしくは 100 万円以下の罰金に処し、又はこれを併科する。〈法第 44 条〉

なお、この罪は、日本国外においてこの罪を犯した者にも適用される。〈法第 48 条〉

また、いわゆる両罰規定の対象となっており、この行為者を使用する法人には 100 万円以下の罰金刑が科される。〈法第 49 条第 1 項〉

⇒ 認定医療情報等取扱受託事業者の役員もしくは従業者又はこれらであった者が、その業務に関して知り得た医療情報等又は匿名加工医療情報を自己もしくは第三者の不正な利益を図る目的で提供し、又は盗用したときは、1 年以下の懲役もしくは 100 万円以下の罰金に処し、又はこれを併科する。〈法第 45 条〉

なお、この罪は、日本国外においてこの罪を犯した者にも適用される。〈法第 48 条〉

また、いわゆる両罰規定の対象となっており、この行為者を使用する法人には 100 万円以下の罰金刑が科される。〈法第 49 条第 1 項〉

⇒ 上記の準用規定(法第 29 条により準用する第 22 条)に違反して、認定に係る事業に関して知り得た医療情報等又は匿名加工医療情報の内容をみだりに他人に知らせ、又は不当な目的に利用した者は、1 年以下の懲役もしくは 50 万円以下の罰金に処し、又はこれを併科する。〈法第 46 条第 3 号〉

なお、この罪は、日本国外においてこの罪を犯した者にも適用される。〈法第 48 条〉

また、いわゆる両罰規定の対象となっており、この行為者を使用する法人には 50 万円以下の罰金刑が科される。〈法第 49 条第 1 項〉

<法第24条の準用>

50　認定医療情報等取扱受託事業者は、認定に係る事業に関し管理する医療情報等又は匿名加工医療情報の取扱いの全部又は一部を再委託する場合は、その取扱いを再委託した医療情報等又は匿名加工医療情報の安全管理が図られるよう、再委託を受けた者に対す

第3章第3節　認定医療情報等取扱受託事業者(第28条・第29条)

る必要かつ適切な監督を行わなければならない。〈法第24条の準用〉
⇒　認定医療情報等取扱受託事業者が行わなければならない再委託を受けた者に対する監督は、医療情報等又は匿名加工医療情報の安全管理が適正に図られるよう、安全管理の業務に関する監査その他必要な措置を講ずることにより行うものとする。〈則第26条により準用する第22条〉
⇒　主務大臣は、認定医療情報等取扱受託事業者(外国取扱者を除く。)が上記の準用規定(法第29条により準用する第24条)に違反していると認めるときは、その者に対し、当該違反を是正するため必要な措置をとるべきことを命ずることができる。〈法第37条第2項〉
　なお、外国取扱者については、「命ずる」を「請求する」に読み替えて適用される。〈法第37条第3項〉

<法第26条の準用>

51　認定医療情報等取扱受託事業者は、他の認定医療情報等取扱受託事業者に提供する場合及び次に掲げる場合を除くほか、医療情報の取扱いの全部又は一部の委託(法第23条第1項)又は再委託(法第23条第2項)により提供された当該医療情報を第三者に提供してはならない。〈法第26条第1項の準用〉
　(ｱ)　法令に基づく場合
　(ｲ)　人命の救助、災害の救援その他非常の事態への対応のため緊急の必要がある場合
⇒　次に掲げる場合において、当該医療情報の提供を受ける者は、上記の準用規定(法第29条により準用する第26条第1項)の適用については、第三者に該当しないものとする。〈法第26条第2項の準用〉
　(ｱ)　事業譲渡その他の事由による事業の承継(法第29条により準用する第10条第1項、第2項又は第4項から第6項まで)に伴って医療情報が提供される場合
　(ｲ)　認定医療情報等取扱受託事業者が医療情報の取扱いの全部又は一部を再委託することに伴って当該医療情報が提供される場合
⇒　主務大臣は、認定医療情報等取扱受託事業者(外国取扱者を除く。)が上記の準用規定(法第29条により準用する第26条第1項)に違反していると認めるときは、その者に対し、当該違反を是正するため必要な措置をとるべきことを命ずることができる。〈法第37条第2項〉
　なお、外国取扱者については、「命ずる」を「請求する」に読み替えて適用される。〈法第37条第3項〉

<法第27条の準用>

52　認定医療情報等取扱受託事業者は、認定に係る事業に関し管理する医療情報等又は匿名加工医療情報の取扱いに関する苦情を適切かつ迅速に処理しなければならない。〈法第27条第1項の準用〉
⇒　認定医療情報等取扱受託事業者は、認定に係る事業に関し管理する医療情報等又は匿名加工医療情報の取扱いに関する苦情については、次に定めるところにより、これを処理しなければならない。〈則第26条により準用する第24条〉
　(ｱ)　苦情を受け付けたときは、遅滞なく、当該苦情に係る事項の原因を究明すること
　(ｲ)　(ｱ)による原因究明の結果に基づき、認定に係る事業に関し管理する医療情報等又は

匿名加工医療情報の取扱いに関し改善が必要な場合には、所要の措置を講ずること
　（ｳ）苦情の内容、原因究明の結果及び改善措置を記載した苦情処理記録を作成し、その作成の日から3年間保存すること

⇒　主務大臣は、認定医療情報等取扱受託事業者(外国取扱者を除く。)が上記の準用規定（法第29条により準用する第27条）に違反していると認めるときは、その者に対し、当該違反を是正するため必要な措置をとるべきことを命ずることができる。〈法第37条第2項〉
　　なお、外国取扱者については、「命ずる」を「請求する」に読み替えて適用される。〈法第37条第3項〉

53　認定医療情報等取扱受託事業者は、医療情報等又は匿名加工医療情報の取扱いに関する苦情を適切かつ迅速に処理するための体制を整備しなければならない。〈法第27条第2項の準用〉

⇒　認定医療情報等取扱受託事業者は、苦情を受け付けるための窓口の設置、苦情の対応の手順の策定その他の措置を講ずることにより、認定に係る事業に関し管理する医療情報等又は匿名加工医療情報の取扱いに関する苦情を適切かつ迅速に処理するために必要な体制を整備しなければならない。〈則第26条により準用する第25条〉

⇒　主務大臣は、認定医療情報等取扱受託事業者(外国取扱者を除く。)が上記の準用規定（法第29条により準用する第27条）に違反していると認めるときは、その者に対し、当該違反を是正するため必要な措置をとるべきことを命ずることができる。〈法第37条第2項〉
　　なお、外国取扱者については、「命ずる」を「請求する」に読み替えて適用される。〈法第37条第3項〉

第四章　医療情報取扱事業者による認定匿名加工医療情報作成事業者に対する医療情報の提供

第三十条（医療情報取扱事業者による医療情報の提供）

■第３０条第１項■

> 　医療情報取扱事業者は、認定匿名加工医療情報作成事業者に提供される医療情報について、主務省令で定めるところにより本人又はその遺族（死亡した本人の子、孫その他の政令で定める者をいう。以下同じ。）からの求めがあるときは、当該本人が識別される医療情報の認定匿名加工医療情報作成事業者への提供を停止することとしている場合であって、次に掲げる事項について、主務省令で定めるところにより、あらかじめ、本人に通知するとともに、主務大臣に届け出たときは、当該医療情報を認定匿名加工医療情報作成事業者に提供することができる。
> 一　医療分野の研究開発に資するための匿名加工医療情報の作成の用に供するものとして、認定匿名加工医療情報作成事業者に提供すること。
> 二　認定匿名加工医療情報作成事業者に提供される医療情報の項目
> 三　認定匿名加工医療情報作成事業者への提供の方法
> 四　本人又はその遺族からの求めに応じて当該本人が識別される医療情報の認定匿名加工医療情報作成事業者への提供を停止すること。
> 五　本人又はその遺族からの求めを受け付ける方法

趣　旨

　本規定は、医療情報取扱事業者は、本人又はその遺族の求めに応じて当該本人が識別される医療情報の認定匿名加工医療情報作成事業者への提供を停止することとしている場合であって、事前に、本人に通知し、主務大臣に届け出たときは、当該医療情報を認定匿名加工医療情報作成事業者に提供できる旨を定めたものである。

解　説

1　本規定では、本人及びその子孫の利益の保護と、医療情報の認定匿名加工医療情報作成事業者への提供による医療分野の研究開発の推進との調和を図るため、医療情報取扱事業者に対して本人に本人通知事項（法第30条第1項各号）を通知するという義務を課しており、さらに、認定匿名加工医療情報作成事業者への提供を停止して欲しいという本人又はその遺族の意思を尊重する仕組みを設けている。

　本人への通知と、本人又はその遺族の意思を尊重する仕組みを併せたものは、本人による事前の同意に代替することとししており、このような類型をオプトアウト手続という（解説20参照）。なお、これとは反対に、本人からあらかじめ同意を得て第三者提供を行う類型は、オプトイン手続と呼ばれる。

2　医療情報取扱事業者は、本人又はその遺族からの求めがあるときは、当該本人が識別

される医療情報の認定匿名加工医療情報作成事業者への提供を停止することとしている場合であって、認定匿名加工医療情報作成事業者に対して医療情報を提供する目的等について、あらかじめ本人に通知するとともに、主務大臣に届け出たときは、当該医療情報を認定匿名加工医療情報作成事業者に提供することができる(法第30条第1項から第3項まで)。

　その上で、医療情報の適正な提供を確保する観点から、医療情報取扱事業者に対して、こうした医療情報の提供に係る記録の作成等を義務づけるとともに、認定匿名加工医療情報作成事業者が医療情報取扱事業者から医療情報の提供を受けるに際しては、当該医療情報取扱事業者が当該医療情報を取得した経緯等の確認等を義務づけている(法第32条、第33条)。

　他方、主務大臣は、認定匿名加工医療情報作成事業者や医療情報取扱事業者に対して立入検査等を行い、是正命令を行う権限を有しており(法第35条、第37条)、認定匿名加工医療情報作成事業者や医療情報取扱事業者が作成する記録の検査等を通じて、医療情報の適正な取扱いを確保することとしている。〈ガイドライン〉

3　医療情報の提供に関する個人情報保護法等の法律の適用について、次のように整理することができる。〈ガイドライン〉

(ア)　病歴等の個人情報については、医療情報取扱事業者の性格に応じて適用される個人情報保護に関する法的枠組みが異なっており、次の事業者が取り扱う場合にはそれぞれに掲げる法令が適用される。

① 民間法人が取り扱う場合――個人情報保護法
② 行政機関が取り扱う場合――行政機関個人情報保護法
③ 独立行政法人が取り扱う場合――独立行政法人等個人情報保護法
④ 地方公共団体、地方独立行政法人が取り扱う場合――各地方公共団体の個人情報の保護に関する条例

(イ)　こうした医療情報取扱事業者の性格に応じて適用される個人情報保護に関する法的枠組みの相違にかかわらず、医療情報取扱事業者は、次世代医療基盤法の規定に基づき、医療情報を認定匿名加工医療情報作成事業者に提供する目的等について、あらかじめ本人に通知し、当該本人が拒否しない場合には、認定匿名加工医療情報作成事業者に医療情報を提供することができることとしている(法第30条第1項)。

(ウ)　なお、法第30条第1項の規定は、個人情報保護法、行政機関個人情報保護法、独立行政法人等個人情報保護法、すべての地方公共団体の個人情報の保護に関する条例において、個人情報の第三者提供の制限の例外規定として定められている『法令に基づく場合』に該当するものである。

4　医療情報取扱事業者が認定匿名加工医療情報作成事業者に医療情報を提供するにあたっては、当該医療情報に係る本人が生存している間に、本人又は遺族の求めに応じて当該本人が識別される医療情報の認定匿名加工医療情報作成事業者への提供を停止すること(法第30条第1項第4号)、本人又はその遺族の求めを受け付ける方法(法第30条第1項第5号)等を本人に通知することが求められている。

第4章　医療情報取扱事業者による認定匿名加工医療情報作成事業者に対する医療情報の提供（第30条―第34条）

　　　したがって、当該通知を受けていない本人が死亡した場合、医療情報取扱事業者は当該本人に係る医療情報を認定匿名加工医療情報作成事業者に提供することはできない。
 5 　「医療情報取扱事業者」とは、医療情報データベース等を事業の用に供している者をいう。〈法第2条第5項〉
 ⇒ 　「医療情報データベース等」とは、医療情報を含む情報の集合物であって、特定の医療情報を電子計算機を用いて検索することができるように体系的に構成したものその他特定の医療情報を容易に検索することができるように体系的に構成したものとして政令で定めるものをいう。〈法第2条第5項〉
 6 　「本人又はその遺族」とあるように、本人の存命中に医療情報の提供停止の求めができるのは本人のみとなる。
 7 　「本人（略）からの求め」とあるが、これについて次のように整理することができる。
　（ア）　本人に医療情報の提供の停止を求める機会が一切与えられないまま、認定匿名加工医療情報作成事業者に医療情報が提供された場合は、仮にその遺族による提供停止の求めがなかったとしても、本人の意思が尊重されているとは言い難い。こうした状態において、匿名加工医療情報の作成のために医療情報を利用することを認定匿名加工医療情報作成事業者に許容することとなれば、その事業に対する一般の理解が得られず、ひいては医療情報の提供の停止を求める者が多くなることが懸念される。
　（イ）　そこで、医療情報に係る本人が生存している間に、当該本人が通知を受けることを医療情報の提供の条件とすることにより、当該本人が提供の停止を求める機会を確保することとしている。
 8 　「その遺族（略）からの求め」とあるが、これについて次のように整理することができる。
　（ア）　本人が通知を受けた後に、提供の停止を求めることなく死亡したとしても、その求めを行わなかったこと自体が本人の意思表示であることから、死後の提供についても、本人の意思を尊重して行われるものといえることとなる。
　（イ）　とはいえ、遺族の安心感を確保することができない場合、本人が生存している間に家族の示唆により提供の停止を求める可能性もあることから、本人が死亡した場合は、その遺族にも提供の停止を求める機会を付与している。この場合であっても、医療情報の提供の停止の求めを行わないという本人の意思がまずは尊重された上で、これに不安を感じる遺族に停止の求めを行う機会を与えているものであり、本人の生前からその家族に当該機会を与えているものではない。
　（ウ）　次世代医療基盤法では、死者に関する医療情報についても認定匿名加工医療情報作成事業者への提供の対象としており、本人が生前に提供を拒否していない医療情報について、本人が死亡したときは、その遺族が提供の停止を求めることができる。
　　　　一方、本人が生前に提供を拒否した医療情報については、その遺族が提供可能とすることはできない。
 9 　医療情報の提供の停止の求めは、医療情報取扱事業者に対し、書面又は口頭その他の方法で行うものとする。〈則第27条〉

10 医療情報の提供停止の求めの具体的な取扱いについて、次のように示されている。〈ガイドライン〉
 (ｱ) 提供停止の求めの方法
　　受診時等に口頭を含め医療情報取扱事業者の窓口で行うことも可能とするとともに、その後も提供停止の求めがいつでも可能であることについて、掲示などにより継続的に周知することを基本とする。
　　提供停止の求めがいつでも可能であることを周知する手段として、次のようなものが考えられる。
　　〇 医療情報取扱事業者の窓口等への院内掲示
　　〇 日常診療で発行する領収証への記載
　　〇 医療情報取扱事業者の定期刊行物への掲載
　　〇 医療情報取扱事業者のホームページへの掲載
　　〇 医療情報取扱事業者によるリーフレットの配布
 (ｲ) 医療情報を認定匿名加工医療情報作成事業者に対して提供する時期と既に提供された情報の削除
　　医療情報取扱事業者が認定匿名加工医療情報作成事業者に対して医療情報の提供を行う際には、提供される医療情報によって識別される本人又はその遺族が当該提供の停止を求めるのに必要な期間をおかなければならない(則第28条第1項第1号)。
　　具体的な期間については、本人が通知を受けてから30日間を目安とする。
　　なお、本人又はその遺族から、認定匿名加工医療情報作成事業者に対して、既に医療情報取扱事業者から認定匿名加工医療情報作成事業者に提供された医療情報の削除の求めがあったときは、医療情報は可能な限り削除するものとする。

11 「政令で定める者」は、死亡した本人の配偶者（婚姻の届出をしていないが、事実上婚姻関係と同様の事情にあった者を含む。）、子、父母、孫、祖父母及び兄弟姉妹とする。
 〈令第6条〉

12 「求めがあるときは」とあるように、本人又はその遺族の求めがあれば、当該本人が識別される医療情報の提供が停止されることになる。

13 「認定匿名加工医療情報作成事業者への提供を停止すること」とあるが、これは、すべての認定匿名加工医療情報作成事業者への提供の停止を求めるものであって、特定の事業者への医療情報の提供の停止を求めるものではない。これについて、次のように整理することができる。
 (ｱ) 認定匿名加工医療情報作成事業者は、他の認定匿名加工医療情報作成事業者から医療情報の提供を受けることができるため(法第25条)、特定の認定匿名加工医療情報作成事業者に対する医療情報の提供の停止の求めを認めたとしても、その実益性は乏しいといえる。
 (ｲ) そもそも認定匿名加工医療情報作成事業者において収集された医療情報は、匿名加工を行った上で利活用されるものであり、その規模は一つの認定作成事象者あたり数百万件以上の医療情報を収集することが想定される。

第4章　医療情報取扱事業者による認定匿名加工医療情報作成事業者に対する医療情報の提供（第30条―第34条）

　　　このように、特定の患者の特定の病歴に着目して医療情報を集めているわけではなく、ビッグデータとして活用するために十分な量の医療情報を確保すべく、可能な限り多様かつ多量の病歴を収集することを目的としている。
　　　したがって、特定の認定匿名加工医療情報作成事業者に対する不信から提供の停止の求めがあった場合において、すべての認定匿名加工医療情報作成事業者への提供を停止したところでその影響は微々たるものといえる。
　　(ｳ)　このような理由から、特定の認定匿名加工医療情報作成事業者に対する医療情報の提供停止の求めについては認めておらず、提供停止の求めがあった場合には、一括して、すべての認定匿名加工医療情報作成事業者に対する提供が停止されることとなる。

14　「あらかじめ」とあるように、医療情報取扱事業者には、医療情報の認定匿名加工医療情報作成事業者への提供に先立ち、本人に通知する義務が課せられている。

15　「本人に通知」とあるように、医療情報に係る本人に対して通知することとし、その家族については通知の対象となっていない。

16　「本人に通知する」とあるが、この通知は、次に掲げるところにより行うものとする。
　　〈則第28条第1項〉
　　(A)　認定匿名加工医療情報作成事業者に提供される医療情報によって識別される本人又はその遺族が当該提供の停止を求めるために必要な期間を定めて通知すること
　　(B)　本人が通知事項（法第30条第1項各号）を認識することができる適切かつ合理的な方法によること

⇒　上記(A)について、本人への通知から医療情報の提供までの期間が短い場合は、本人が提供の停止を求めるために必要な時間的余裕を確保することができない。また、当該期間を本人が了知できなければ、提供の停止の求めが間に合わないおそれがある。
　　そこで、本人への通知から医療情報の提供まで一定の期間を確保するとともに、当該期間を通知に明記することとしている。

⇒　上記(B)について、本人への通知は、医療情報に係る本人が生存している間に、当該医療情報の提供の停止を求める機会を与え、本人の意思を尊重するために行うものである。
　　そこで、本人が通知の内容を了知することができるよう、書面又は本人の承諾を得て電磁的記録により行うことが望ましいといえる。

⇒　上記(B)の「適切かつ合理的な方法」として、次のように示されている。〈ガイドライン〉
　　(ｱ)　通知の手段
　　　　書面により行うことを基本とする。
　　(ｲ)　通知の時期
　　　　医療情報取扱事業者の事業の性質及び医療情報の取扱状況に応じて適切に対応することが求められるが、医療情報取扱事業者が医療機関等である場合には、本法施行前から通院している患者を含め、法施行後、最初の受診時に行うことを基本とする。
　　　　その上で、本人との関係に応じて、その後の受診時にも通知を行うなど、より丁寧な形で通知を行うか否かは、認定匿名加工医療情報作成事業者に対して医療情報の提供を行うこととした医療情報取扱事業者の判断による。

なお、法施行前又は本人に対する通知を行う前に医療情報取扱事業者が取得した当該本人の医療情報についても、本人に通知し、当該本人が拒否しない場合には、認定匿名医療情報作成事業者に提供することができる。
(ｳ) 通知の対象
　　本法においては本人に通知することとされているが、本人が 16 歳未満の者又は 16 歳以上で判断能力を有していない者である場合には、本人に加えて、保護者等に対しても通知を行うこととする。
　　なお、本人の意識がない場合についても判断能力を有していないと考えられることから、保護者等に対しても通知を行うことが基本であるが、当該本人との関係に応じて、本人の意識が回復し、十分な判断能力を有していると認められる状態となってから通知を行うことについては医療機関の判断による。
　　また、本人が幼少期から継続的に同一の医療機関等を受診している場合には、成長後に自らの判断により提供停止の求めを行うことが可能であることが当該本人に認識されるよう、本人が 16 歳に達した後に改めて通知することや掲示を行うことなどにより周知することとする。
(ｴ) 本人に認識される機会の総合的な確保
　　医療情報の提供に際しては、国や認定匿名加工医療情報作成事業者が行う広報・啓発活動、通知書面の内容や、書面の交付を行う担当者の設定等の通知の方法をあらかじめ認定匿名加工医療情報作成事業者が確認し、確認した内容に沿って医療機関等が通知する旨を契約書に記載すること等を通じて、本人に認識される機会を総合的に確保することが必要である。
　　このため、認定匿名加工医療情報作成事業者においては、国や認定匿名加工医療情報作成事業者が行う広報・啓発活動の状況等を踏まえつつ、以下の項目について、あらかじめ確認を行うこと等を行うこととする。
① 医療機関等内での事前周知の取り組みや掲示
② 通知書面の内容
③ 書面の交付を行う担当組織、担当者の設定等の通知の方法
④ 障害者や高齢者等に対する配慮

17 医療情報取扱事業者が主務大臣への届出をするときは、次に掲げるいずれかの方法により行わなければならない。〈則第 28 条第 2 項〉

(ｱ) 主務大臣が定めるところにより、電子情報処理組織を使用する方法
　　※「電子情報処理組織」とは、主務大臣の使用に係る電子計算機と届出を行う者の使用に係る電子計算機とを電気通信回線で接続した電子情報処理組織をいう。
(ｲ) 届出書（規則様式第二九）及び当該届出書に記載すべき事項を記録した光ディスク等を提出する方法
⇒ 上記(ｱ)の方法を主務大臣が定めるまでの間は、光ディスク等を提出する方法により主務大臣への届出を行うものとする。〈則附則第 2 条第 1 項〉
⇒ 医療情報取扱事業者が、主務大臣に対する届出を代理人によってする場合には、届出

第4章　医療情報取扱事業者による認定匿名加工医療情報作成事業者に対する医療情報の提供(第30条—第34条)

　　書(規則様式第二九)に、その権限を証する書面(規則様式第三〇)(電磁的記録を含む。)を添付しなければならない。〈則附則第2条〉

　　この方法により、例えば、複数の医療情報取扱事業者から医療情報の提供を受ける認定匿名加工医療情報作成事業者が代理人として一括して主務大臣に対する届出を行うことも可能である。〈ガイドライン〉

　　※「その権限を証する書面」とは、委任状のことをいう。

18　医療情報取扱事業者が代理人によって主務大臣への届出をする場合には、その権限を証する書面(規則様式第三〇)(電磁的記録を含む。)を主務大臣に提出しなければならない。〈則第28条第3項〉

19　医療情報取扱事業者が認定匿名加工医療情報作成事業者に対して医療情報を提供する場合は、倫理指針の適用対象とならず、医療情報取扱事業者において倫理審査委員会の承認を得る必要はない。〈ガイドライン〉

20　個人情報保護法上の取扱いとの違いについて、次のように整理することができる。

(ｱ)　オプトアウト手続の適用について

　　個人情報保護法では、要配慮個人情報以外の個人データについて、本人の同意を得ることなく、オプトアウト手続により第三者に提供することを可能としているが(個情法第23条第2項)、要配慮個人情報については、オプトアウト手続による第三者への提供は認められず、法令に基づく場合等を除き、必ず本人の同意を得なければならないこととされている(個情法第23条第1項)。

　　医療情報は、基本的には要配慮個人情報に相当するものであるが、次世代医療基盤法では、オプトアウト手続により医療情報を提供することを可能としている。そのため、医療情報取扱事業者は、認定匿名加工医療情報作成事業者に医療情報を容易に提供することができる。

(ｲ)　オプトアウト手続の要件について

　　個人情報保護法では、①本人に通知しておくこと、②本人が容易に知り得る状態に置いておくことのいずれかを満たしている場合をオプトアウト手続の要件としている。

　　一方、次世代医療基盤法では、「本人に通知しておくこと」を要件とし、『本人が容易に知り得る状態に置いておくこと』についてはオプトアウト手続の要件として認めていない。このように、次世代医療基盤法においては、個人情報保護法上の要配慮個人情報に相当する医療情報に対してオプトアウト手続の適用を認めるにあたっては、より慎重な手続を課すこととしている。

⇒　上記(ｱ)の「個人データ」とは、個人情報データベース等を構成する個人情報をいう。〈個情法第2条第6項〉

21　認定匿名加工医療情報作成事業者は、本人通知が行われていない医療情報について、法令に基づく場合を除き、医療情報取扱事業者から提供を受けてはならない。〈法第34条第1号〉

22　主務大臣は、医療情報取扱事業者が本規定に違反していると認めるときは、その者に対し、当該違反を是正するため必要な措置をとるべきことを命ずることができる。〈法第

37条第5項）

23　第1号から第5号までに本人通知事項が列記されているが、これらの事項に加え、医療情報の提供停止を求めることによって診療等において不利益を被ることがない旨も併せて記載することが適切である。〈ガイドライン〉

<第1号>

24　本号は、医療分野の研究開発に資するための匿名加工医療情報の作成の用に供するものとして認定匿名加工医療情報作成事業者に提供することが、医療情報の利用目的であることについて明らかにすることを、本人通知事項としたものである。

<第2号>

25　本号は、どのような種類の医療情報を認定匿名加工医療情報作成事業者に提供するのか明らかにすることを、本人通知事項としたものである。

26　「医療情報の項目」として、次の分類項目のうち該当する項目を記載する。基本的には、医療情報取扱事業者が病院・診療所である場合には①を、健診結果を保有する学校や事業者である場合には②を、薬局である場合には③を記載することとなると考えられる。その上で、④に該当する医療情報を提供する場合には、①から③までと同程度に特定されるように、その具体的な内容を記載する。〈ガイドライン〉

①　診察・検査・治療の内容や結果等に関する情報
②　健康診断の結果等に関する情報
③　調剤に関する情報
④　その他

<第3号>

27　本号は、どのような方法で医療情報を認定匿名加工医療情報作成事業者に提供するのか明らかにすることを、本人通知事項としたものである。

28　「提供の方法」として、高度な安全管理措置を講じた手段により、認定匿名加工医療情報作成事業者に対して提供する旨を記載する。〈ガイドライン〉

<第4号>

29　本号は、本人又はその遺族の求めに応じて当該本人が識別される医療情報の認定匿名加工医療情報作成事業者への提供を停止する措置をとることについて明らかにすることを、確認的に本人通知事項としたものである。

<第5号>

30　本号は、どのような方法で本人又はその遺族の求めを受けつけるのか明らかにすることを、本人通知事項としたものである。

31　「求めを受け付ける方法」として、以下のような方法が考えられる。なお、受付方法の具体的な方法だけでなく、本人又はその遺族が求めを行う際の連絡先も記載しておくことが必要である。〈ガイドライン〉

○　医療機関の窓口
○　電話
○　電子メール等の電子的メッセージ

第4章　医療情報取扱事業者による認定匿名加工医療情報作成事業者に対する医療情報の提供（第30条—第34条）

　　　○　ホームページ上の指定フォームへの入力

＜地方公共団体・地方独立行政法人が保有する医療情報の提供＞

32　認定匿名加工医療情報作成事業者に対する医療情報の提供は医療情報取扱事業者の任意であるが、健康・医療に関する先端的研究開発及び新産業創出を促進し、もって健康長寿社会の形成に資するとの本制度の意義・趣旨を踏まえ、医療情報取扱事業者の理解と協力を得ながら、医療情報の収集が行われ、利活用の基盤が構築されることが重要といえる。

　　　地方公共団体及び地方独立行政法人は、医療機関等の設置者や、各種健康診査の実施者でもあり、医療分野の研究開発に資する医療情報を保有していることから、認定匿名加工医療情報作成事業者に対する積極的な医療情報の提供が期待されている。
〈H30/5/31 府医第36号・30文科振第111号・医政発0531第25号・20180508商第1号〉

33　次世代医療基盤法と個人情報の保護に関する条例との関係について、次のとおり示されている。〈H31/2/1 府医第3号・30振ライ第14号・医政総発0201第1号・20190129商第3号（最近改正：H31/2/22）〉

　　(ｱ)　地方公共団体及び地方独立行政法人が保有する医療情報を認定匿名加工医療情報作成事業者に提供することは、個人情報の保護に関する条例上、個人情報を第三者に提供することができる「法令に基づく場合」に該当すると考えられる。

　　(ｲ)　この点、「次世代医療ICT基盤協議会医療情報取扱制度調整ワーキンググループ（WG-B）とりまとめ（平成28年12月27日）」においても、医療情報匿名加工・提供機関（仮称）に関する個人情報保護の在り方について、「①日本の医療水準の向上等を目指して匿名加工情報をその利活用者に提供するという特定の目的のために、②国が定める基準を満たす医療情報匿名加工・提供機関（仮称）に情報を提供する場合に限って、③情報を取り扱う主体の性格に応じて適用される法的な枠組みの相違にかかわらず統一的に、本人の同意が得られていない場合でも、医療情報匿名加工・提供機関（仮称）に対する医療等個人情報の提供を認めるもの」等とされている。

　　(ｳ)　すべての個人情報の保護に関する条例において、地方公共団体の外部に個人情報を提供することができる場合として、「法令に基づく場合」の規定の整備がなされているが、この場合の「法令」とは、個人情報の提供を義務づける法令に限られないため、法第30条に基づく医療情報の提供は、個人情報の保護に関する条例の「法令に基づく場合」に該当すると解釈できると考えられる。

＜学校における児童生徒等の健診結果の提供＞

34　学校健診の結果の取扱いについて、次のとおり示されている。〈R1/5/23 元初健食第3号〉

　　(ｱ)　学校健診の結果は、児童生徒等の保健指導及び保健管理並びに職員の健康の保持増進という学校教育の円滑な実施のために用いられており、学校の事業の用に供されるものであることから、学校の設置者が医療情報取扱事業者となる。このため、学校の設置者は、認定匿名加工医療情報作成事業者に対して、医療情報たる学校健診の結果を提供することができる。

　　　　なお、認定匿名加工医療情報作成事業者に対する学校健診の結果の提供は任意であ

るが、地域や学校の実情に応じて、学校の過度の負担にならない範囲で可能な限り、協力を検討するものとされている。

※「学校健診」とは、就学時の健康診断並びに児童生徒等及び職員の健康診断をいう。

(ｲ) 学校健診の結果の提供の流れ

認定匿名加工医療情報作成事業者から学校の設置者に学校健診の結果の提供依頼があった場合、学校の設置者は、本人に対して（本人が16歳未満又は16歳以上で判断能力を有していない者の場合は、本人に加えて保護者等に対しても）、学校健診の結果の提供に係るあらかじめの通知を行う。通知を行ってから一定期間内(30日間程度)に学校健診の結果の提供を拒否する旨の求めがない場合には、学校の設置者が認定匿名加工医療情報作成事業者に学校健診の結果を提供し、認定匿名加工医療情報作成事業者は匿名加工を行った上で研究機関等に提供する流れとなる。

(ｳ) 学校健診の結果の提供に係るあらかじめの通知に関して学校が行う手続

学校が行い得る手続として、以下のようなものが考えられる。

① 学校の設置者から本人（及び保護者）に直接通知を行う場合
  ○ 本人（及び保護者）が提供停止を求めない場合、本人の学校健診の結果を取りまとめて学校の設置者へ提出すること（提供停止の求めがあった者については提出しないこと）
  ○ 学校の設置者からの依頼を受けて、提供停止の求めがいつでも可能であることについての周知を行うこと

② 学校の設置者から学校を経由して本人（及び保護者）に通知を行う場合
  ○ 学校の設置者から送付された「学校健診の結果の提供に係るあらかじめの通知の書面」を本人（及び保護者）に配布すること
  ○ 本人（及び保護者）から学校健診の結果の提供停止の求めを受け付け、学校の設置者に連絡すること
  ○ 学校の設置者から送付された「学校健診の結果の提供停止の求めがあった旨等を記載した書面」を本人（及び保護者）に交付すること
  ○ 本人（及び保護者）が提供停止を求めない場合、本人の学校健診の結果を取りまとめて学校の設置者へ提出すること
  ○ 学校の設置者からの依頼を受けて、提供停止の求めがいつでも可能であることについての周知を行うこと

(ｴ) 学校健診の結果の提供に要する費用の負担

学校健診の結果の提供に要する諸経費については、学校の設置者と認定匿名加工医療情報作成事業者との間の協議に基づいて契約により定めることになり、認定匿名加工医療情報作成事業者が費用を負担することは差し支えない。

学校健診の結果の提供に要する費用を超えた情報の対価となるような支払を行わないことが基本であるが、質の高い医療情報を収集するための情報システム等の基盤の拡大（例：校務支援システムの導入）に資する費用については、情報の収集・加工・提供に要する費用として位置づけることも可能としている。

(オ) 提供対象となる学校健診の結果

　　学校健診の結果の提供に係るあらかじめの通知を行い、本人が提供停止を求めない場合であれば、当該通知を行う前に実施された学校健診の結果についても提供対象となる。

(カ) 提供停止の求めがいつでも可能であることを周知する方法

　　以下のような周知方法が考えられる。
　　○ 学校の設置者によるホームページへの掲載
　　○ 学校の設置者から児童生徒等(及び保護者)への配布
　　○ 学校内での掲示
　　○ 学校の定期刊行物への掲載
　　○ 学校によるリーフレットの配布

■第３０条第２項■

> 医療情報取扱事業者は、前項第二号、第三号又は第五号に掲げる事項を変更する場合は、変更する内容について、主務省令で定めるところにより、あらかじめ、本人に通知するとともに、主務大臣に届け出なければならない。

趣 旨

本規定は、医療情報取扱事業者に対し、①認定匿名加工医療情報作成事業者に提供される医療情報の項目(法第30条第1項第2号)、②認定匿名加工医療情報作成事業者への提供の方法(法第30条第1項第3号)、③本人又はその遺族からの求めを受け付ける方法(法第30条第1項第5号)を変更するときは、事前に変更内容を本人に通知するとともに、主務大臣への届出を義務づけたものである。

解 説

1　本規定では、オプトアウト手続により医療情報を認定匿名加工医療情報作成事業者に提供する場合の義務として明らかにしておくべき事項を変更するときは、その変更をする前に、事前に変更内容を本人に通知し、主務大臣に届け出ることを確認的に明示している。

2　「前項第二号、第三号又は第五号に掲げる事項」とあるように、法第30条第1項第1号及び第4号に掲げる事項は、本規定の対象となっていない。

　　これは、「医療分野の研究開発に資するための匿名加工医療情報の作成の用に供するものとして認定匿名加工医療情報作成事業者に提供すること(法第30条第1項第1号)」を変更する場合、すなわち『医療分野の研究開発に資するための匿名加工医療情報の作成の用に供するものではない』とする場合は、そもそも医療情報の利用目的(法第17条)の対象外となるためである。また、『認定匿名加工医療情報作成事業者に提供しないこと』と

する場合は、そもそも次世代医療基盤法を適用する意味がないことになる。

　他方、「本人又はその遺族からの求めに応じて当該本人が識別される医療情報の認定匿名加工医療情報作成事業者への提供を停止すること（法第30条第1項第4号）」は、医療情報を認定匿名加工医療情報作成事業者に提供する際の条件として法第30条第1項本文に明記されている内容であり、これを変更することは認められないためである。

3　「本人に通知」とあるが、実際には、医療機関等での変更後最初の診療時に本人に通知することとなろう。

4　変更内容の通知は、次に掲げるところにより行うものとする。〈則第28条第1項〉
　(ｱ)　認定匿名加工医療情報作成事業者に提供される医療情報によって識別される本人又はその遺族が当該提供の停止を求めるために必要な期間を定めて通知すること
　(ｲ)　本人が通知事項の変更内容を認識することができる適切かつ合理的な方法によること

5　医療情報取扱事業者が変更の内容の届出をするときは、次に掲げるいずれかの方法により行わなければならない。〈則第28条第2項〉
　(ｱ)　主務大臣が定めるところにより、電子情報処理組織を使用する方法
　(ｲ)　届出書（規則様式第二九）及び当該届出書に記載すべき事項を記録した光ディスク等を提出する方法

⇒　医療情報取扱事業者が、代理人によってこの届出をする場合には、その権限を証する書面（規則様式第三〇）（電磁的記録を含む。）を主務大臣に提出しなければならない。〈則第28条第3項〉

6　認定匿名加工医療情報作成事業者は、本規定による届出が行われていない医療情報について、法令に基づく場合を除き、医療情報取扱事業者から提供を受けてはならない。〈法第34条第1号〉

7　主務大臣は、医療情報取扱事業者が本規定に違反していると認めるときは、その者に対し、当該違反を是正するため必要な措置をとるべきことを命ずることができる。〈法第37条第5項〉

第4章 医療情報取扱事業者による認定匿名加工医療情報作成事業者に対する医療情報の提供(第30条—第34条)

■第30条第3項■

> 主務大臣は、第一項の規定による届出があったときは、主務省令で定めるところにより、当該届出に係る事項を公表しなければならない。前項の規定による届出があったときも、同様とする。

趣旨

本規定は、オプトアウト手続に係る届出(法第30条第1項、第2項)があったときは、その届出事項を公表することを主務大臣に求めたものである。

解説

1 医療情報を認定匿名加工医療情報作成事業者に提供する際のオプトアウト手続においては、事前に、本人に本人通知事項を通知することが求められているが、オプトアウト手続が有効に機能するためには、本人又は遺族がオプトアウトに基づく提供停止の求めを適時、適切に行うことができる環境を整備しておくことが重要と考えられる。

そこで、医療情報取扱事業者がオプトアウト手続により医療情報の提供を行う場合には、本人通知事項を主務大臣に届け出ることとし、本規定により主務大臣がその届出事項を公表することとしている。

2 「公表」とは、広く一般に自己の意思を知らせること(不特定多数の人々が知ることができるように発表すること)をいい、公表に際しては、医療情報の取扱状況等に応じ、合理的かつ適切な方法によらなければならない。〈ガイドライン〉

3 公表に該当する事例として、次のように示されている。〈ガイドライン〉

事例1:医療情報取扱事業者のホームページのトップページから1回程度の操作で到達できる場所への掲載

事例2:医療情報取扱事業者におけるポスター等の掲示、パンフレット等の備え置き・配布

4 主務大臣は、法第30条第3項及び則第29条の規定に基づき、医療情報の提供に係る医療情報取扱事業者による届出について公表するが、医療情報取扱事業者も、則第30条の規定に基づき、当該届出について公表を行う必要がある。〈ガイドライン〉

5 主務大臣による公表は、届出(法第30条第1項、第2項)があった後、遅滞なく、インターネットの利用その他の適切な方法により行うものとする。〈則第29条〉

6 医療情報取扱事業者は、主務大臣による公表がされたときは、速やかに、インターネットの利用その他の適切な方法により、本人通知事項(本人通知事項に変更があったときは、変更後の当該事項)を公表するものとする。〈則第30条〉

第三十一条（書面の交付）

■第３１条第１項■

> 医療情報取扱事業者は、前条第一項の規定による通知を受けた本人又はその遺族から当該本人が識別される医療情報の認定匿名加工医療情報作成事業者への提供を停止するように求めがあったときは、遅滞なく、主務省令で定めるところにより、当該求めがあった旨その他の主務省令で定める事項を記載した書面を当該求めを行った者に交付しなければならない。

趣 旨

本規定は、医療情報取扱事業者に対し、本人又はその遺族から医療情報の提供停止の求めがあったときは、当該求めを行った者への書面の交付を義務づけたものである。

解 説

1　認定匿名加工医療情報作成事業者への医療情報の提供停止の求めがあったときは、法定事項（則第31条各号）を記載した書面を当該求めを行った者に交付（法第31条第1項）するとともに、その書面の写しを保存（法第31条第3項）することが医療情報取扱事業者に求められている。これは、求めを受けつけたかどうかをめぐって生じる得る紛議の防止を目的としたものである。

2　「遺族」とは、死亡した本人の配偶者（婚姻の届出をしていないが、事実上婚姻関係と同様の事情にあった者を含む。）、子、父母、孫、祖父母及び兄弟姉妹をいう。〈法第30条第1項、令第6条〉

3　「主務省令で定める事項」は、次に掲げる事項とする。〈則第31条〉
　① 認定匿名加工医療情報作成事業者への医療情報の提供停止の求めがあった旨
　② ①の求めを行った者の氏名及びその他の当該者を特定するに足りる事項
　③ ①の求めを受けた年月日
　④ ①の求めを行った者に書面（電磁的記録を含む。）を交付する旨
　⑤ 医療情報の提供の停止の年月日
　⑥ ①の求めにより交付する書面（電磁的記録を含む。）の交付年月日

4　認定匿名加工医療情報作成事業者は、本規定の求めがあった医療情報について、法令に基づく場合を除き、医療情報取扱事業者から提供を受けてはならない。〈法第34条第2号〉

5　主務大臣は、医療情報取扱事業者が本規定に違反していると認めるときは、その者に対し、当該違反を是正するため必要な措置をとるべきことを命ずることができる。〈法第37条第5項〉

第4章　医療情報取扱事業者による認定匿名加工医療情報作成事業者に対する医療情報の提供(第30条—第34条)

■第31条第2項■

> 医療情報取扱事業者は、あらかじめ、前項に規定する求めを行った者の承諾を得て、同項の規定による書面の交付に代えて、当該書面に記載すべき事項を記録した電磁的記録を提供することができる。この場合において、当該医療情報取扱事業者は、同項の規定による書面の交付を行ったものとみなす。

趣旨

本規定は、医療情報の提供停止の求めを行った者の承諾を得ていれば、書面の交付に代えて、当該求めを行った者に電磁的記録により提供できる旨を定めたものである。

解説

1　「同項の規定による書面の交付を行ったものとみなす」とあるように、本規定による電磁的記録の提供は、書面の交付(法第31条第1項)のみなし行為と位置づけられる。
　　したがって、本規定に違反して電磁的記録を提供した医療情報取扱事業者は、みなし適用される法第31条第1項の規定に違反した者として、主務大臣の是正命令(法第37条第5項)の対象となる。

■第31条第3項■

> 第一項の規定により書面を交付し、又は前項の規定により電磁的記録を提供した医療情報取扱事業者は、主務省令で定めるところにより、当該書面の写し又は当該電磁的記録を保存しなければならない。

趣旨

本規定は、医療情報取扱事業者に対し、医療情報の提供停止の求めを行った者に交付した書面(法第31条第1項)の写し、提供した電磁的記録(法第31条第2項)の保存を義務づけたものである。

解説

1　書面の写し又は電磁的記録の保存は、医療情報の提供停止の求めを行った者に書面を交付し、又は電磁的記録を提供した日から3年間行わなければならない。〈則第32条〉
2　主務大臣は、医療情報取扱事業者が本規定に違反していると認めるときは、その者に対し、当該違反を是正するため必要な措置をとるべきことを命ずることができる。〈法第37条第5項〉

第三十二条(医療情報の提供に係る記録の作成等)

■第32条第1項■

> 医療情報取扱事業者は、第三十条第一項の規定により医療情報を認定匿名加工医療情報作成事業者に提供したときは、主務省令で定めるところにより、当該医療情報を提供した年月日、当該認定匿名加工医療情報作成事業者の名称及び住所その他の主務省令で定める事項に関する記録を作成しなければならない。

【趣旨】

本規定は、医療情報取扱事業者に対し、認定匿名加工医療情報作成事業者への医療情報の提供に係る記録の作成を義務づけたものである。

【解説】

1 医療情報の取引記録を残しておくことは、不正取得や漏えい等の何らかの問題が発生した際に情報の移転経緯が追跡できるようになり、必要な行政権限の迅速な行使に資することから、本人等への不利益の発生を防止する上でも必要かつ有益なものといえる。このようなトレーサビリティを確保するためには、医療情報を取得したときのみならず、認定匿名加工医療情報作成事業者に提供した場合についても記録を残しておく必要があるため、本規定が設けられている。

2 「主務省令で定める事項」は、次に掲げる事項とする。〈則第34条第1項〉
  (A) 医療情報を認定匿名加工医療情報作成事業者に提供した年月日
  (B) (A)の認定匿名加工医療情報作成事業者の名称及び住所その他の当該認定匿名加工医療情報作成事業者を特定するに足りる事項
  (C) (A)の医療情報によって識別される本人の氏名その他の当該本人を特定するに足りる事項
  (D) 当該医療情報の項目

⇒ 上記(B)に「認定匿名加工医療情報作成事業者の名称及び住所」とあるが、これについて次のように整理することができる。
  (ｱ) 個人情報保護法においては、個人情報取扱事業者が個人データを第三者に提供したときは、当該第三者の氏名又は名称を記録することとしており(個情法施行規則第13条第1項第1号ロ)、当該第三者の住所の記録までは求めていない。これは、提供の相手方が不特定多数であることを考慮し、その相手方の住所の記録を一律に義務づけることとはしなかったものである。
  (ｲ) この点、医療情報取扱事業者による医療情報の提供の相手方は認定匿名加工医療情報作成事業者に限られており、相手方が不特定多数という事態を想定する必要はない。そこで、医療情報を提供したときには、その名称のみならず、住所の記録まで求めることとし、その後の医療情報の取扱いの特定に資するようにしている。

⇒ 上記(C)の「本人の氏名その他の当該本人を特定するに足りる事項」について、次のよ

第4章　医療情報取扱事業者による認定匿名加工医療情報作成事業者に対する医療情報の提供（第30条―第34条）

うに示されている。〈ガイドライン〉
　(ｱ) 例えば、本人ごとに番号・IDなどを付して医療情報の管理をしている場合において、当該番号・IDなどにより本人を特定できるときの当該番号・IDが、当該本人を特定するに足りる事項に該当する。
　(ｲ) 実際に提供した医療情報自体に「本人の氏名その他の当該本人を特定するに足りる事項」が含まれている場合には、当該医療情報自体を保存することをもって「本人の氏名その他の当該本人を特定するに足りる事項」を記録したものとすることもできる。
　(ｳ) 例えば、「当院が有するすべての医療情報に係る本人」という記載では、「当該本人を特定するに足りる」ものではないと解される。
⇒　上記(D)の「医療情報の項目」について、次のように示されている。〈ガイドライン〉
　(ｱ) 実際に提供した医療情報自体又はその写し等を、「当該医療情報の項目」の記録とすることもできる。
　(ｲ) 例えば、「当院が有するいずれかの患者情報」という記載では、「当該医療情報の項目」には該当しないものと解される。
3　解説2の(A)から(D)までに掲げる事項のうち、既に作成した記録（当該記録を保存している場合におけるものに限る。）に記録されている事項と内容が同一であるものについては、当該事項の記録の作成を省略することができる。〈則第34条第2項〉
4　医療情報の提供に係る記録の作成は、次に掲げるところにより行うものとする。〈則第33条〉
　(A) 文書、電磁的記録又はマイクロフィルムを用いて作成するものとする。
　(B) 医療情報を認定匿名加工医療情報作成事業者に提供したときは、その都度、速やかに作成しなければならない。ただし、当該認定匿名加工医療情報作成事業者に対し医療情報を継続的にもしくは反復して提供したとき、又は当該認定匿名加工医療情報作成事業者に対し医療情報を継続的にもしくは反復して提供することが確実であると見込まれるときは、一括して作成することができる。
⇒　上記(B)の記録の作成に関し、次のように示されている。〈ガイドライン〉
　(ｱ) 医療情報取扱事業者は、医療情報の提供に関する記録について、原則として、医療情報の授受の都度、速やかに作成しなければならないが、医療情報を授受する前に記録の作成を行うこともできる。
　(ｲ) 認定匿名加工医療情報作成事業者及び医療情報取扱事業者は、一定の期間内に特定の事業者との間で継続的に又は反復して医療情報を授受する場合は、当該本人に対して行われた提供停止の求めにかかる交付書面の写し又は電磁的記録が保存されていること、医療情報取扱事業者における医療情報の提供先は認定匿名加工医療情報作成事業者に限られること、医療情報取扱事業者が当該医療情報の提供に係る記録を作成していること等により、医療情報の提供に係る追跡可能性が担保されていることを踏まえ、一括して記録を作成することができる。
　　　また、本人別に記録を単体で作成する方法のほか、対象となる複数の本人の記録を一体として作成することもできる。なお、複数の本人の記録を一体として記録を作成

する場合において、継続的に又は反復して医療情報を授受する対象期間内に、授受された医療情報を構成する本人が途中で変動するときも、一括して記録を作成することもできる。

(ｳ) 一括して記録を作成する方法として、以下のようなものが考えられる。

事例 1：最初の授受の際に一旦記録を作成した上で、継続的に又は反復して医療情報を授受する対象期間内に、随時、追加の記録事項を作成する方法

事例 2：継続的に又は反復して医療情報を授受する対象期間内に、月ごとに記録を作成する方法

事例 3：継続的に又は反復して医療情報を授受する対象期間の終了後、速やかに記録を作成する方法

(ｴ) 「確実であると見込まれるとき」として、例えば、継続的に又は反復して医療情報を授受することを内容とする基本契約を締結することにより、以後、継続的に又は反復して医療情報を提供することが確実であると見込まれる場合が該当する。この場合、当該基本契約に係る契約書をもって記録とすることができる。

(ｵ) 「一括して作成する」とあるが、この方法は、例外としての記録作成方法であることにかんがみて、その対象期間、対象範囲等を明確にしておくことが望ましい。

5　医療情報の提供を行う医療情報取扱事業者のみならず、医療情報の提供を受ける認定匿名加工医療情報作成事業者においても、医療情報の提供に係る記録を作成しなければならないこととされている。〈法第 33 条第 3 項〉

⇒　医療情報取扱事業者、認定匿名加工医療情報作成事業者のいずれも記録の作成方法・保存期間は同一であることにかんがみて、医療情報取扱事業者は認定匿名加工医療情報作成事業者の記録義務の全部又は一部を代替して行うことができる。同様に、認定匿名加工医療情報作成事業者が医療情報取扱事業者の記録義務の全部又は一部を代替して行うこともできる。

ただし、なお、この場合であっても、医療情報取扱事業者及び認定匿名加工医療情報作成事業者は自己の義務が免責されるわけではないことから、実質的に自らが記録作成義務を果たしているものと同等の体制を構築しなければならない。〈ガイドライン〉

6　主務大臣は、医療情報取扱事業者が本規定に違反していると認めるときは、その者に対し、当該違反を是正するため必要な措置をとるべきことを命ずることができる。〈法第 37 条第 5 項〉

第 4 章　医療情報取扱事業者による認定匿名加工医療情報作成事業者に対する医療情報の提供（第 30 条—第 34 条）

■**第３２条第２項**■

> 医療情報取扱事業者は、前項の記録を、当該記録を作成した日から主務省令で定める期間[1]保存しなければならない。

趣旨

本規定は、医療情報取扱事業者に対し、医療情報の提供に係る記録（法第 32 条第 1 項）の保存を義務づけたものである。

解説

1　「主務省令で定める期間」は、次に掲げる場合の区分に応じて、それぞれに定める期間とする。〈則第 35 条〉

(ｱ)　対象となる複数の本人の記録を一体として作成した場合（則第 33 条第 2 号但書）
　　——最後に当該記録に係る医療情報の提供を行った日から起算して 3 年を経過する日までの間

(ｲ)　(ｱ)以外の場合——3 年間

2　主務大臣は、医療情報取扱事業者が本規定に違反していると認めるときは、その者に対し、当該違反を是正するため必要な措置をとるべきことを命ずることができる。〈法第 37 条第 5 項〉

第三十三条(医療情報の提供を受ける際の確認)

■第33条第1項■

　認定匿名加工医療情報作成事業者は、第三十条第一項の規定により医療情報取扱事業者から医療情報の提供を受けるに際しては、主務省令で定めるところにより、次に掲げる事項の確認を行わなければならない。
一　当該医療情報取扱事業者の氏名又は名称及び住所並びに法人にあっては、その代表者(法人でない団体で代表者又は管理人の定めのあるものにあっては、その代表者又は管理人)の氏名
二　当該医療情報取扱事業者による当該医療情報の取得の経緯

趣旨

　本規定は、認定匿名加工医療情報作成事業者に対し、医療情報取扱事業者から医療情報の提供を受ける際には、①当該医療情報取扱事業者の名称及び住所、②当該医療情報取扱事業者による当該医療情報の取得経緯の確認を義務づけたものである。

解説

1　医療情報取扱事業者から医療情報の提供を受ける際には、その医療情報が不正に取得されたものではないかどうか等の確認義務を認定匿名加工医療情報作成事業者に課すことにより、医療情報取扱事業者による不正な取得を防止するとともに、不正な手段により取得された医療情報の拡散を防止するため、本規定が設けられている。

2　医療情報の提供を受ける際の確認について、次のとおり定められている。〈則第36条〉
(A) 確認は、次に掲げる事項の区分に応じ、それぞれに定めるところによるものとする。
　(a1) 法第33条第1項第1号の事項——医療情報を提供する医療情報取扱事業者から申告を受ける方法その他の適切な方法
　(a2) 法第33条第1項第2号の事項——主務大臣の公表(法第30条第3項)が行われた旨及び医療情報取扱事業者からの医療情報の取得の経緯を示す記録の提示を受ける方法その他の適切な方法
(B) (A)にかかわらず、医療情報取扱事業者から他の医療情報の提供を受けるに際して既に(A)の方法による確認(当該確認について記録(則第37条)の作成及び保存をしている場合におけるものに限る。)をした事項については、当該事項の内容と当該提供に係る確認事項(法第33条第1項各号)の内容が同一であることの確認を行う方法とする。
⇒　上記(a1)の確認方法の事例について、次のように示されている。〈ガイドライン〉
(ｱ) 医療情報取扱事業者から申告を受ける方法
　事例1：口頭で申告を受ける方法
　事例2：医療情報取扱事業者の氏名又は名称や所在などの必要な事項を確認できる書類の写しの送付を受け入れる方法
(ｲ) その他の適切な方法

第4章　医療情報取扱事業者による認定匿名加工医療情報作成事業者に対する医療情報の提供（第30条―第34条）

　　　事例1：登記されている事項を確認する方法（認定匿名加工医療情報作成事業者が自ら登記事項証明書や登記情報提供サービスで、医療情報取扱事業者の名称、住所及び代表者の氏名を確認する方法）
　　　事例2：医療情報取扱事業者が自らのホームページなどで名称、住所、代表者の氏名を公開している場合において、その内容を確認する方法
　⇒　上記(a2)の「医療情報の取得の経緯」に関し、医療情報取扱事業者に対して確認すべき項目は、以下のとおりである。〈ガイドライン〉
　　① 本人への通知が適切に行われたこと
　　② 主務大臣への届出事項が主務大臣により公表されていること
　　③ 本人又はその遺族による医療情報の提供停止の求めを受けていないこと
　⇒　上記(B)について、次のように示されている。〈ガイドライン〉
　　(ｱ) 複数回にわたり同一本人の内容の医療情報の授受をする場合において、同一の内容である事項を重複して確認する合理性はない。
　　(ｲ) そこで、既に適正に確認（法第33条第1項）を行い、適正な方法により作成し、かつ、その時点において保存している記録（法第33条第3項）に記録された事項と内容が同一であるものについては、医療情報取扱事業者の名称、当該医療情報の取得の経緯が同一であることの確認を行うことにより、当該事項の確認を省略することができる。
　　　　例えば、認定匿名加工医療情報作成事業者が、同じ医療情報取扱事業者から、既に確認・記録義務を履行した医療情報の提供を受ける場合が該当する。
　3　主務大臣は、認定匿名加工医療情報作成事業者（外国取扱者を除く。）が本規定に違反していると認めるときは、その者に対し、当該違反を是正するため必要な措置をとるべきことを命ずることができる。〈法第37条第1項〉
　　　なお、外国取扱者については、「命ずる」を「請求する」に読み替えて適用される。〈法第37条第3項〉

＜第1号＞
　4　本号は、医療情報の提供者特定事項を確認対象としたものである。
　5　提供を受けようとする医療情報が不正に取得されたものでないかどうかの確認を実効性のあるものとするためには、誰から取得したものであるかについての情報を確保しておく必要があるため、提供者が自然人である場合には「氏名」及び「住所」、提供者が法人その他の団体である場合には「名称」、「住所」及び「代表者等の氏名」を確認事項としている。

＜第2号＞
　6　本号は、医療情報の取得の経緯を確認対象としたものである。
　7　提供を受けようとする医療情報が不正に取得されたものでないかどうかの確認をするためには、提供者が当該医療情報をどのような経緯で取得したのかについての情報を確保しておく必要がある。具体的には、本人への通知（法第30条第1項）及び主務大臣への届出（法第30条第1項）が行われているかどうかに加え、本人又はその遺族による医療情報の提供停止の求め（法第31条第1項）の有無についても確認することとなる。

■第33条第2項■

> 前項の医療情報取扱事業者は、認定匿名加工医療情報作成事業者が同項の規定による確認を行う場合において、当該認定匿名加工医療情報作成事業者に対して、当該確認に係る事項を偽ってはならない。

趣 旨

　本規定は、医療情報を提供しようとする医療情報取扱事業者に対し、認定匿名加工医療情報作成事業者者が確認(法第33条第1項)を行う場合において、虚偽の申告を禁止したものである。

解 説

1　医療情報を提供しようとする医療情報取扱事業者から正確な情報が得られなければ、確認(法第33条第1項)の実効性を確保することはできない。そこで、認定匿名加工医療情報作成事業者からの確認に対し、医療情報取扱事業者による説明の真正性を担保するため、本規定に違反して虚偽の申告をした場合を直罰(法第50条第2号)の対象としている。
⇒　上記の「直罰」とは、法令の違反行為があったときに直ちに適用される行政罰をいう。一方、法令の違反行為があった場合に是正等の命令が下され、その命令に違反して初めて適用される行政刑罰を間接罰という。
2　本規定に違反した者は、10万円以下の過料に処する。〈法第50条第2号〉

■第33条第3項■

> 認定匿名加工医療情報作成事業者は、第一項の規定による確認を行ったときは、主務省令で定めるところにより、当該医療情報の提供を受けた年月日、当該確認に係る事項その他の主務省令で定める事項に関する記録を作成しなければならない。

趣 旨

　本規定は、認定匿名加工医療情報作成事業者に対し、医療情報取扱事業者から医療情報の提供を受ける際に確認(法第33条第1項)を行ったときは、当該確認事項の記録の作成を義務づけたものである。

解 説

1　医療情報取扱事業者から医療情報の提供を受ける際には、提供者特定事項及び取得経緯の確認義務が認定匿名加工医療情報作成事業者に課せられているが(法第26条第1項)、これを実効性のあるものとするためには、確認事項の記録を残し、問題が発生した場合に検証できるようにしておく必要がある。

第4章　医療情報取扱事業者による認定匿名加工医療情報作成事業者に対する医療情報の提供（第30条—第34条）

　　また、これにより、不正取得や漏えい等の問題が発生した際に情報の移転経緯を追跡できるようになり、必要な行政権限の迅速な行使に資することから、本人等への不利益の発生を防止する上でも必要かつ有益であるといえよう。

2　「主務省令で定める事項」は、次に掲げる事項とする。〈則第37条第1項〉
　(A)　医療情報の提供を受けた年月日
　(B)　当該医療情報取扱事業者の氏名又は名称及び住所並びに法人にあっては、その代表者の氏名（法第33条第1項第1号）、当該医療情報取扱事業者による当該医療情報の取得の経緯（法第33条第1項第2号）
　(C)　(A)の医療情報によって識別される本人の氏名その他の当該本人を特定するに足りる事項
　(D)　(A)の医療情報の項目
　(E)　主務大臣への届出が公表（法第30条第3項）されている旨

3　解説2の(A)から(D)までに掲げる事項のうち、既に作成した記録（当該記録を保存している場合におけるものに限る。）に記録されている事項と内容が同一であるものについては、当該事項の記録の作成を省略することができる。〈則第37条第2項〉
⇒　上記の「記録されている事項と内容が同一であるもの」について、次のように示されている。〈ガイドライン〉
　(ｱ)　複数回にわたって同一本人の医療情報の授受をする場合において、同一の内容である事項を重複して記録する必要はないこととする。
　(ｲ)　すなわち、同一本人の医療情報の提供に関し、既に作成した記録（現に保存しているものに限る。）に記録された、①提供年月日、②提供先の認定事業者、③識別される本人、④医療情報の項目とその内容が同一であるものについては、当該事項の記録の作成を省略することができる。
　(ｳ)　記録事項の内容は同一でなければならないため、例えば、同一法人であっても、代表者が交代し、その後に記録を作成する場面では、あらためて、新代表者の氏名について記録をしなければならない。
　　　また、記録事項の作成の省略は、複数回にわたって同一本人の医療情報の授受をする場合に限定されることから、記録事項が同一であっても、異なる本人の医療情報の授受である場合には、当該事項の記録の作成を省略することはできない。
　　　なお、記録事項の作成を省略する場合には、既に作成したどの記録の記録事項と同一であるかを把握しておく必要がある。
　(ｴ)　(ｱ)から(ｳ)までは、医療情報取扱事業者による医療情報の提供に係る記録の作成（法第32条第1項、則第34条第2項）においても同様である。

4　医療情報の提供に係る記録の作成は、次に掲げるところにより行うものとする。〈則第38条により準用する第33条〉
　(ｱ)　文書、電磁的記録又はマイクロフィルムを用いて作成するものとする。
　(ｲ)　医療情報取扱事業者から医療情報の提供を受けたときは、その都度、速やかに作成しなければならない。ただし、当該医療情報取扱事業者から継続的にもしくは反復し

て医療情報の提供を受けたとき、又は当該医療情報取扱事業者から継続的にもしくは反復して医療情報の提供を受けることが確実であると見込まれるときは、一括して作成することができる。

5 　主務大臣は、認定匿名加工医療情報作成事業者（外国取扱者を除く。）が本規定に違反していると認めるときは、その者に対し、当該違反を是正するため必要な措置をとるべきことを命ずることができる。〈法第37条第1項〉

　なお、外国取扱者については、「命ずる」を「請求する」に読み替えて適用される。〈法第37条第3項〉

■第33条第4項■

認定匿名加工医療情報作成事業者は、前項の記録を、当該記録を作成した日から主務省令で定める期間保存しなければならない。

趣旨

本規定は、認定匿名加工医療情報作成事業者に対し、確認事項の記録（法第33条第3項）の保存を義務づけたものである。

解説

1 　「主務省令で定める期間」は、次に掲げる場合の区分に応じて、それぞれに定める期間とする。〈則第38条により準用する第35条〉

（ア）対象となる複数の本人の記録を一体として作成した場合──最後に当該記録に係る医療情報の提供を受けた日から起算して3年を経過する日までの間

（イ）（ア）以外の場合──3年間

2 　主務大臣は、認定匿名加工医療情報作成事業者（外国取扱者を除く。）が本規定に違反していると認めるときは、その者に対し、当該違反を是正するため必要な措置をとるべきことを命ずることができる。〈法第37条第1項〉

　なお、外国取扱者については、「命ずる」を「請求する」に読み替えて適用される。〈法第37条第3項〉

第4章 医療情報取扱事業者による認定匿名加工医療情報作成事業者に対する医療情報の提供（第30条―第34条）

第三十四条（医療情報取扱事業者から医療情報の提供を受けてはならない場合）

> 認定匿名加工医療情報作成事業者は、次に掲げる医療情報について、法令に基づく場合を除き、医療情報取扱事業者から提供を受けてはならない。
> 一　第三十条第一項又は第二項の規定による通知又は届出が行われていない医療情報
> 二　第三十一条第一項に規定する求めがあった医療情報

趣　旨

本規定は、認定匿名加工医療情報作成事業者に対し、①オプトアウト手続（法第30条第1項、第2項）が行われていない医療情報、②本人又はその遺族から提供停止の求め（法第30条第1項）があった医療情報については、原則、医療情報取扱事業者から提供を受けることを禁止したものである。

解　説

1　医療情報の提供に係る本人への通知及び主務大臣への届出（法第30条第1項）は、本人又はその遺族に対して医療情報の提供停止を求める機会を付与するための重要な手続であることから、この手続を踏んでいない医療情報を受領することは容認できない。
　　また、本人又はその遺族から認定匿名加工医療情報作成事業者への提供を停止する求めがあった医療情報を受領することもやはり容認できるものではないため、本規定が設けられている。

2　「法令に基づく場合」とは、個人情報保護法上の本人同意（個情法第17条第2項）を得て取得し、本人同意（個情法第23条第1項）を得て提供する場合をいう。

3　主務大臣は、認定匿名加工医療情報作成事業者（外国取扱者を除く。）が本規定に違反していると認めるときは、その者に対し、当該違反を是正するため必要な措置をとるべきことを命ずることができる。〈法第37条第1項〉
　　なお、外国取扱者については、「命ずる」を「請求する」に読み替えて適用される。〈法第37条第3項〉
⇒　適法に入手されたものではないと疑われるにもかかわらず、あえて認定匿名加工医療情報作成事業者が医療情報の提供を受けた場合には、本規定に違反するものと判断される可能性がある。〈ガイドライン〉

＜第1号＞

4　本号は、本人への通知又は主務大臣への届出が行われていない医療情報については、医療情報取扱事業者から提供を受けてはならないものとしている。

＜第2号＞

5　本号は、本人又はその遺族から提供停止の求めがあった医療情報については、医療情報取扱事業者から提供を受けてはならないものとしている。

6　認定匿名加工医療情報作成事業者からの確認（法第33条第1項）に対して虚偽の説明が行われた場合は、提供停止の求め（法第30条第1項）のあった医療情報であると認識でき

ないため、当該認定匿名加工医療情報作成事業者が当該医療情報の提供を受けたとしても本号に違反したことにならない。

＜個人情報保護法と次世代医療基盤法の適用関係＞

7 医療情報の取扱いに関し、次のように整理することができる。

(ア) 認定匿名加工医療情報作成事業者は、個人情報保護法により課せられるものよりも厳格な規制(法第17条から第27条まで)に服することとなる一方、本人又はその遺族の意思を尊重する手続を経ることを条件として医療情報取扱事業者から医療情報の提供を受けることができる(法第30条第1項)。

　この厳格な規制を回避したい場合には、個人情報保護法上の個人情報取扱事業者として、当該医療情報を要配慮個人情報とみなし、個別に本人の同意を取得しなければならない。この場合、個人情報取扱事業者の義務に関する規制(個情法第15条から第35条まで)に従うこととなる。

(イ) 認定匿名加工医療情報作成事業者は、次世代医療基盤法その他個人情報の適正な取扱いに関する法令を遵守することが求められている(法第8条第3項第1号イ及びハ(3))。

　また、主務大臣は、関係法令の遵守を含む認定事業の適確な実施について、認定匿名加工医療情報作成事業者に対する指導及び助言を行うものとされている(法第36条)。

　さらには、次世代医療基盤法では、認定匿名加工医療情報作成事業者には個人情報保護法の適用が排除されていないものの、これより厳格な規制が課せられているため、個人情報保護法の適用をめぐり混乱を生ずるおそれはないものと考えられる。

(ウ) 保有個人データの開示、訂正等及び利用停止等並びにこれらの関連規定(個情法第27条から第34条まで)に相当するものは、次世代医療基盤法において設けられていない。

　しかしながら、次世代医療基盤法では、本人又はその遺族がいつでも医療情報取扱事業者からの医療情報の提供を停止させることができ、また、医療情報の不適正な取扱いが行われた場合には主務大臣の是正命令(法第37条)が下されることから、開示、訂正等及び利用停止等の請求を行うまでもなく、本人又はその遺族の安心感を確保する観点からみて十分な手当がなされているものと考えられる。

⇒　上記(ウ)の「保有個人データ」とは、個人情報取扱事業者が、開示、内容の訂正、追加又は削除、利用の停止、消去及び第三者への提供の停止を行うことのできる権限を有する個人データであって、その存否が明らかになることにより公益その他の利益が害される以下のもの又は6月以内に消去することとなるもの以外のものをいう。〈個情法第2条第7項、個情法施行規則第4条・第5条〉

① 当該個人データの存否が明らかになることにより、本人又は第三者の生命、身体又は財産に危害が及ぶおそれがあるもの

② 当該個人データの存否が明らかになることにより、違法又は不当な行為を助長し、又は誘発するおそれがあるもの

③ 当該個人データの存否が明らかになることにより、国の安全が害されるおそれ、他国もしくは国際機関との信頼関係が損なわれるおそれ又は他国もしくは国際機関との交渉上不利益を被るおそれがあるもの

第4章　医療情報取扱事業者による認定匿名加工医療情報作成事業者に対する医療情報の提供（第30条—第34条）

　　　④　当該個人データの存否が明らかになることにより、犯罪の予防、鎮圧又は捜査その他の公共の安全と秩序の維持に支障が及ぶおそれがあるもの
8　散在情報の取扱いに関し、次のように整理することができる。
　(ｱ)　安全管理措置等の観点

　　　個人情報保護法では、安全管理措置(個情法第20条)のほか、データ内容の正確性の確保等(個情法第19条)、従業者の監督(個情法第21条)、委託先の監督(個情法第22条)、第三者提供の制限(個情法第23条)、外国にある第三者への提供の制限(個情法第24条)、第三者提供に係る記録の作成等(個情法第25条)、第三者提供を受ける際の確認等(個情法第26条)の規制については、規制対象を個人データに限定し、散在情報は含めていない。

　　　これは、他のデータとの結合や照合が容易ではない散在情報の取扱いに不備があった場合であっても個人の権利利益を侵害するおそれが小さいこと、散在情報にまで厳格な取扱いを求めた場合は個人情報取扱事業者に過度の負担を課すことになることを考慮したものである。

　　　しかしながら、データベースを構成する情報かどうかにかかわらず、取扱いの不備により漏えい等が発生した場合には、本人又はその遺族の信頼を損ない、ひいては匿名加工医療情報の作成に支障が生じることに変わりがないことから、次世代医療基盤法では、散在情報を含む医療情報の取扱いに関し、基本的に個人情報保護法よりも厳しい規制を課すこととしている。

　(ｲ)　開示等の観点

　　　個人情報保護法では、保有個人データに関する事項の公表等(個情法第27条)、開示(個情法第28条)、訂正等(個情法第29条)、利用停止等(個情法第30条)、理由の説明(個情法第31条)、開示等の請求等に応じる手続(個情法第32条)、手数料(個情法第33条)、事前の請求(個情法第34条)については、規制対象を保有個人データに限定し、散在情報は含めていない。これは、個人情報取扱事業者が保有する個人情報を一律に対象とした場合、非常に煩雑な業務を生じさせることになるためである。

　　　一方、次世代医療基盤法では、散在情報を含む医療情報の取扱いについて個人情報保護法よりも厳しい規制を課すこととしており、医療機関から認定匿名加工医療情報作成事業者に提供された未整理のカルテ(散在情報に該当する医療情報)であっても、厳重に保管されることになる。このように、散在情報によって本人又はその遺族に不利益が生じるおそれはないことから、次世代医療基盤法においては、散在情報を含めて医療情報に関する開示等の規定は設けられていない。

9　死亡した個人に関する情報の取扱いに関し、次のように整理することができる。
　(A)　総論
　(ｱ)　個人情報保護法は、個人の権利利益の保護を目的とし(個情法第1条)、保護の対象とすべき個人情報を、生存する個人に関する情報に限定している(個情法第2条第1項)。これは、死者は個人情報保護法上の権利を行使できないこと、死者に関する情報が同時に遺族に関する情報でもある場合(例：死者の遺伝情報)には遺族自身に関

する個人情報として保護すれば足りること、等によるものである。

　他方、次世代医療基盤法では、生存する個人に関する情報だけでなく、死亡した個人に関する情報についても医療情報の対象に含め、本人の同意なしに医療情報を第三者に提供できるようにする一方で、基本的に個人情報保護法よりも厳しい規制を課すこととしている。

(イ) 医療分野の研究開発(例：医薬品の副作用の解析)においては、数百万人単位の匿名加工医療情報が必要になることもある。これほどまでに大量の匿名加工医療情報を作成するためには、本人又はその遺族の理解と協力を得た中で、大量の医療情報を匿名加工医療情報作成事業を行う者に集めることが必要となる。

　そこで、次世代医療基盤法では、医療情報取扱事業者は、本人又はその遺族の意思を尊重する手続を経ることを条件として、認定匿名加工医療情報作成事業者に限って、医療情報を提供することができるようにしている。

　また、生存する個人に関する情報と死亡した個人に関する情報のいずれについても、安全管理措置等の不備により漏えい等が生じた場合は、本人又はその遺族の信頼が損なわれることに変わりはないことから、認定匿名加工医療情報作成事業者による取扱いを厳しく規制している。

(ウ) 死亡した個人に関する情報であっても、その遺族がいつでも医療情報取扱事業者からの医療情報の提供を停止させることができることから、遺族の安心感を確保する観点からみて既に十分な手当がなされており、次世代医療基盤法においては、死亡した個人に関する情報を含め、医療情報に関する開示等の規定は設けられていない。

(B) 各論

(ア) 取得に際しての利用目的の通知等(個情法第18条)

　医療情報の利用目的は、医療分野の研究開発に資するものに明確に制限されていることから(法第17条第1項)、次世代医療基盤法において、遺族への通知や公表の義務を事業者に課す必要はないと考えられる。なお、個人情報保護法においても、取得の状況からみて利用目的が明らかであると認められる場合においては、利用目的の通知等を行う必要がないものとされている(個情法第18条第4項第4号)。

(イ) データ内容の正確性の確保等(個情法第19条)

　死亡した個人に関する情報については、本人の死亡や関連資料の散逸等により、時の経過とともに内容の確認が困難となる。次世代医療基盤法においては、死亡した個人に関する情報を医療情報に含めていることを考慮し、医療情報を正確かつ最新の内容に保つよう努力する義務を事業者に課すこととはしていない。

(ウ) 保有個人データに関する事項の公表等(個情法第27条)

　認定匿名加工医療情報作成事業者の名称が公示の対象となっており(法第8条第5項)、また、医療情報の利用目的は医療分野の研究開発に資するものに限定されていることから(法第17条第1項)、個人情報保護法上の保有個人データに関する事項の公表等に相当する規定は、次世代医療基盤法において設けられていない。

第4章 医療情報取扱事業者による認定匿名加工医療情報作成事業者に対する医療情報の提供（第30条—第34条）

(エ) 開示（個情法第28条）

情報の開示は、その訂正等及び利用停止等の前提としての側面を有している。また、本人がその遺族への情報開示を容認しているとは限らないことをかんがみ、個人情報保護法上の開示に相当する規定は、次世代医療基盤法において設けられていない。

(オ) 訂正等（個情法第29条）

認定匿名加工医療情報作成事業者又は認定医療情報等取扱受託事業者以外の者が医療情報を取り扱うことはなく、また、医療情報の内容が事実でない場合であっても当該医療情報に基づき作成された匿名加工医療情報により遺族に不利益が生ずるおそれがないことから、個人情報保護法上の訂正等に相当する規定は、次世代医療基盤法において設けられていない。

(カ) 利用停止等（個情法第30条）

医療情報の不適正な取扱いがあった場合は、主務大臣の是正命令（法第37条）により対処でき、遺族に利用停止等の請求権を認める必要はないと考えられることから、個人情報保護法上の利用停止等に相当する規定は、次世代医療基盤法に設けられていない。

(キ) 理由の説明（個情法第31条）、開示等の請求等に応じる手続（個情法第32条）、手数料（個情法第33条）、事前の請求（個情法第34条）

これらは、(ウ)から(カ)までに掲げる保有個人データに関する公表等、開示、訂正等及び利用停止等に関連する規定であることから、これらに相当する規定は、次世代医療基盤法に設けられていない。

10　死亡した個人に係る匿名加工医療情報の取扱いに関し、次世代医療基盤法においては生存する個人に係る匿名加工医療情報と一体のものとして規制しているが、これについて次のように整理することができる。

(ア) 匿名加工医療情報の作成

次世代医療基盤法では、個人情報保護法上の規制（個情法第36条第1項）と同様、省令で定める基準に従い匿名加工医療情報を作成する義務を認定事業者に課している（法第18条第1項）。

(イ) 削除情報等の安全管理措置

次世代医療基盤法では、個人情報保護法上の規制（個情法第36条第2項）と同様、匿名加工医療情報の作成に用いた医療情報から削除した記述等及び個人識別符号並びに加工の方法に関する情報について安全管理措置を講ずる義務を認定事業者に課している（法第20条）。

(ウ) 匿名加工医療情報を作成した際の公表

個人情報保護法上、匿名加工情報を作成した個人情報取扱事業者には、当該匿名加工情報に含まれる個人に関する情報の項目を公表する義務が課せられている（個情法第36条第3項）。

この点、次世代医療基盤法では、認定匿名加工医療情報作成事業者に提供される医

療情報の項目を本人に通知し主務大臣に届け出ることを医療情報取扱事業者に課しており、当該項目を主務大臣が公表することとしている(法第30条第1項第2号、第3項)。

(エ) 匿名加工医療情報を提供した際の公表

個人情報保護法上、匿名加工情報を作成して第三者に提供する個人情報取扱事業者には、当該匿名加工情報に含まれる個人に関する情報の項目及び提供の方法を公表する義務が課せられている(個情法第36条第4項)。

この点、次世代医療基盤法では、認定匿名加工医療情報作成事業者に提供される医療情報の項目を本人に通知し主務大臣に届け出ることを医療情報取扱事業者に課し、当該項目を主務大臣が公表することとしており(法第30条第1項第2号、第3項)、これに加えて匿名加工情報の提供の方法に係る安全管理措置の内容は、省令(則第6条)により明らかにされている。

(オ) 識別行為の禁止

次世代医療基盤法では、個人情報保護法上の規制(個情法第36条第5項)と同様、匿名加工医療情報の識別行為を禁止している(法第18条第2項、第3項)。

(カ) 安全管理措置等

次世代医療基盤法では、個人情報保護法上の規制(個情法第36条第6項)と同様、匿名加工医療情報の安全管理措置を講ずる義務を認定事業者に課している(法第20条)。

また、認定事業者には、匿名加工医療情報の取扱いに関する苦情を適切かつ迅速に処理するとともに、苦情処理のために必要な体制を整備する義務が課せられている(法第27条)。

第五章　監督

第三十五条（立入検査等）

■第35条第1項■

> 主務大臣は、この法律の施行に必要な限度において、認定匿名加工医療情報作成事業者若しくは認定医療情報等取扱受託事業者（これらの者のうち外国取扱者である者を除く。）、匿名加工医療情報取扱事業者若しくは医療情報取扱事業者に対し必要な報告を求め、又はその職員に、これらの者の事務所その他の事業所に立ち入り、これらの者の帳簿、書類その他の物件を検査させ、若しくは関係者に質問させることができる。

趣旨

本規定は、主務大臣は、①認定匿名加工医療情報作成事業者、②認定医療情報等取扱受託事業者、③匿名加工医療情報取扱事業者、④医療情報取扱事業者に対し、(i)必要な報告を求めること、(ii)その職員に、これらの者の事務所に立ち入り、その帳簿書類を検査させ、関係者に質問させることができる旨を定めたものである。

解説

1 「認定匿名加工医療情報作成事業者若しくは認定医療情報等取扱受託事業者」とあるように、匿名加工医療情報の作成を行っている場合であっても、主務大臣の認定を受けていない事業者に対しては、報告等を求め、立入検査をさせることができない。

2 「外国取扱者である者を除く」とあるように、外国取扱者が所在する外国に対する主権侵害を回避するため、本規定の対象から外国取扱者を除外することとしている。

外国取扱者である認定匿名加工医療情報作成事業者及び認定医療情報等取扱受託事業者については、本規定ではなく、法第16条第1項第3号及び第29条に基づき、主務大臣が必要な報告を求め、その職員に立入検査を行わせることになる。これは、国内の事業者が報告拒否や検査妨害を行ったときには罰則（法第47条第4号）が適用されるが、外国取扱者に対しては罰則を科すことができないためである。

なお、外国取扱者の報告拒否や検査妨害等に対しては認定の取消（法第16条第1項第3号、第29条）をもって罰則の代わりとしている。

3 「匿名加工医療情報取扱事業者」とは、匿名加工医療情報データベース等を事業の用に供している者をいう。〈法第18条第3項〉

4 「その職員」は、主務省庁の職員をさす。なお、その職員には司法警察権が与えられていないため、司法処分を必要と認めるときは、検察当局へ告発する必要がある。

5 「立ち入り」とあるが、これには立入先の同意を必要としない。

6 「帳簿」とあるが、その作成に代えて電磁的記録の作成がされている場合における当該電磁的記録を含むものとする。〈法第13条〉

7 「帳簿、書類」として、例えば、漏えい等した医療情報が記録された紙ファイルが考

えられる。
8 「その他の物件」として、例えば、医療情報を売却した事実を裏付ける記載がなされたメモが考えられる。
9 本規定による報告をせず、もしくは虚偽の報告をし、又は本規定による検査を拒み、妨げ、もしくは忌避し、もしくは本規定による質問に対して答弁せず、もしくは虚偽の答弁をした者は、50万円以下の罰金に処する。〈法第47条第4号〉
また、いわゆる両罰規定の対象となっており、この行為者を使用する法人又は人には50万円以下の罰金刑が科される。〈法第49条第1項〉

■第35条第2項■

前項の規定による立入検査をする職員は、その身分を示す証明書を携帯し、関係者の請求があったときは、これを提示しなければならない。

趣旨

本規定は、立入検査をする主務省庁の職員は、身分証明書を携帯し、立入先の請求があったときはこれを提示しなければならない旨を定めたものである。

解説

1 立入検査の権限は、事務所への立入りという強制手段を用いたものであることから、立入検査の手続の適正を確保するため、本規定が設けられている。
2 立入検査をする職員の身分を示す証明書は、様式第三一によるものとする。〈則第39条〉

■第35条第3項■

第一項の規定による立入検査の権限は、犯罪捜査のために認められたものと解してはならない。

趣旨

本規定は、その職員に立入検査をさせることができるとした主務大臣の権限は、本法による規制の実効性を確保するためのものであって、犯罪捜査のために認められたものではないことを明らかにしたものである。

解説

1 立入検査の権限は、事務所への立入りという強制手段を用いたものであることから、

第5章　監督(第35条—第37条)

立入検査の手続の適正を確保するため、本規定が設けられている。
2　憲法第35条第1項において、『何人も、その住居、書類及び所持品について、侵入、捜索及び押収を受けることのない権利は、現行犯として逮捕される場合を除いては、正当な理由に基いて発せられ、且つ捜索する場所及び押収する物を明示する令状がなければ、侵されない。』とし、その第2項において、『捜索又は押収は、権限を有する司法官憲が発する各別の令状により、これを行ふ。』としている。

住居の不可侵を定めたこの憲法条文は、住居侵入を伴う捜査は裁判所の令状に基づくものでなければならないという刑事手続に関する規定であり、行政手続に直接適用されるものではないと解釈される。
3　「第一項の規定による立入検査の権限」とは、立入先の同意もなく、また、裁判所の令状もなく、強制的に、主務省庁の職員に、認定匿名加工医療情報作成事業者等の事務所その他必要な場所に立ち入り、帳簿や書類等を検査させ、関係者に質問させる権限である。
4　「解してはならない」とは、立入検査(法第35条第1項)は、認定匿名加工医療情報作成事業者、認定医療情報等取扱受託事業者、匿名加工医療情報取扱事業者及び医療情報取扱事業者に課せられた義務等の適切な履行を確保する見地から行われるべきものであり、犯罪捜査のためのものではないことを確認したものである。

■第３５条第４項■

主務大臣は、第一項の規定による報告を求め、又は立入検査をしようとするときは、あらかじめ、個人情報保護委員会に協議しなければならない。

趣旨
本規定は、認定匿名加工医療情報作成事業者等に対して必要な報告を求め、これらの者の事業所に立入検査をしようとするときは、事前に個人情報保護委員会と協議することを主務大臣に求めたものである。

解説
1　本規定では、主務大臣が立入検査等(法第35条第1項)を行う際は、個人情報保護委員会と事前協議を行うこととしているが、これは、一般法たる個人情報保護法による個人情報保護委員会の監督権限との調整を図るとともに、個人情報の適正な取扱いの確保に関する個人情報保護委員会の専門的知見を反映させるためのものである。
2　個人情報保護委員会は、個人情報及び匿名加工情報を取り扱う事業者に対して、直接に立入検査等(個情法第40条)を行うことができるが、医療情報及び匿名加工医療情報を取り扱う事業者に対しては、本規定に基づき、主務大臣との協議を通じてその立入検査等に関与することになる。

第三十六条（指導及び助言）

> 主務大臣は、認定匿名加工医療情報作成事業者又は認定医療情報等取扱受託事業者に対し、第八条第一項又は第二十八条の認定に係る事業の適確な実施に必要な指導及び助言を行うものとする。

趣 旨

本規定は、主務大臣は、認定匿名加工医療情報作成事業者又は認定医療情報等取扱受託事業者に対し、必要な指導及び助言を行う旨を定めたものである。

解 説

1 「第八条第一項(略)の認定に係る事業」とは、匿名加工医療情報の作成を適正かつ確実に行う認定匿名加工医療情報作成事業者の事業をいう。

2 「第二十八条の認定に係る事業」とは、委託を受けて医療情報等又は匿名加工医療情報を適正かつ確実に行う認定医療情報等取扱受託事業者の事業をいう。

3 「指導」とは、相手方に将来においてすべきこと又はすべきでないことを指し示し、相手方を一方の方向に導くことをいう。

4 「助言」とは、相手方を一方の方向に導く目的のもとに相手方に必要な事項を進言することをいう。

5 「必要な指導及び助言」には、認定匿名加工医療情報作成事業者又は認定医療情報等取扱受託事業者からの求めに応じて行う場合と、苦情等を発端に主務大臣が必要性を感知して自発的に行う場合の双方がある。

第三十七条（是正命令）

■第３７条第１項■

> 主務大臣は、認定匿名加工医療情報作成事業者（外国取扱者を除く。）が第十七条第一項、第十八条第一項若しくは第二項、第十九条から第二十一条まで、第二十三条第一項、第二十四条、第二十五条第一項、第二十六条第一項、第二十七条、第三十三条（第二項を除く。）又は第三十四条の規定に違反していると認めるときは、その者に対し、当該違反を是正するため必要な措置をとるべきことを命ずることができる。

趣旨

　本規定は、主務大臣は、認定匿名加工医療情報作成事業者（外国取扱者を除く。）が本法の規定に違反していると認めるときは、是正命令を下すことができる旨を定めたものである。

解説

1　本規定の是正命令の対象となるのは、次に掲げる場合である。
　(ｱ)　認定匿名加工医療情報作成事業者が、医療情報の利用目的による取扱いの制限義務を履行していない場合（法第17条第1項）
　(ｲ)　認定匿名加工医療情報作成事業者が、匿名加工医療情報の作成の義務を履行していない場合（法第18条第1項）
　(ｳ)　認定匿名加工医療情報作成事業者が、匿名加工医療情報の識別行為の禁止義務を履行していない場合（法第18条第2項）
　(ｴ)　認定匿名加工医療情報作成事業者が、医療情報等又は匿名加工医療情報の消去義務を履行していない場合（法第19条）
　(ｵ)　認定匿名加工医療情報作成事業者が、医療情報等又は匿名加工医療情報の安全管理措置を講ずる義務を履行していない場合（法第20条）
　(ｶ)　認定匿名加工医療情報作成事業者が、医療情報等又は匿名加工医療情報を取り扱う従業者の監督義務を履行していない場合（法第21条）
　(ｷ)　認定匿名加工医療情報作成事業者が、医療情報等又は匿名加工医療情報の取扱いの委託先の制限を遵守していない場合（法第23条第1項）
　(ｸ)　認定匿名加工医療情報作成事業者が、医療情報等又は匿名加工医療情報の取扱いの委託先の監督義務を履行していない場合（法第24条）
　(ｹ)　認定匿名加二医療情報作成事業者が、医療情報の提供先の制限を遵守していない場合（法第25条第1項、第26条第1項）
　(ｺ)　認定匿名加工医療情報作成事業者が、医療情報等又は匿名加工医療情報の取扱いに関する苦情の処理義務を履行していない場合（法第27条第1項）
　(ｻ)　認定匿名加工医療情報作成事業者が、医療情報等又は匿名加工医療情報の取扱いに関する苦情の処理体制の整備義務を履行していない場合（法第27条第2項）
　(ｼ)　認定匿名加工医療情報作成事業者が、医療情報の提供を受ける際の確認義務を履行

していない場合(法第33条第1項)
- (ス) 認定匿名加工医療情報作成事業者が、医療情報の提供を受ける際の確認事項に関する記録の作成義務を履行していない場合(法第33条第3項)
- (セ) 認定匿名加工医療情報作成事業者が、医療情報の提供を受ける際の確認事項に関する記録の保存義務を履行していない場合(法第33条第4項)
- (ソ) 認定匿名加工医療情報作成事業者が、適正な手続を踏んでいない医療情報の提供を受けた場合(法第34条)

2　本規定による命令に違反した者は、1年以下の懲役もしくは50万円以下の罰金に処し、又はこれを併科する。〈法第46条第5号〉

　なお、法第33条第1項、第3項及び第4項並びに第34条に係る部分を除き、日本国外においてこの罪を犯した者にも適用される。〈法第48条〉

　また、いわゆる両罰規定の対象となっており、この行為者を使用する法人には50万円以下の罰金刑が科される。〈法第49条第1項〉

■第37条第2項■

　主務大臣は、認定医療情報等取扱受託事業者(外国取扱者を除く。)が第二十三条第二項の規定又は第二十九条において準用する第十七条第一項、第十八条第一項若しくは第二項、第十九条から第二十一条まで、第二十四条、第二十六条第一項若しくは第二十七条の規定に違反していると認めるときは、その者に対し、当該違反を是正するため必要な措置をとるべきことを命ずることができる。

趣旨

　本規定は、主務大臣は、認定医療情報等取扱受託事業者(外国取扱者を除く。)が本法の規定に違反していると認めるときは、是正命令を下すことができる旨を定めたものである。

解説

1　本規定の是正命令の対象となるのは、次に掲げる場合である。
- (ア) 認定医療情報等取扱受託事業者が、医療情報の利用目的による取扱いの制限義務を履行していない場合(法第29条により準用する第17条第1項)
- (イ) 認定医療情報等取扱受託事業者が、匿名加工医療情報の作成の義務を履行していない場合(法第29条により準用する第18条第1項)
- (ウ) 認定医療情報等取扱受託事業者が、匿名加工医療情報の識別行為の禁止義務を履行していない場合(法第29条により準用する第18条第2項)
- (エ) 認定医療情報等取扱受託事業者が、医療情報等又は匿名加工医療情報の消去義務を履行していない場合(法第29条により準用する第19条)
- (オ) 認定医療情報等取扱受託事業者が、医療情報等又は匿名加工医療情報の安全管理措

第5章　監督(第35条—第37条)

置を講ずる義務を履行していない場合(法第29条により準用する第20条)
(カ)　認定医療情報等取扱受託事業者が、医療情報等又は匿名加工医療情報を取り扱う従業者の監督義務を履行していない場合(法第29条により準用する第21条)
(キ)　認定医療情報等取扱受託事業者が、医療情報等又は匿名加工医療情報の取扱いの再委託の方法及び再委託先の制限を遵守していない場合(法第23条第2項)
(ク)　認定医療情報等取扱受託事業者が、医療情報等又は匿名加工医療情報の取扱いの再委託先の監督義務を履行していない場合(法第29条により準用する第24条)
(ケ)　認定医療情報等取扱受託事業者が、医療情報の提供先の制限を遵守していない場合(法第29条により準用する第26条第1項)
(コ)　認定医療情報等取扱受託事業者が、医療情報等又は匿名加工医療情報の取扱いに関する苦情の処理義務を履行していない場合(法第29条により準用する第27条第1項)
(サ)　認定医療情報等取扱受託事業者が、医療情報等又は匿名加工医療情報の取扱いに関する苦情の処理体制の整備義務を履行していない場合(法第29条により準用する第27条第2項)

2　本規定による命令に違反した者は、1年以下の懲役もしくは50万円以下の罰金に処し、又はこれを併科する。〈法第46条第5号〉
　なお、この罪は、日本国外においてこの罪を犯した者にも適用される。〈法第48条〉
　また、いわゆる両罰規定の対象となっており、この行為者を使用する法人には50万円以下の罰金刑が科される。〈法第49条第1項〉

■第37条第3項■

> 前二項の規定は、認定匿名加工医療情報作成事業者又は認定医療情報等取扱受託事業者(これらの者のうち外国取扱者である者に限る。)について準用する。この場合において、これらの規定中「命ずる」とあるのは、「請求する」と読み替えるものとする。

趣旨

　本規定は、主務大臣は、認定匿名加工医療情報作成事業者(外国取扱者に限る。)又は認定医療情報等取扱受託事業者(外国取扱者に限る。)が本法の規定に違反していると認めるときは、是正請求をすることができる旨を定めたものである。

解説

1　外国取扱者については、当該外国取扱者が所在する外国に対する主権侵害を回避するため、是正命令の対象から除外するとともに(法第37条第1項、第2項)、本規定により、是正請求ができるようにしている。
2　「請求」とは、ある行為をするように相手方に求めることをいう。
　外国に対しては日本の主権が及ばず、行政権者たる主務大臣は外国取扱者に対して『命ずる』ことはできないので、単に「請求」としている。

■第37条第4項■

> 主務大臣は、匿名加工医療情報取扱事業者が第十八条第三項の規定に違反していると認めるときは、その者に対し、当該違反を是正するため必要な措置をとるべきことを命ずることができる。

趣旨

本規定は、匿名加工医療情報取扱事業者が本法の規定に違反していると認めるときは、是正命令を下すことができる旨を定めたものである。

解説

1 本規定の是正命令の対象となるのは、次に掲げる場合である。
   ○ 匿名加工医療情報取扱事業者が、匿名加工医療情報の識別行為の禁止義務を履行していない場合（法第18条第3項）
2 本規定による命令に違反した者は、1年以下の懲役もしくは50万円以下の罰金に処し、又はこれを併科する。〈法第46条第5号〉
   また、いわゆる両罰規定の対象となっており、この行為者を使用する法人には50万円以下の罰金刑が科される。〈法第49条第1項〉

■第37条第5項■

> 主務大臣は、医療情報取扱事業者が第三十条第一項若しくは第二項、第三十一条第一項若しくは第三項又は第三十二条の規定に違反していると認めるときは、その者に対し、当該違反を是正するため必要な措置をとるべきことを命ずることができる。

趣旨

本規定は、医療情報取扱事業者が本法の規定に違反していると認めるときは、是正命令を下すことができる旨を定めたものである。

解説

1 本規定の是正命令の対象となるのは、次に掲げる場合である。
   (ア) 医療情報取扱事業者が、適正な手続を踏まずに医療情報を提供した場合（法第30条第1項、第2項）
   (イ) 医療情報取扱事業者が、医療情報の提供停止の求めを行った者に対する書面の交付義務を履行していない場合（法第31条第1項）
   (ウ) 医療情報取扱事業者が、医療情報の提供停止の求めを行った者に対して交付した書面の写し等の保存義務を履行していない場合（法第31条第3項）
   (エ) 医療情報取扱事業者が、医療情報の提供に係る記録の作成義務を履行していない場

合(法第32条第1項)
(オ) 医療情報取扱事業者が、医療情報の提供に係る記録の保存義務を履行していない場合(法第32条第2項)

2　本規定による命令に違反した者は、1年以下の懲役もしくは50万円以下の罰金に処し、又はこれを併科する。〈法第46条第5号〉

また、いわゆる両罰規定の対象となっており、この行為者を使用する法人又は人には50万円以下の罰金刑が科される。〈法第49条第1項〉

■第37条第6項■

> 主務大臣は、第一項、第二項、第四項若しくは前項の規定による命令又は第三項において読み替えて準用する第一項若しくは第二項の規定による請求をしようとするときは、あらかじめ、個人情報保護委員会に協議しなければならない。

趣旨

本規定は、是正命令又は是正請求をしようとするときは、事前に個人情報保護委員会と協議することを主務大臣に求めたものである。

解説

1　本規定では、主務大臣が是正命令(法第37条第1項、第2項、第4項、第5項)又は是正請求(法第37条第3項)を行う際は、個人情報保護委員会と事前協議を行うこととしているが、これは、一般法たる個人情報保護法による個人情報保護委員会の監督権限との調整を図るとともに、個人情報の適正な取扱いの確保に関する個人情報保護委員会の専門的知見を反映させるためのものである。

2　個人情報保護委員会は、個人情報及び匿名加工情報を取り扱う事業者に対して、直接に是正勧告(個情法第42条第1項)及び是正命令(個情法第42条第2項、第3項)を行うことができるが、医療情報及び匿名加工医療情報を取り扱う事業者に対しては、本規定に基づき、主務大臣との協議を通じて是正命令等に関与することになる。

第六章　雑則

第三十八条（連絡及び協力）

> 主務大臣[2]、個人情報保護委員会[3]及び総務大臣[4]は、この法律の施行に当たっては、医療情報等及び匿名加工医療情報の適正な取扱いに関する事項について、相互に緊密に連絡し、及び協力しなければならない。

趣旨

本規定は、医療情報等及び匿名加工医療情報の適正な取扱いのため、緊密に連絡し協力することを、主務大臣、個人情報保護委員会及び総務大臣に求めたものである。

解説

1　主務大臣は、認定基準の策定（法第 8 条第 4 項、第 29 条）、認定の取消（法第 15 条第 3 項、第 29 条）、立入検査等（法第 35 条第 4 項）、是正命令等（法第 37 条第 6 項）、主務省令の制定等（法第 39 条第 3 項）の際に個人情報保護委員会と協議することとされており、個人情報保護委員会による監視・監督事務と連携しつつ、個人情報の適正な取扱いの確保を任務とする個人情報保護委員会の専門的かつ中立的な意見を反映することにより、本人等への不利益の発生を防止することとしている。

また、医療情報取扱事業者、認定匿名加工医療情報作成事業者及び認定医療情報等取扱受託事業者には主務大臣の監督が及ぶことになるが、これらの事業者の対象からは行政機関、地方公共団体、独立行政法人等及び地方独立行政法人が除外されていない。

それゆえ、行政機関及び独立行政法人等における個人情報の取扱いに関する事務を行い、加えて地方公共団体が策定し実施する個人情報の保護に関する施策を支援する立場にある総務大臣の権限や事務との調整を図る必要がある。

そこで、医療情報等及び匿名加工医療情報の適正な取扱いに関する事項について、本法の円滑な施行を確保するため、確認的に本規定が設けられている。

2　「主務大臣」とは、内閣総理大臣、文部科学大臣、厚生労働大臣及び経済産業大臣をいう。〈法第 39 条第 1 項〉

3　「個人情報保護委員会」は、内閣府の外局として置かれた委員会で、内閣総理大臣の所轄に属する。〈個情法第 59 条〉

個人情報の適正かつ効果的な活用が新たな産業の創出並びに活力ある経済社会及び豊かな国民生活の実現に資するものであることその他の個人情報の有用性に配慮しつつ、個人の権利利益を保護するため、個人情報の適正な取扱いの確保を図ることを任務としている。〈個情法第 60 条〉

4　「総務大臣」は、本法における主務大臣には含まれていない。とはいえ、行政機関個人情報保護法や独立行政法人等個人情報保護法を所管する大臣であり、個人情報保護法制の整合性を図る必要があることから、連絡・協力の対象に含めることとしている。

第三十九条（主務大臣等）

■第39条第1項■

> この法律における主務大臣は、内閣総理大臣、文部科学大臣、厚生労働大臣及び経済産業大臣とする。

趣旨

本規定は、内閣総理大臣、文部科学大臣、厚生労働大臣及び経済産業大臣を主務大臣とする旨を定めたものである。

解説

1　国立研究開発法人日本医療研究開発機構は、医療分野の研究開発及びその環境整備を担っているが、その根拠法において主務大臣を、内閣総理大臣、文部科学大臣、厚生労働大臣及び経済産業大臣と規定している（国立研究開発法人日本医療研究開発機構法第18条第1項）。

　医療分野の研究開発には基礎研究から産業化に至るまで複数の省庁が関係するため、同法の規定に合わせ、次世代医療基盤法においても、主務大臣を「内閣総理大臣」「文部科学大臣」「厚生労働大臣」「経済産業大臣」としている。

■第39条第2項■

> この法律における主務省令は、主務大臣の発する命令とする。

趣旨

本規定は、主務大臣の発する命令を主務省令とする旨を定めたものである。

解説

1　「命令」とは、法律の委任によって国の行政機関が制定する法規をいい、省令のほか、政令、府令がある。

　なお、是正命令（法第37条）の『命令』は、本規定の「命令」とは異なり、行政機関が特定の者に対して一定の義務を課すことになる具体的な処分を意味する。

■**第39条第3項**■

> 主務大臣は、主務省令を定め、又は変更しようとするときは、あらかじめ、個人情報保護委員会に協議しなければならない。

▎趣 旨

　本規定は、主務省令を定め、又は変更しようとするときは、個人情報保護委員会と事前協議することを主務大臣に求めたものである。

▎解 説

1　個人情報保護委員会は、本規定に基づき、主務大臣との協議を通じて、主務省令の制定、変更に関与することになる。
2　個人情報保護委員会に協議する必要性について、次のように整理することができる。
(ア)　認定の手続及び基準に関する主務省令(法第3章第1節)について

　　医療情報等及び匿名加工医療情報の適正な取扱いを確保するため、認定、変更の認定又は承継の認可に際しては、個人情報の適正な取扱いの確保を任務とする個人情報保護委員会と協議し(法第8条第4項、第9条第4項、第10条第7項)、その専門的な知見を反映させることとしている。したがって、認定の手続及び基準に関する主務省令(法第8条第2項・第3項、第9条第1項、第10条第4項から第6項まで)についても、個人情報保護委員会の専門的知見を反映させることが適当といえる。

　　また、承継の認可申請をしない場合の届出(法第10条第8項)及び廃止の届出(法第11条第1項)についても、認定事業者であった法人等に医療情報等及び匿名加工医療情報の消去義務(法第10条第9項、第11条第2項)を確実に履行させる上で重要な手続であることから、当該手続に関する主務省令についても、個人情報保護委員会の専門的知見を反映させることが適当となる。

　　加えて、帳簿の備付等の義務(法第13条)は、医療情報等及び匿名加工情報の適正な取扱いを監督する上で重要であることから、帳簿に係る主務省令についても、主務大臣による監督に関与する個人情報保護委員会(法第35条第4項)の専門的な知見を反映させることが適当である。

(イ)　医療情報等及び匿名加工医療情報の取扱いに関する主務省令(法第3章第2節)について

　　医療情報等及び匿名加工医療情報の取扱いに関する規制は、医療情報に係る本人又はその遺族の安心感を確保するため、一般法たる個人情報保護法よりも強化することとしている(法第18条第1項、第20条、第21条、第24条、第25条第1項、第27条)。

　　したがって、これらの規制の詳細を定める主務省令については、個人情報保護法による規制との整合性を確保するため、個人情報保護委員会の専門的な知見を反映させることが適当である。

(ウ)　認定匿名加工医療情報作成事業者への医療情報の提供に関する主務省令(法第4章)について

医療情報取扱事業者から認定匿名加工医療情報作成事業者への医療情報の提供（法第 30 条）、医療情報の提供に係る記録の作成等（法第 32 条）、医療情報の提供を受ける際の確認（法第 33 条）の規制の詳細を定める主務省令については、個人情報保護法による規制との整合性を確保するため、個人情報保護委員会の専門的な知見を反映させることが適当といえる。

また、書面の交付（法第 31 条）は、医療情報に係る本人又はその遺族の意思を確実に尊重するために必要な手続であり、医療情報の適正な取扱いを確保する上で重要なものであることから、当該手続の詳細を定める主務省令についても、個人情報保護委員会の専門的な知見を反映させることが適当である。

第四十条（地方公共団体が処理する事務）

> 第三十五条第一項に規定する主務大臣の権限に属する事務（医療情報取扱事業者に係るものに限る。）は、政令で定めるところにより、地方公共団体の長[2]が行うこととすることができる。

趣 旨
本規定は、医療情報取扱事業者に対する立入検査等に係る主務大臣の権限に属する事務の一部については、政令で地方公共団体の長が行うことができる旨を定めたものである。

解 説
1 　医療情報取扱事業者の多くを占めることになる医療機関は、その開設にあたって開設地の都道府県知事等の許可を得なければならないことから（医療法第 7 条第 1 項）、都道府県知事等が医療情報取扱事業者の実態を最も的確に把握しているといえる。

そこで、医療情報取扱事業者に対する立入検査等の権限に属する事務の一部については、地方公共団体の長が行うことができるようにするため、本規定が設けられている。これにより、医療情報取扱事業者に対する立入検査等の事務をより効果的に行うことができると考えられる。

⇒ 　上記に「都道府県知事等」とあるが、診療所又は助産所にあっては、その開設地が保健所設置市又は特別区の区域にある場合においては、都道県知事ではなく、当該保健所設置市の市長又は特別区の区長が許可権者となる。

2 　「地方公共団体の長」とあるように、『都道府県知事』とはしていない。これは、医療情報取扱事業者たる医療機関への立入検査については、都道府県知事だけでなく、保健所設置市の市長又は特別区の区長が行う可能性があることを考慮したものである。

第四十一条(権限の委任)

> この法律に規定する主務大臣の権限の一部は、政令で定めるところにより、地方支分部局の長に委任することができる。

趣 旨

本規定は、次世代医療基盤法に規定する主務大臣の権限の一部については、政令で地方支分部局の長に委任することができる旨を定めたものである。

解 説

1　権限の委任とは法令の定める行政庁の権限を変更するものであり、法令に特別の規定がない限りこれを委任することができないため、本規定が設けられている。
2　「権限」の「委任」とは、行政庁が法令上定められた自己の権限を他の行政庁に移譲することをいう。権限の委任は、代理権の授与ではなく、職権の授与であることから、委任を受けた行政庁はその権限に属する事務を自己の職権として行うこととなる。

第四十二条(主務省令への委任)

> この法律に定めるもののほか、この法律の実施のための手続その他この法律の施行に関し必要な事項は、主務省令で定める。

趣 旨

本規定は、次世代医療基盤法の施行に関し必要な事項については、主務省令で定めることとしたものである。

第四十三条(経過措置)

> この法律の規定に基づき命令を制定し、又は改廃する場合においては、その命令で、その制定又は改廃に伴い合理的に必要と判断される範囲内において、所要の経過措置(罰則に関する経過措置を含む。)を定めることができる。

趣 旨

本規定は、次世代医療基盤法に基づく規制の制定又は改廃に際し、合理的な範囲内において、ある程度の猶予期間をおく必要があると考えられるものについては、所要の経過措置を定めることができることとしたものである。

第七章　罰則

第四十四条

> 　認定匿名加工医療情報作成事業者又は認定医療情報等取扱受託事業者の役員若しくは従業者又はこれらであった者が、正当な理由がないのに、その業務に関して取り扱った個人の秘密に属する事項が記録された医療情報データベース等(その全部又は一部を複製し、又は加工したものを含む。)を提供したときは、二年以下の懲役若しくは百万円以下の罰金に処し、又はこれを併科する。

趣　旨

　本規定は、医療情報データベース等の不正提供罪について定めたものであり、以下の違反行為をした者を、2年以下の懲役もしくは100万円以下の罰金に処し、又はこれを併科することとしている。
　○　認定匿名加工医療情報作成事業者又は認定医療情報等取扱受託事業者の役員もしくは従業者又はこれらであった者が、正当な理由なく、その業務に関して取り扱った個人の秘密に属する事項が記録された医療情報データベース等を提供した場合

解　説

1　本規定は、医療情報データベース等の保護のみならず、認定匿名加工医療情報作成事業者又は認定医療情報等取扱受託事業者において認定に係る事業が適正に遂行されていることについて、国民の信頼を確保することを目的として設けられている。
2　認定事業者は、一般法たる個人情報保護法の特例として、要配慮個人情報に相当する医療情報を取得することができるため、これらの事業者には、厳にその保有する医療情報等及び匿名加工医療情報の漏えいを防ぐことが求められる。
　当該事業者において業務に携わっていた者が医療情報データベース等を漏えいさせることは、多くの個人又はその子孫に対する不利益を生じさせるとともに、認定制度の根幹をゆるがせるものであるため、比較的重い量刑を科すこととしている。
3　一般的に個人の行為について行政として取締りを行う必要性は高いとはいえず、また、業務上取り扱う医療情報データベース等を不正に提供する行為は、横領(刑法第252条)や背任(刑法第247条)にも類する社会倫理規範に違反する行為であることから、個人による不正提供の行為の禁止規定は本法に置かれていない。
4　医療情報データベース等を不正に提供する行為に対し、直罰の対象とする合理性について、次のように整理することができる。
(ｱ)　次世代医療基盤法の不正提供罪は、その対象を医療情報データベース等に限定することとしている。
　　これは、医療情報データベース等が検索可能な医療情報の集合体であり、情報量自体が多い上、特定の個人を検索によって探し出し、その個人への働きかけを行うこと

や、他の情報と突合させる等して利用することができるため、利用価値が高く、不正取引の対象とされたり悪用されたりする可能が高いことを踏まえたものである。

個人情報保護法をはじめ、番号利用法、行政機関個人情報保護法、独立行政法人等個人情報保護法では、検索可能な個人情報の集合体を正当な理由なく提供する行為について、単一の個人情報を不正提供する行為よりも重い罰則を適用しているが、これも検索可能な個人情報の集合体が有する性質を考慮したものである。

(イ) そもそも本法が認定事業者の義務違反について間接罰を基本としているのは、形式的に違反に当たる行為であっても、医療情報の性質や利用方法によって個人又はその子孫に対する不利益を生じる可能性が高い場合もあればそうでない場合もあるなど、行為の違法性の程度に幅があるため、実質に着目して適切な処分を行うためには、まずは命令等により是正の機会を与える間接罰が相当であると考えられるためである。

(ウ) これに対し、医療情報データベース等を不正に提供する行為の場合は、違法性が明らかであるとともに、個人の秘密に属する事項が記録されたものに限定していることから、直接罰に値するものと考えられる。

5　本規定に基づく不正提供罪の主体は、次に掲げる者となる。
① 認定事業者の役員
② 認定事業者の従業者
③ ①又は②に掲げる者であった者

6　「従業者」とは、認定事業者の事業活動に従事する者すべてをいい、次に掲げる者が含まれることになる。これは、医療情報データベース等の取扱業務に従事していた者は、本規定の罪の対象にすべきと考えられるためである。
① 認定事業者の従業員
※「従業員」とは、事業者との就労契約に基づいて事業活動に従事する者をいう。当該事業者とは雇用関係が存在している。
② 認定事業者との人材派遣契約に基づいて、当該事業者の事業活動に従事する人材派遣会社の従業員
③ 認定事業者との業務委託契約等に基づいて、当該事業者の事業活動に携わることになる契約元法人の従業員
④ 認定事業者との出向契約に基づいて、当該事業者の事業活動に従事する出向元法人の従業員

7　「これらであった者」とあるように、過去に役員又は従業者であった者も本規定の罪の対象となる。これは、役員又は従業者がその地位を失った場合であっても、医療情報データベース等を漏えいさせたときは、個人の権利利益が著しく侵害され、これらの者による正当な理由なき提供行為は処罰の対象とすべきと考えられるためである。

8　「正当な理由」として、例えば、匿名加工医療情報の作成のために必要な限度において、他の認定匿名加工医療情報作成事業者に対して医療情報を提供する場合（法第25条）が該当する。

9　「その業務に関して取り扱った」とあるが、これは、具体的に医療情報を取り扱う業

務に従事していない者であっても、従業者たる立場や知識を悪用して医療情報データベース等の不正提供を行った者を処罰できるようにすることを意図しており、その範囲は広く解すべきものである。つまり、「その業務」とは、『認定事業者における医療情報の取扱いに関する業務』ではなく、『認定事業者の業務』を意味している。

したがって、例えば、医療情報の取扱いに従事していない経理部の者が、当該情報にアクセスできるパスワードを知り、そのパスワードを利用して不正に持ち出した場合であっても、本規定の罪が成立する。

10 「個人の秘密」とは、非公知性と秘匿の必要性の両方の要件を具備するものをいう。
※「非公知性」とは、一般に知られていない事実であることをいう。
※「秘匿の必要性」とは、他人に知られないことについて相当の利益のあることをいう。

11 「医療情報データベース等」に罪を構成する対象を限定している理由は、コンピュータには大量処理、高速処理、検索の容易性といった特性があり、いったん漏えいした場合には、個人の権利利益が著しく侵害され、その被害が甚大なものとなることを考慮したものである。

12 本規定は、日本国外においてこれらの条の罪を犯した者にも適用される。〈法第48条〉
⇒ 認定事業者が国内にある場合であっても、従業者が情報を持ち出して海外で提供行為を行うこともあり得る。また、認定事業者が国外にあり、その従業者が国外で不正提供の行為を行うことも想定される。そこで、医療情報データベース等の不正提供を海外で行った場合は、属人主義の観点より国外犯処罰の対象としている。

13 本規定は、いわゆる両罰規定の対象となっており、この行為者を使用する法人には100万円以下の罰金刑が科される。〈法第49条第1項〉

第四十五条

> 前条に規定する者が、その業務に関して知り得た医療情報等又は匿名加工医療情報を自己若しくは第三者の不正な利益を図る目的で提供し、又は盗用したときは、一年以下の懲役若しくは百万円以下の罰金に処し、又はこれを併科する。

趣 旨

本規定は、医療情報等又は匿名加工医療情報の不正提供罪について定めたものであり、以下の違反行為をした者を、1年以下の懲役もしくは100万円以下の罰金に処し、又はこれを併科することとしている。

○ 認定匿名加工医療情報作成事業者又は認定医療情報等取扱受託事業者の役員もしくは従業者又はこれらであった者が、その業務に関して知り得た医療情報等又は匿名加工医療情報を自己もしくは第三者の不正な利益を図る目的で提供し、又は盗用した場合

解 説

1　本規定は、法第44条と異なり、医療情報データベース等を構成していない散在情報を含めている。散在情報であっても、個人の権利利害が侵害されるおそれがあるため、その漏えいを処罰の対象としたものである。

2　認定事業者において業務に携わっていた者が、自己又は第三者の利益のために医療情報等又は匿名加工医療情報を不正に提供等することは、これらの情報が他者の手にわたって悪用を誘発し、個人の権利利益を侵害する可能性や不安感を増大させ、ひいては認定制度に対する国民の信頼を損なわせることになるため、比較的やや重い量刑を科すこととしている。

3　「自己若しくは第三者の不正な利益を図る目的で提供し、又は盗用したとき」とは、自己又は第三者の不正な利益を得る目的で、医療情報等又は匿名加工医療情報を第三者が利用できる状態に置く行為をいう。例えば、ネットワークを通じた提供、光ディスク等の記録媒体による提供が考えられる。

4　「不正な利益を図る目的」とあるように、自己もしくは第三者の不正な利益を図る目的で提供又は盗用を行った場合についてのみ、本規定の刑事罰が科されることになる。
　なお、認定事業に関して知り得た医療情報等又は匿名加工医療情報の内容を、自己又は第三者の不正な利益を図る目的以外の目的で、かつ、正当な理由なく利用した場合には、法第46条第3号の刑事罰の対象となる。

5　「盗用」とは、自己又は第三者の利益のために、医療情報等又は匿名加工医療情報を不法に利用することをいう。

6　本規定は、日本国外においてこれらの条の罪を犯した者にも適用される。〈法第48条〉

7　本規定は、いわゆる両罰規定の対象となっており、この行為者を使用する法人には100万円以下の罰金刑が科される。〈法第49条第1項〉

第 7 章　罰則(第 44 条—第 50 条)

第四十六条

次の各号のいずれかに該当する者は、一年以下の懲役若しくは五十万円以下の罰金に処し、又はこれを併科する。
一　偽りその他不正の手段により第八条第一項、第九条第一項(第二十九条において準用する場合を含む。)若しくは第二十八条の認定又は第十条第四項から第六項まで(これらの規定を第二十九条において準用する場合を含む。)の認可を受けた者
二　第九条第一項の規定に違反して第八条第二項第二号から第五号までに掲げる事項を変更した者
三　第二十二条(第二十九条において準用する場合を含む。)の規定に違反して、認定事業に関して知り得た医療情報等又は匿名加工医療情報の内容をみだりに他人に知らせ、又は不当な目的に利用した者
四　第二十九条において準用する第九条第一項の規定に違反して第二十九条において準用する第八条第二項第四号又は第五号に掲げる事項を変更した者
五　第三十七条第一項、第二項、第四項又は第五項の規定による命令に違反した者

趣　旨

本規定は、以下の違反行為をした者を、1年以下の懲役もしくは50万円以下の罰金に処し、又はこれを併科することとしたものである。
- 偽りその他不正の手段により匿名加工医療情報作成事業者もしくは医療情報等取扱受託事業者の認定(法第8条第1項、第9条第1項、第28条、第29条)、又は主務大臣の認可(法第10条第4項から第6項まで、第29条)を受けた場合
- 認定匿名加工医療情報作成事業者に係る変更の認定(法第9条第1項)を受けないで変更をした場合
- 認定事業又は認定に係る事業に関して知り得た医療情報等又は匿名加工医療情報の内容をみだりに他人に知らせ、又は不当な目的に利用した場合
- 認定医療情報等取扱受託事業者に係る変更の認定(法第29条により準用する第9条第1項)を受けないで変更をした場合
- 主務大臣の是正命令(法第37条第1項、第2項、第4項、第5項)に違反した場合

解　説

1　本規定(第3号及び第5号(第37条第1項(第33条第1項、第3項及び第4項並びに第34条に係る部分を除く。)及び第2項に係る部分に限る。)に係る部分に限る。)は、日本国外においてこれらの条の罪を犯した者にも適用される。〈法第48条〉

2　本規定は、いわゆる両罰規定の対象となっており、この行為者を使用する法人又は人には50万円以下の罰金刑が科される。〈法第49条第1項〉

＜第1号＞

3　認定匿名加工医療情報作成事業者及び認定医療情報等取扱受託事業者は、主務大臣の

認定を受けることにより、個人情報保護法上の特例として、次世代医療基盤法に規定された手続に基づいて、要配慮個人情報たる医療情報を取り扱うこととなる者である。

そのため、認定制度の信頼性を損なうことを避けるべく、次世代医療基盤法に基づく適正な手続を経た者以外の者が当該事業を実施することのないよう、偽りその他不正の手段により認定・認可を受ける行為を刑事罰の対象としている。

＜第２号＞

4 本号は、認定制度の信頼性を損なうことを避けるべく、次世代医療基盤法に基づく適正な手続を経た者以外の者が認定事業を実施することのないよう、主務大臣の認定を受けずに変更した行為を刑事罰の対象としたものである。

＜第３号＞

5 「みだりに」「不当な目的」とあるように、本号では、法第 45 条と異なり、『不正な利益を図る目的』以外の場合であっても刑事罰の対象としている。

＜第４号＞

6 本号は、次世代医療基盤法に基づく適正な手続を経た者以外の者が認定に係る事業を実施することのないよう、主務大臣の認定を受けずに変更した行為を刑事罰の対象としたものである。

＜第５号＞

7 認定匿名加工医療情報作成事業者及び認定医療情報等取扱受託事業者が認定を受けた者として適切に事業を実施しているか、医療情報取扱事業者が医療情報を提供する際には次世代医療基盤法に基づく方法により適切に当該提供行為を行っているか、という点については、主務大臣により適切な監督が行われている必要がある。

各事業者において不適切な行為が確認された場合には、主務大臣から是正命令が下されるが、当該命令に違反することは、事業者としての適切性が否定されるだけでなく、当該医療情報に係る個人の権利利益の侵害の蓋然性が著しく高まることとなるため、是正命令に違反した場合に当該事業者を刑事罰の対象としている。

第四十七条

> 次の各号のいずれかに該当する者は、五十万円以下の罰金に処する。
> 一　第九条第二項、第十条第三項若しくは第八項又は第十一条第一項（これらの規定を第二十九条において準用する場合を含む。）の規定による届出をせず、又は虚偽の届出をした者
> 二　第十条第九項、第十一条第二項、第十二条第二項又は第十五条第二項（第十六条第二項において準用する場合を含む。）（これらの規定を第二十九条において準用する場合を含む。）の規定に違反して医療情報等及び匿名加工医療情報を消去しなかった者
> 三　第十三条（第二十九条において準用する場合を含む。）の規定に違反して、帳簿を備えず、帳簿に記載せず、若しくは虚偽の記載をし、又は帳簿を保存しなかった者
> 四　第三十五条第一項の規定による報告をせず、若しくは虚偽の報告をし、又は同項の規定による検査を拒み、妨げ、若しくは忌避し、若しくは同項の規定による質問に対して答弁せず、若しくは虚偽の答弁をした者

趣　旨

本規定は、以下の違反行為をした者を、50万円以下の罰金に処することとしたものである。

○ 認定匿名加工医療情報作成事業者又は認定医療情報等取扱受託事業者に係る変更の届出（法第9条第2項、第29条）、認定事業又は認定に係る事業を引き継いだ旨の届出（法第10条第3項、第29条）、認定事業又は認定に係る事業の譲渡・合併・分割に係る承継の認可を申請しない場合の届出（法第10条第8項、第29条）、認定事業又は認定に係る事業の廃止の届出（法第11条第1項、第29条）をせず、又は虚偽の届出をした場合

○ 消去義務（法第10条第9項、第11条第2項、第12条第2項、第15条第2項、第16条第2項、第29条）に違反して医療情報等及び匿名加工医療情報を消去しなかった場合

○ 帳簿の備付等の義務（法第13条、第29条）に違反して、帳簿を備えず、帳簿に記載せず、もしくは虚偽の記載をし、又は帳簿を保存しなかった場合

○ 主務大臣の求め（法第35条第1項）による報告をせず、もしくは虚偽の報告をし、又は主務省庁の職員による立入検査（法第35条第1項）を拒み、妨げ、もしくは忌避し、もしくは主務省庁の職員による質問（法第35条第1項）に対して答弁せず、もしくは虚偽の答弁をした場合

解　説

1　認定匿名加工医療情報作成事業者及び認定医療情報等取扱受託事業者による医療情報等又は匿名加工医療情報の取扱いに不適切な行為等があった場合には、当該医療情報に係る個人の権利利益の侵害が著しく懸念されることになるため、本規定により、当該行為につき罰金を科すこととし、それらの行為を抑止することとしている。

2　本規定（第2号に係る部分に限る。）は、日本国外においてこれらの条の罪を犯した者にも適用される。〈法第48条〉

3 本規定は、いわゆる両罰規定の対象となっており、この行為者を使用する法人又は人には50万円以下の罰金刑が科される。〈法第49条第1項〉

＜第1号＞
4 本号は、届出の不作為及び虚偽の届出を罰金の対象としたものである。

＜第2号＞
5 本号は、認定匿名加工医療情報作成事業者又は認定医療情報等取扱受託事業者の地位を失うこととなった場合において、その保有する医療情報等及び匿名加工医療情報を消去しない行為を罰金の対象としたものである。

＜第3号＞
6 本号は、帳簿の備付の不作為及び虚偽記載を罰金の対象としたものである。
7 「帳簿」とあるが、その作成に代えて電磁的記録の作成がされている場合における当該電磁的記録を含むものとする。〈法第13条〉

＜第4号＞
8 本号は、報告義務違反及び立入検査等の妨害を罰金の対象としたものである。

第四十八条

> 第四十四条、第四十五条、第四十六条(第三号及び第五号(第三十七条第一項(第三十三条第一項、第三項及び第四項並びに第三十四条に係る部分を除く。)及び第二項に係る部分に限る。)に係る部分に限る。)及び前条(第二号に係る部分に限る。)の罪は、日本国外においてこれらの条の罪を犯した者にも適用する。

趣旨

本規定は、以下の罪は、日本国外において犯した者にも適用することとしたものである。
- 認定匿名加工医療情報作成事業者又は認定医療情報等取扱受託事業者の役員もしくは従業者又はこれらであった者が、正当な理由がないのに、その業務に関して取り扱った個人の秘密に属する事項が記録された医療情報データベース等を提供した罪(法第44条)
- 認定匿名加工医療情報作成事業者又は認定医療情報等取扱受託事業者の役員もしくは従業者又はこれらであった者が、その業務に関して知り得た医療情報等又は匿名加工医療情報を自己もしくは第三者の不正な利益を図る目的で提供し、又は盗用した罪(法第45条)
- 認定事業又は認定に係る事業に関して知り得た医療情報等又は匿名加工医療情報の内容をみだりに他人に知らせ、又は不当な目的に利用した罪(法第46条第3号)
- 主務大臣の是正命令(法第37条第1項(第33条第1項、第3項及び第4項並びに第34条に係る部分を除く)、第2項)に違反した罪(法第46条第5号)
- 消去義務(法第1)条第9項、第11条第2項、第12条第2項、第15条第2項、第16条第2項、第29条)に違反して医療情報等及び匿名加工医療情報を消去しなかった罪(法第47条(第2号に係る部分に限る))

解説

1. 国内の認定匿名加工医療情報作成事業者及び認定医療情報等取扱受託事業者であっても、国内の医療情報取扱事業者から提供を受けた医療情報又は当該医療情報を用いて作成した匿名加工医療情報を外国において取り扱うことも想定される。

   こうした外国における医療情報等又は匿名加工医療情報の取扱いの過程で、不正提供等が行われた場合、次世代医療法の規定に違反する行為が行われた場合には、これらの情報の漏えい等が発生するリスクが増大するとともに、医療情報に係る本人又はその遺族の安心感を損ない、医療分野の研究開発に資するための匿名加工医療情報の作成に支障が生ずるおそれがあるため、本規定により、国外犯についても罰則を適用できることとしている。

2. 国外犯処罰規定は、国外で行った行為について処罰するというだけで、外国にある者に対する裁判権を発生させるものではない。

   ※「裁判権」とは、国の司法権に基づき裁判を行う権限をいう。

3 「第四十四条」とあるが、これは、認定匿名加工医療情報作成事業者又は認定医療情報等取扱受託事業者の役員もしくは従業者又はこれらであった者が、正当な理由がないのに、その業務に関して取り扱った個人の秘密に属する事項が記録された医療情報データベース等を提供することは、外国において実行される場合があり得ることから、その行為を罰則の対象としたものである。

4 「第四十五条」とあるが、これは、認定匿名加工医療情報作成事業者又は認定医療情報等取扱受託事業者の役員もしくは従業者又はこれらであった者が、その業務に関して知り得た医療情報等又は匿名加工医療情報を自己もしくは第三者の不正な利益を図る目的で提供し、又は盗用することは、外国において実行される場合があり得ることから、その行為を罰則の対象としたものである。

5 「第四十六条(略)第三号」とあるが、これは、認定事業又は認定に係る事業に関して知り得た医療情報等又は匿名加工医療情報の内容をみだりに他人に知らせ、又は不当な目的に利用することは、外国において実行される場合があり得ることから、その行為を罰則の対象としたものである。

6 「第四十六条(略)第五号(略)」とあるが、これは、認定匿名加工医療情報作成事業者又は認定医療情報等取扱受託事業者が、国内において医療情報等又は匿名加工医療情報を取り扱う過程において、その取扱いに関する規定(法第3章第2節)に違反して是正命令(法第37条第1項、第2項)を受ける場合があり、その上で、当該事業者が外国において医療情報等又は匿名加工医療情報を取り扱う過程において、当該是正命令に違反する行為を行う場合があり得ることから、その行為を罰則の対象としたものである。

7 「前条(第二号に係る部分に限る。)」とあるが、これは、認定匿名加工医療情報作成事業者又は認定医療情報等取扱受託事業者が消去義務に違反して、外国において医療情報等又は匿名加工医療情報を存置する場合があり得ることから、その行為を罰則の対象としたものである。

第四十九条

■第49条第1項■

法人(法人でない団体で代表者又は管理人の定めのあるものを含む。以下この項において同じ。)の代表者又は法人若しくは人の代理人、使用人その他の従業者が、その法人又は人の業務に関して第四十四条から第四十七条までの違反行為をしたときは、行為者を罰するほか、その法人又は人に対しても、各本条の罰金刑を科する。

趣 旨

本規定は、いわゆる両罰規定を定めたものである。

法人の代表者又は法人もしくは人の代理人、使用人その他の従業者が、その法人又は人の業務に関して法第44条から第47条までの違反行為をしたときは、行為者を罰するほか、その法人又は人に対してもそれぞれの罰金刑を科すこととしている。

解 説

1 両罰規定は、事業主たる法人の代表者でない従業者の違反行為につき、当該法人に行為者の選任、監督その他違反行為を防止するために必要な注意を尽さなかった過失の存在を推定したものと解されるもので、事業主において注意を尽したことの証明がなされない限り、事業主もまた刑責を免れないとする法意である。〈S40/3/26 最高裁・判決〉

2 「法人でない団体で代表者又は管理人の定めのあるものを含む」とあるが、これは、法人格を有していない医療情報取扱事業者の存在を想定したものである。

認定匿名加工医療情報作成事業者及び認定医療情報等取扱受託事業者は、すべてが法人格を有しているが(法第8条第1項、第28条)、医療情報取扱事業者として想定される病院、診療所については、法人格が開設要件とされていないため、個人又は任意団体により開設されたものも存在する。また、薬局、健康診断事業者等も医療情報取扱事業者として想定され得るが、これらの事業者についても法人格を有しているとは限らない。

⇒ 病院、医師もしくは歯科医師が常時勤務する診療所又は介護老人保健施設を開設しようとする社団又は財団が法人格を得たものを医療法人というが、病院、診療所又は介護老人保健施設の開設主体が医療法人に制限されているわけではない。〈医療法第39条〉

3 「代表者」とは、法令等により法人を代表する権限を有する者をいう。例えば、株式会社の代表取締役(会社法第349条)が該当する。

4 「代理人」とは、法令等により事業主を代理する権限を有する者をいう。例えば、支配人(会社法第11条)が該当する。

5 「使用人」とは、事業主との雇用関係に基づいて業務に従事する者をいう。

6 「業務に関して」とあるように、事業主が処罰されるのは、従業者の違反行為が当該事業主の業務に関して行われた場合に限られる。従業者の内心の意図が私的な利益追求にあっても、外形的に事業主の業務と関連して行われる場合に本規定の罰則が適用される。

■第49条第2項■

> 法人でない団体について前項の規定の適用がある場合には、その代表者又は管理人が、その訴訟行為につき法人でない団体を代表するほか、法人を被告人又は被疑者とする場合の刑事訴訟に関する法律の規定を準用する。

趣 旨

本規定は、法人でない団体にいわゆる両罰規定を適用する場合の刑事訴訟法の特例を定めたものである。法人でない団体について両罰規定の適用がある場合には、その代表者又は管理人が、その訴訟行為につき法人でない団体を代表するほか、法人を被告人又は被疑者とする場合の刑事訴訟に関する法律の規定を準用することとしている。

解 説

1 「被告人」とは、公訴を提起された者をいう。つまり、捜査機関（例：警察、検察）によって犯罪の嫌疑をかけられ、検察官により起訴された者を意味する。なお、『被告』とは、刑事ではなく、民事で訴えられた者をさす。

2 「被疑者」とは、捜査機関による捜査の対象となっている者であって、起訴されていない者をいう。

第五十条

次の各号のいずれかに該当する者は、十万円以下の過料に処する。
一　第十二条第一項(第二十九条において準用する場合を含む。)の規定による届出をせず、又は虚偽の届出をした者
二　第十四条(第二十九条において準用する場合を含む。)又は第三十三条第二項の規定に違反した者

趣旨

本規定は、以下の違反行為をした者を、10万円以下の過料に処することとしたものである。

○ 認定匿名加工医療情報作成事業者又は認定医療情報等取扱受託事業者である法人に係る解散の届出をせず、又は虚偽の届出をした者(法第12条第1項、第29条)
○ 認定匿名加工医療情報作成事業者又は認定医療情報等取扱受託事業者でない者が、『認定匿名加工医療情報作成事業者』又は『認定医療情報等取扱受託事業者』という名称等を用いた場合(法第14条、第29条)
○ 医療情報取扱事業者が、認定匿名加工医療情報作成事業者による確認に係る事項を偽った場合(法第33条第2項)

解説

1　「過料」は、行政上の秩序罰のことで、比較的軽微な行政上の義務違反に対し、行政庁による監督権に基づいて科される。ただし、罰金や科料のような刑事罰ではないので、刑事訴訟法の適用を受けない。当然、逮捕されたり、前科が付くこともない。なお、一般に"あやまちりょう"と呼ばれる。

＜第1号＞

2　認定匿名加工医療情報作成事業者又は認定医療情報等取扱受託事業者である法人が合併以外の事由により解散した場合には、その清算人又は破産管財人に対して届出義務が課せられているが(法第12条第1項、第29条)、これに違反した清算人又は破産管財人を過料に処することにより、当該義務の履行を担保したものである。

＜第2号＞

3　『認定匿名加工医療情報作成事業者』『認定医療情報等取扱受託事業者』という名称又はこれと紛らわしい名称には使用制限(法第14条、第29条)が設けられているが、これらに違反した者を過料に処することにより、当該制限の実効性を担保したものである。
　また、認定匿名加工医療情報作成事業者が医療情報取扱事業者から医療情報の提供を受ける際には、当該医療情報の取得の経緯等を確認することが求められており(法第33条第1項)、当該医療情報取扱事業者に対して偽りなく回答する義務が課せられているが(法第33条第2項)、偽って回答する行為を過料の対象とすることにより、当該義務の履行を担保したものである。

関係法令

○医療分野の研究開発に資するための匿名加工医療情報に関する法律
（平成二十九年五月十二日）
（法律第二十八号）

第一章　総則

（目的）
第一条　この法律は、医療分野の研究開発に資するための匿名加工医療情報に関し、国の責務、基本方針の策定、匿名加工医療情報作成事業を行う者の認定、医療情報等及び匿名加工医療情報の取扱いに関する規制等について定めることにより、健康・医療に関する先端的研究開発及び新産業創出（健康・医療戦略推進法（平成二十六年法律第四十八号）第一条に規定する健康・医療に関する先端的研究開発及び新産業創出をいう。第三条において同じ。）を促進し、もって健康長寿社会（同法第一条に規定する健康長寿社会をいう。）の形成に資することを目的とする。

（定義）
第二条　この法律において「医療情報」とは、特定の個人の病歴その他の当該個人の心身の状態に関する情報であって、当該心身の状態を理由とする当該個人又はその子孫に対する不当な差別、偏見その他の不利益が生じないようにその取扱いに特に配慮を要するものとして政令で定める記述等（文書、図画若しくは電磁的記録（電磁的方式（電子的方式、磁気的方式その他人の知覚によっては認識することができない方式をいう。）で作られる記録をいう。以下同じ。）に記載され、若しくは記録され、又は音声、動作その他の方法を用いて表された一切の事項（個人識別符号（個人情報の保護に関する法律（平成十五年法律第五十七号）第二条第二項に規定する個人識別符号をいう。以下同じ。）を除く。）をいう。以下同じ。）であるものが含まれる個人に関する情報のうち、次の各号のいずれかに該当するものをいう。
一　当該情報に含まれる氏名、生年月日その他の記述等により特定の個人を識別することができるもの（他の情報と容易に照合することができ、それにより特定の個人を識別することができることとなるものを含む。）
二　個人識別符号が含まれるもの
2　この法律において医療情報について「本人」とは、医療情報によって識別される特定の個人をいう。
3　この法律において「匿名加工医療情報」とは、次の各号に掲げる医療情報の区分に応じて当該各号に定める措置を講じて特定の個人を識別することができないように医療情報を加工して得られる個人に関する情報であって、当該医療情報を復元することができないようにしたものをいう。
一　第一項第一号に該当する医療情報　当該医療情報に含まれる記述等の一部を削除すること（当該一部の記述等を復元することのできる規則性を有しない方法により他の記述等に置き換えることを含む。）。
二　第一項第二号に該当する医療情報　当該医療情報に含まれる個人識別符号の全部を削除すること（当該個人識別符号を復元することのできる規則性を有しない方法により他の記述等に置き換えることを含む。）。
4　この法律において「匿名加工医療情報作成事業」とは、医療分野の研究開発に資するよう、医療情報を整理し、及び加工して匿名加工医療情報（匿名加工医療情報データベース等（匿名加工医療情報を含む情報の集合物であって、特定の匿名加工医療情報を電子計算機を用いて検索することができるように体系的に構成したものその他特定の匿名加工医療情報を容易に検索することができるように体系的に構成したものとして政令で定めるものをいう。第十八条第三項において同じ。）を構成するものに限る。以下同じ。）を作成する事業をいう。
5　この法律において「医療情報取扱事業者」とは、医療情報を含む情報の集合物であって、特定の医療情報を電子計算機を用いて検索するこ

とができるように体系的に構成したものその他特定の医療情報を容易に検索することができるように体系的に構成したものとして政令で定めるもの(第四十四条において「医療情報データベース等」という。)を事業の用に供している者をいう。

(国の責務)
第三条　国は、健康・医療に関する先端的研究開発及び新産業創出に関する施策の一環として、医療分野の研究開発に資するための匿名加工医療情報に関し必要な施策を講ずる責務を有する。

　　　第二章　医療分野の研究開発に資するための匿名加工医療情報に関する施策

　　　　第一節　医療分野の研究開発に資するための匿名加工医療情報に関する基本方針

第四条　政府は、医療分野の研究開発に資するための匿名加工医療情報に関する施策の総合的かつ一体的な推進を図るため、医療分野の研究開発に資するための匿名加工医療情報に関する基本方針(以下「基本方針」という。)を定めなければならない。
2　基本方針は、次に掲げる事項について定めるものとする。
　一　医療分野の研究開発に資するための匿名加工医療情報に関する施策の推進に関する基本的な方向
　二　国が講ずべき医療分野の研究開発に資するための匿名加工医療情報に関する措置に関する事項
　三　匿名加工医療情報の作成に用いる医療情報に係る本人の病歴その他の本人の心身の状態を理由とする本人又はその子孫その他の個人に対する不当な差別、偏見その他の不利益が生じないための措置に関する事項
　四　第八条第一項及び第二十八条の認定に関する基本的な事項
　五　その他医療分野の研究開発に資するための匿名加工医療情報に関する施策の推進に関する重要事項
3　内閣総理大臣は、基本方針の案を作成し、閣議の決定を求めなければならない。
4　内閣総理大臣は、前項の規定による閣議の決定があったときは、遅滞なく、基本方針を公表しなければならない。
5　前二項の規定は、基本方針の変更について準用する。

　　　　第二節　国の施策

(国民の理解の増進)
第五条　国は、広報活動、啓発活動その他の活動を通じて、医療分野の研究開発に資するための匿名加工医療情報に関する国民の理解を深めるよう必要な措置を講ずるものとする。

(規格の適正化)
第六条　国は、医療分野の研究開発に資するための匿名加工医療情報の作成に寄与するため、医療情報及び匿名加工医療情報について、適正な規格の整備、その普及及び活用の促進その他の必要な措置を講ずるものとする。
2　前項の規定による規格の整備は、これに関する国際的動向、医療分野の研究開発の進展等に応じて行うものとする。

(情報システムの整備)
第七条　国は、医療分野の研究開発に資するための匿名加工医療情報の作成を図るため、情報システムの整備、その普及及び活用の促進その他の必要な措置を講ずるよう努めるものとする。

　　　第三章　認定匿名加工医療情報作成事業者

　　　　第一節　匿名加工医療情報作成事業を行う者の認定

(認定)
第八条　匿名加工医療情報作成事業を行う者(法人に限る。)は、申請により、匿名加工医療情報作成事業を適正かつ確実に行うことができるものと認められる旨の主務大臣の認定を受けるこ

とができる。
2　前項の認定を受けようとする者は、主務省令で定めるところにより、次に掲げる事項を記載した申請書に、次項各号に掲げる認定の基準に適合していることを証する書類その他主務省令で定める書類を添えて、これを主務大臣に提出しなければならない。
一　名称及び住所
二　医療情報の整理の方法
三　医療情報の加工の方法
四　医療情報等(医療情報、匿名加工医療情報の作成に用いた医療情報から削除した記述等及び個人識別符号並びに第十八条第一項(第二十九条において準用する場合を含む。)の規定により行った加工の方法に関する情報をいう。以下同じ。)及び匿名加工医療情報の管理の方法
五　その他主務省令で定める事項
3　主務大臣は、第一項の認定の申請が次に掲げる基準に適合すると認めるときは、同項の認定をしなければならない。
一　申請者が次のいずれにも該当しないこと。
　イ　この法律その他個人情報の適正な取扱いに関する法律で政令で定めるもの又はこれらの法律に基づく命令の規定に違反し、罰金の刑に処せられ、その執行を終わり、又は執行を受けることがなくなった日から二年を経過しない者
　ロ　第十五条第一項又は第十六条第一項(これらの規定を第二十九条において準用する場合を含む。)の規定により認定を取り消され、その取消しの日から二年を経過しない者
　ハ　匿名加工医療情報作成事業を行う役員又は主務省令で定める使用人のうちに次のいずれかに該当する者があるもの
　　(1)　成年被後見人若しくは被保佐人又は外国の法令上これらに相当する者
　　(2)　破産手続開始の決定を受けて復権を得ない者又は外国の法令上これに相当する者
　　(3)　この法律その他個人情報の適正な取扱いに関する法律で政令で定めるもの又はこれらの法律に基づく命令の規定に違反し、罰金以上の刑に処せられ、その執行を終わり、又は執行を受けることがなくなった日から二年を経過しない者
　　(4)　第一項又は第二十八条の認定を受けた者が第十五条第一項又は第十六条第一項(これらの規定を第二十九条において準用する場合を含む。)の規定により認定を取り消された場合において、その処分のあった日前三十日以内に当該認定に係る事業を行う役員又は主務省令で定める使用人であった者で、その処分のあった日から二年を経過しないもの
二　申請者が、医療分野の研究開発に資するよう、医療情報を取得し、並びに整理し、及び加工して匿名加工医療情報を適確に作成し、及び提供するに足りる能力を有するものとして主務省令で定める基準に適合していること。
三　医療情報等及び匿名加工医療情報の漏えい、滅失又は毀損の防止その他の当該医療情報等及び匿名加工医療情報の安全管理のために必要かつ適切なものとして主務省令で定める措置が講じられていること。
四　申請者が、前号に規定する医療情報等及び匿名加工医療情報の安全管理のための措置を適確に実施するに足りる能力を有すること。
4　主務大臣は、第一項の認定をしようとするときは、あらかじめ、個人情報保護委員会に協議しなければならない。
5　主務大臣は、第一項の認定をした場合においては、遅滞なく、その旨を申請者に通知するとともに、その旨を公示しなければならない。

(変更の認定等)
第九条　前条第一項の認定を受けた者(以下「認定匿名加工医療情報作成事業者」という。)は、同条第二項第二号から第五号までに掲げる事項を変更しようとするときは、主務省令で定めると

ころにより、主務大臣の認定を受けなければならない。ただし、主務省令で定める軽微な変更については、この限りでない。

2　認定匿名加工医療情報作成事業者は、前条第二項第一号に掲げる事項に変更があったとき又は前項ただし書の主務省令で定める軽微な変更をしたときは、遅滞なく、その旨を主務大臣に届け出なければならない。

3　主務大臣は、前項の規定による届出（前条第二項第一号に掲げる事項の変更に係るものに限る。）があったときは、遅滞なく、その旨を公示しなければならない。

4　前条第三項（第一号を除く。）及び第四項の規定は、第一項の変更の認定について準用する。

（承継）

第十条　認定匿名加工医療情報作成事業者である法人が他の認定匿名加工医療情報作成事業者である法人に第八条第一項の認定に係る匿名加工医療情報作成事業（以下「認定事業」という。）の全部の譲渡を行ったときは、譲受人は、譲渡人のこの法律の規定による認定匿名加工医療情報作成事業者としての地位を承継する。

2　認定匿名加工医療情報作成事業者である法人が他の認定匿名加工医療情報作成事業者である法人と合併をしたときは、合併後存続する法人又は合併により設立された法人は、合併により消滅した法人のこの法律の規定による認定匿名加工医療情報作成事業者としての地位を承継する。

3　前二項の規定により認定匿名加工医療情報作成事業者としての地位を承継した法人は、主務省令で定めるところにより、遅滞なく、その旨を主務大臣に届け出なければならない。

4　認定匿名加工医療情報作成事業者である法人が認定匿名加工医療情報作成事業者でない法人に認定事業の全部の譲渡を行う場合において、譲渡人及び譲受人があらかじめ当該譲渡及び譲受けについて主務省令で定めるところにより主務大臣の認可を受けたときは、譲受人は、譲渡人のこの法律の規定による認定匿名加工医療情報作成事業者としての地位を承継する。

5　認定匿名加工医療情報作成事業者である法人が認定匿名加工医療情報作成事業者でない法人との合併により消滅することとなる場合において、あらかじめ当該合併について主務省令で定めるところにより主務大臣の認可を受けたときは、合併後存続する法人又は合併により設立された法人は、合併により消滅した法人のこの法律の規定による認定匿名加工医療情報作成事業者としての地位を承継する。

6　認定匿名加工医療情報作成事業者である法人が分割により認定事業の全部を承継させる場合において、あらかじめ当該分割について主務省令で定めるところにより主務大臣の認可を受けたときは、分割により認定事業の全部を承継した法人は、分割をした法人のこの法律の規定による認定匿名加工医療情報作成事業者としての地位を承継する。

7　第八条第三項から第五項までの規定は、前三項の認可について準用する。

8　認定匿名加工医療情報作成事業者である法人は、認定匿名加工医療情報作成事業者でない者に認定事業の全部の譲渡を行い、認定匿名加工医療情報作成事業者でない法人と合併をし、又は分割により認定事業の全部を承継させる場合において、第四項から第六項までの認可の申請をしないときは、主務省令で定めるところにより、その認定事業の全部の譲渡、合併又は分割の日までに、その旨を主務大臣に届け出なければならない。

9　認定匿名加工医療情報作成事業者である法人が認定匿名加工医療情報作成事業者でない者に認定事業の全部の譲渡を行い、認定匿名加工医療情報作成事業者でない法人との合併により消滅することとなり、又は分割により認定事業の全部を承継させる場合において、第四項から第六項までの認可をしない旨の処分があったとき（これらの認可の申請がない場合にあっては、当該認定事業の全部の譲渡、合併又は分割があったとき）は、第八条第一項の認定は、その効力を

失うものとし、その譲受人、合併後存続する法人若しくは合併により設立された法人又は分割により認定事業の全部を承継した法人は、遅滞なく、当該認定事業に関し管理する医療情報等及び匿名加工医療情報を消去しなければならない。

10　主務大臣は、第三項若しくは第八項の規定による届出があったとき又は第四項から第六項までの認可をしない旨の処分をしたときは、遅滞なく、その旨を公示しなければならない。

（廃止の届出等）

第十一条　認定匿名加工医療情報作成事業者は、認定事業を廃止しようとするときは、主務省令で定めるところにより、あらかじめ、その旨を主務大臣に届け出なければならない。

2　前項の規定による届出があったときは、第八条第一項の認定は、その効力を失うものとし、認定匿名加工医療情報作成事業者であった法人は、遅滞なく、当該認定事業に関し管理する医療情報等及び匿名加工医療情報を消去しなければならない。

3　主務大臣は、第一項の規定による届出があったときは、遅滞なく、その旨を公示しなければならない。

（解散の届出等）

第十二条　認定匿名加工医療情報作成事業者である法人が合併以外の事由により解散したときは、その清算人若しくは破産管財人又は外国の法令上これらに相当する者は、主務省令で定めるところにより、遅滞なく、その旨を主務大臣に届け出なければならない。

2　認定匿名加工医療情報作成事業者である法人が合併以外の事由により解散したときは、第八条第一項の認定は、その効力を失うものとし、その清算中若しくは特別清算中の法人若しくは破産手続開始後の法人又は外国の法令上これらに相当する法人は、遅滞なく、当該認定事業に関し管理する医療情報等及び匿名加工医療情報を消去しなければならない。

3　主務大臣は、第一項の規定による届出があったときは、遅滞なく、その旨を公示しなければならない。

（帳簿）

第十三条　認定匿名加工医療情報作成事業者は、主務省令で定めるところにより、帳簿（その作成に代えて電磁的記録の作成がされている場合における当該電磁的記録を含む。以下同じ。）を備え、その業務に関し主務省令で定める事項を記載し、これを保存しなければならない。

（名称の使用制限）

第十四条　認定匿名加工医療情報作成事業者でない者は、認定匿名加工医療情報作成事業者という名称又はこれと紛らわしい名称を用いてはならない。

（認定の取消し等）

第十五条　主務大臣は、認定匿名加工医療情報作成事業者（国内に主たる事務所を有しない法人であって、外国において医療情報等又は匿名加工医療情報を取り扱う者（以下「外国取扱者」という。）を除く。次項において同じ。）が次の各号のいずれかに該当するときは、第八条第一項の認定を取り消すことができる。

一　偽りその他不正の手段により第八条第一項若しくは第九条第一項の認定又は第十条第四項から第六項までの認可を受けたとき。

二　第八条第三項各号のいずれかに掲げる基準に適合しなくなったとき。

三　第九条第一項の規定により認定を受けなければならない事項を同項の認定を受けないで変更したとき。

四　第二十六条第一項の規定に違反して医療情報を提供したとき。

五　第三十七条第一項の規定による命令に違反したとき。

2　認定匿名加工医療情報作成事業者が前項の規定により第八条第一項の認定を取り消されたときは、遅滞なく、当該認定事業に関し管理する医療情報等及び匿名加工医療情報を消去しなけ

ればならない。
3　主務大臣は、第一項の規定により第八条第一項の認定を取り消そうとするときは、あらかじめ、個人情報保護委員会に協議しなければならない。
4　主務大臣は、第一項の規定により第八条第一項の認定を取り消したときは、遅滞なく、その旨を公示しなければならない。

第十六条　主務大臣は、認定匿名加工医療情報作成事業者(外国取扱者に限る。第三号及び第三項において同じ。)が次の各号のいずれかに該当するときは、第八条第一項の認定を取り消すことができる。
　一　前条第一項第一号から第四号までのいずれかに該当するとき。
　二　第三十七条第三項において読み替えて準用する同条第一項の規定による請求に応じなかったとき。
　三　主務大臣が、この法律の施行に必要な限度において、認定匿名加工医療情報作成事業者に対し必要な報告を求め、又はその職員に、その者の事務所その他の事業所に立ち入り、その者の帳簿、書類その他の物件を検査させ、若しくは関係者に質問させようとした場合において、その報告がされず、若しくは虚偽の報告がされ、又はその検査が拒まれ、妨げられ、若しくは忌避され、若しくはその質問に対して答弁がされず、若しくは虚偽の答弁がされたとき。
　四　第三項の規定による費用の負担をしないとき。
2　前条第二項から第四項までの規定は、前項の規定による認定の取消しについて準用する。
3　第一項第三号の規定による検査に要する費用(政令で定めるものに限る。)は、当該検査を受ける認定匿名加工医療情報作成事業者の負担とする。

　　　　第二節　医療情報等及び匿名加工医療情報の取扱いに関する規制

（利用目的による制限）
第十七条　認定匿名加工医療情報作成事業者は、第二十五条又は第三十条第一項の規定により医療情報の提供を受けた場合は、当該医療情報が医療分野の研究開発に資するために提供されたものであるという趣旨に反することのないよう、認定事業の目的の達成に必要な範囲を超えて当該医療情報を取り扱ってはならない。
2　前項の規定は、次に掲げる場合については、適用しない。
　一　法令に基づく場合
　二　人命の救助、災害の救援その他非常の事態への対応のため緊急の必要がある場合

（匿名加工医療情報の作成等）
第十八条　認定匿名加工医療情報作成事業者は、匿名加工医療情報を作成するときは、特定の個人を識別すること及びその作成に用いる医療情報を復元することができないようにするために必要なものとして主務省令で定める基準に従い、当該医療情報を加工しなければならない。
2　認定匿名加工医療情報作成事業者は、匿名加工医療情報を作成して自ら当該匿名加工医療情報を取り扱うに当たっては、当該匿名加工医療情報の作成に用いられた医療情報に係る本人を識別するために、当該匿名加工医療情報を他の情報と照合してはならない。
3　匿名加工医療情報取扱事業者(匿名加工医療情報データベース等を事業の用に供している者をいう。以下同じ。)は、第一項(第二十九条において準用する場合を含む。)の規定により作成された匿名加工医療情報(自ら医療情報を加工して作成したものを除く。)を取り扱うに当たっては、当該匿名加工医療情報の作成に用いられた医療情報に係る本人を識別するために、当該医療情報から削除された記述等若しくは個人識別符号若しくは同項(同条において準用する場合を含む。)の規定により行われた加工の方法に関する情報を取得し、又は当該匿名加工医療情報を他の情報と照合してはならない。
4　個人情報の保護に関する法律第三十六条の規

定は認定匿名加工医療情報作成事業者又は第二十八条の認定を受けた者(以下「認定医療情報等取扱受託事業者」という。)が第一項(第二十九条において準用する場合を含む。)の規定により匿名加工医療情報を作成する場合について、同法第三十七条から第三十九条までの規定は匿名加工医療情報取扱事業者が前項に規定する匿名加工医療情報を取り扱う場合については、適用しない。

(消去)

第十九条　認定匿名加工医療情報作成事業者は、認定事業に関し管理する医療情報等又は匿名加工医療情報を利用する必要がなくなったときは、遅滞なく、当該医療情報等又は匿名加工医療情報を消去しなければならない。

(安全管理措置)

第二十条　認定匿名加工医療情報作成事業者は、認定事業に関し管理する医療情報等又は匿名加工医療情報の漏えい、滅失又は毀損の防止その他の当該医療情報等又は匿名加工医療情報の安全管理のために必要かつ適切なものとして主務省令で定める措置を講じなければならない。

(従業者の監督)

第二十一条　認定匿名加工医療情報作成事業者は、その従業者に認定事業に関し管理する医療情報等又は匿名加工医療情報を取り扱わせるに当たっては、当該医療情報等又は匿名加工医療情報の安全管理が図られるよう、主務省令で定めるところにより、当該従業者に対する必要かつ適切な監督を行わなければならない。

(従業者等の義務)

第二十二条　認定匿名加工医療情報作成事業者の役員若しくは従業者又はこれらであった者は、認定事業に関して知り得た医療情報等又は匿名加工医療情報の内容をみだりに他人に知らせ、又は不当な目的に利用してはならない。

(委託)

第二十三条　認定匿名加工医療情報作成事業者は、認定医療情報等取扱受託事業者に対してする場合に限り、認定事業に関し管理する医療情報等又は匿名加工医療情報の取扱いの全部又は一部を委託することができる。

2　前項の規定により医療情報等又は匿名加工医療情報の取扱いの全部又は一部の委託を受けた認定医療情報等取扱受託事業者は、当該医療情報等又は匿名加工医療情報の取扱いの委託をした認定匿名加工医療情報作成事業者の許諾を得た場合であって、かつ、認定医療情報等取扱受託事業者に対してするときに限り、その全部又は一部の再委託をすることができる。

3　前項の規定により医療情報等又は匿名加工医療情報の取扱いの全部又は一部の再委託を受けた認定医療情報等取扱受託事業者は、当該医療情報等又は匿名加工医療情報の取扱いの全部又は一部の委託を受けた認定医療情報等取扱受託事業者とみなして、同項の規定を適用する。

(委託先の監督)

第二十四条　認定匿名加工医療情報作成事業者は、認定事業に関し管理する医療情報等又は匿名加工医療情報の取扱いの全部又は一部を委託する場合は、その取扱いを委託した医療情報等又は匿名加工医療情報の安全管理が図られるよう、主務省令で定めるところにより、委託を受けた者に対する必要かつ適切な監督を行わなければならない。

(他の認定匿名加工医療情報作成事業者に対する医療情報の提供)

第二十五条　第三十条第一項の規定により医療情報の提供を受けた認定匿名加工医療情報作成事業者は、主務省令で定めるところにより、他の認定匿名加工医療情報作成事業者からの求めに応じ、匿名加工医療情報の作成のために必要な限度において、当該他の認定匿名加工医療情報作成事業者に対し、同項の規定により提供された医療情報を提供することができる。

2　前項の規定により医療情報の提供を受けた認定匿名加工医療情報作成事業者は、第三十条第

一項の規定により医療情報の提供を受けた認定匿名加工医療情報作成事業者とみなして、前項の規定を適用する。

(第三者提供の制限)
第二十六条　認定匿名加工医療情報作成事業者は、前条の規定により提供する場合及び次に掲げる場合を除くほか、同条又は第三十条第一項の規定により提供された医療情報を第三者に提供してはならない。
一　法令に基づく場合
二　人命の救助、災害の救援その他非常の事態への対応のため緊急の必要がある場合
2　次に掲げる場合において、当該医療情報の提供を受ける者は、前項の規定の適用については、第三者に該当しないものとする。
一　第十条第一項、第二項又は第四項から第六項までの規定による事業譲渡その他の事由による事業の承継に伴って医療情報が提供される場合
二　認定匿名加工医療情報作成事業者が第二十三条第一項の規定により医療情報の取扱いの全部又は一部を委託することに伴って当該医療情報が提供される場合

(苦情の処理)
第二十七条　認定匿名加工医療情報作成事業者は、主務省令で定めるところにより、認定事業に関し管理する医療情報等又は匿名加工医療情報の取扱いに関する苦情を適切かつ迅速に処理しなければならない。
2　認定匿名加工医療情報作成事業者は、主務省令で定めるところにより、前項の目的を達成するために必要な体制を整備しなければならない。

　　　　第三節　認定医療情報等取扱受託事業者

(認定)
第二十八条　認定匿名加工医療情報作成事業者の委託(二以上の段階にわたる委託を含む。)を受けて医療情報等又は匿名加工医療情報を取り扱う事業を行おうとする者(法人に限る。)は、申請により、当該事業を適正かつ確実に行うことができるものと認められる旨の主務大臣の認定を受けることができる。

(準用)
第二十九条　第八条第二項(第二号及び第三号を除く。)、第三項(第二号を除く。)、第四項及び第五項の規定は前条の認定について、第九条から第十四条まで、第十七条、第十八条第一項及び第二項、第十九条から第二十二条まで、第二十四条、第二十六条並びに第二十七条の規定は認定医療情報等取扱受託事業者について、第十五条及び第十六条の規定は認定医療情報等取扱受託事業者に係る認定の取消しについて、それぞれ準用する。この場合において、次の表の上欄に掲げる規定中同表の中欄に掲げる字句は、それぞれ同表の下欄に掲げる字句に読み替えるものとするほか、必要な技術的読替えは、政令で定める。

第八条第二項	次項各号	次項第一号、第三号及び第四号
第八条第三項第一号ハ	匿名加工医療情報作成事業	その事業
第九条第一項	同条第二項第二号から第五号まで	前条第二項第四号又は第五号
第九条第四項	第一号	第一号及び第二号
第十条第一項	第八条第一項の認定に係る匿名加工医療情報作成事業	第二十八条の認定に係る同条に規定する事業
第十条第七項	第八条第三項から第五項まで	第八条第三項(第二号を除く。)、第四項及び第五項
第十条第九項、第十一条第二項及び第十二条第二項	第八条第一項	第二十八条

第十五条第一項第二号	第八条第三項各号	第八条第三項第一号、第三号又は第四号
第十五条第一項第五号	第三十七条第一項	第三十七条第二項
第十六条第一項第二号	同条第一項	同条第二項
第十七条第一項	第二十五条又は第三十条第一項の規定により医療情報の提供	第二十三条第一項又は第二項の規定により医療情報の取扱いの全部又は一部の委託又は再委託
第二十六条第一項	前条の規定により提供する場合及び次に	次に
	同条又は第三十条第一項の規定により提供された	第二十三条第一項又は第二項の規定によりその取扱いの全部又は一部の委託又は再委託をされた
第二十六条第二項第二号	が第二十三条第一項	又は認定匿名加工医療情報作成事業者が第二十三条第二項又は第一項
	を委託する	の委託又は再委託をする

第四章 医療情報取扱事業者による認定匿名加工医療情報作成事業者に対する医療情報の提供

(医療情報取扱事業者による医療情報の提供)

第三十条 医療情報取扱事業者は、認定匿名加工医療情報作成事業者に提供される医療情報について、主務省令で定めるところにより本人又はその遺族(死亡した本人の子、孫その他の政令で定める者をいう。以下同じ。)からの求めがあるときは、当該本人が識別される医療情報の認定匿名加工医療情報作成事業者への提供を停止することとしている場合であって、次に掲げる事項について、主務省令で定めるところにより、あらかじめ、本人に通知するとともに、主務大臣に届け出たときは、当該医療情報を認定匿名加工医療情報作成事業者に提供することができる。

一 医療分野の研究開発に資するための匿名加工医療情報の作成の用に供するものとして、認定匿名加工医療情報作成事業者に提供すること。

二 認定匿名加工医療情報作成事業者に提供される医療情報の項目

三 認定匿名加工医療情報作成事業者への提供の方法

四 本人又はその遺族からの求めに応じて当該本人が識別される医療情報の認定匿名加工医療情報作成事業者への提供を停止すること。

五 本人又はその遺族からの求めを受け付ける方法

2 医療情報取扱事業者は、前項第二号、第三号又は第五号に掲げる事項を変更する場合は、変更する内容について、主務省令で定めるところにより、あらかじめ、本人に通知するとともに、主務大臣に届け出なければならない。

3 主務大臣は、第一項の規定による届出があったときは、主務省令で定めるところにより、当該届出に係る事項を公表しなければならない。前項の規定による届出があったときも、同様とする。

(書面の交付)

第三十一条 医療情報取扱事業者は、前条第一項の規定による通知を受けた本人又はその遺族から当該本人が識別される医療情報の認定匿名加工医療情報作成事業者への提供を停止するように求めがあったときは、遅滞なく、主務省令で定めるところにより、当該求めがあった旨その他の主務省令で定める事項を記載した書面を当該求めを行った者に交付しなければならない。

2　医療情報取扱事業者は、あらかじめ、前項に規定する求めを行った者の承諾を得て、同項の規定による書面の交付に代えて、当該書面に記載すべき事項を記録した電磁的記録を提供することができる。この場合において、当該医療情報取扱事業者は、同項の規定による書面の交付を行ったものとみなす。

3　第一項の規定により書面を交付し、又は前項の規定により電磁的記録を提供した医療情報取扱事業者は、主務省令で定めるところにより、当該書面の写し又は当該電磁的記録を保存しなければならない。

（医療情報の提供に係る記録の作成等）

第三十二条　医療情報取扱事業者は、第三十条第一項の規定により医療情報を認定匿名加工医療情報作成事業者に提供したときは、主務省令で定めるところにより、当該医療情報を提供した年月日、当該認定匿名加工医療情報作成事業者の名称及び住所その他の主務省令で定める事項に関する記録を作成しなければならない。

2　医療情報取扱事業者は、前項の記録を、当該記録を作成した日から主務省令で定める期間保存しなければならない。

（医療情報の提供を受ける際の確認）

第三十三条　認定匿名加工医療情報作成事業者は、第三十条第一項の規定により医療情報取扱事業者から医療情報の提供を受けるに際しては、主務省令で定めるところにより、次に掲げる事項の確認を行わなければならない。

一　当該医療情報取扱事業者の氏名又は名称及び住所並びに法人にあっては、その代表者（法人でない団体で代表者又は管理人の定めのあるものにあっては、その代表者又は管理人）の氏名

二　当該医療情報取扱事業者による当該医療情報の取得の経緯

2　前項の医療情報取扱事業者は、認定匿名加工医療情報作成事業者が同項の規定による確認を行う場合において、当該認定匿名加工医療情報作成事業者に対して、当該確認に係る事項を偽ってはならない。

3　認定匿名加工医療情報作成事業者は、第一項の規定による確認を行ったときは、主務省令で定めるところにより、当該医療情報の提供を受けた年月日、当該確認に係る事項その他の主務省令で定める事項に関する記録を作成しなければならない。

4　認定匿名加工医療情報作成事業者は、前項の記録を、当該記録を作成した日から主務省令で定める期間保存しなければならない。

（医療情報取扱事業者から医療情報の提供を受けてはならない場合）

第三十四条　認定匿名加工医療情報作成事業者は、次に掲げる医療情報について、法令に基づく場合を除き、医療情報取扱事業者から提供を受けてはならない。

一　第三十条第一項又は第二項の規定による通知又は届出が行われていない医療情報

二　第三十一条第一項に規定する求めがあった医療情報

　　　　第五章　監督

（立入検査等）

第三十五条　主務大臣は、この法律の施行に必要な限度において、認定匿名加工医療情報作成事業者若しくは認定医療情報等取扱受託事業者（これらの者のうち外国取扱者である者を除く。）、匿名加工医療情報取扱事業者若しくは医療情報取扱事業者に対し必要な報告を求め、又はその職員に、これらの者の事務所その他の事業所に立ち入り、これらの者の帳簿、書類その他の物件を検査させ、若しくは関係者に質問させることができる。

2　前項の規定による立入検査をする職員は、その身分を示す証明書を携帯し、関係者の請求があったときは、これを提示しなければならない。

3　第一項の規定による立入検査の権限は、犯罪捜査のために認められたものと解してはならない。

4　主務大臣は、第一項の規定による報告を求め、又は立入検査をしようとするときは、あらかじめ、個人情報保護委員会に協議しなければならない。

（指導及び助言）

第三十六条　主務大臣は、認定匿名加工医療情報作成事業者又は認定医療情報等取扱受託事業者に対し、第八条第一項又は第二十八条の認定に係る事業の適確な実施に必要な指導及び助言を行うものとする。

（是正命令）

第三十七条　主務大臣は、認定匿名加工医療情報作成事業者（外国取扱者を除く。）が第十七条第一項、第十八条第一項若しくは第二項、第十九条から第二十一条まで、第二十三条第一項、第二十四条、第二十五条第一項、第二十六条第一項、第二十七条、第三十三条（第二項を除く。）又は第三十四条の規定に違反していると認めるときは、その者に対し、当該違反を是正するため必要な措置をとるべきことを命ずることができる。

2　主務大臣は、認定医療情報等取扱受託事業者（外国取扱者を除く。）が第二十三条第二項の規定又は第二十九条において準用する第十七条第一項、第十八条第一項若しくは第二項、第十九条から第二十一条まで、第二十四条、第二十六条第一項若しくは第二十七条の規定に違反していると認めるときは、その者に対し、当該違反を是正するため必要な措置をとるべきことを命ずることができる。

3　前二項の規定は、認定匿名加工医療情報作成事業者又は認定医療情報等取扱受託事業者（これらの者のうち外国取扱者である者に限る。）について準用する。この場合において、これらの規定中「命ずる」とあるのは、「請求する」と読み替えるものとする。

4　主務大臣は、匿名加工医療情報取扱事業者が第十八条第三項の規定に違反していると認めるときは、その者に対し、当該違反を是正するため必要な措置をとるべきことを命ずることができる。

5　主務大臣は、医療情報取扱事業者が第三十条第一項若しくは第二項、第三十一条第一項若しくは第三項又は第三十二条の規定に違反していると認めるときは、その者に対し、当該違反を是正するため必要な措置をとるべきことを命ずることができる。

6　主務大臣は、第一項、第二項、第四項若しくは前項の規定による命令又は第三項において読み替えて準用する第一項若しくは第二項の規定による請求をしようとするときは、あらかじめ、個人情報保護委員会に協議しなければならない。

第六章　雑則

（連絡及び協力）

第三十八条　主務大臣、個人情報保護委員会及び総務大臣は、この法律の施行に当たっては、医療情報等及び匿名加工医療情報の適正な取扱いに関する事項について、相互に緊密に連絡し、及び協力しなければならない。

（主務大臣等）

第三十九条　この法律における主務大臣は、内閣総理大臣、文部科学大臣、厚生労働大臣及び経済産業大臣とする。

2　この法律における主務省令は、主務大臣の発する命令とする。

3　主務大臣は、主務省令を定め、又は変更しようとするときは、あらかじめ、個人情報保護委員会に協議しなければならない。

（地方公共団体が処理する事務）

第四十条　第三十五条第一項に規定する主務大臣の権限に属する事務（医療情報取扱事業者に係るものに限る。）は、政令で定めるところにより、地方公共団体の長が行うこととすることができる。

（権限の委任）

第四十一条　この法律に規定する主務大臣の権限の一部は、政令で定めるところにより、地方支

分部局の長に委任することができる。

（主務省令への委任）
第四十二条　この法律に定めるもののほか、この法律の実施のための手続その他この法律の施行に関し必要な事項は、主務省令で定める。

（経過措置）
第四十三条　この法律の規定に基づき命令を制定し、又は改廃する場合においては、その命令で、その制定又は改廃に伴い合理的に必要と判断される範囲内において、所要の経過措置（罰則に関する経過措置を含む。）を定めることができる。

　　　第七章　罰則

第四十四条　認定匿名加工医療情報作成事業者又は認定医療情報等取扱受託事業者の役員若しくは従業者又はこれらであった者が、正当な理由がないのに、その業務に関して取り扱った個人の秘密に属する事項が記録された医療情報データベース等（その全部又は一部を複製し、又は加工したものを含む。）を提供したときは、二年以下の懲役若しくは百万円以下の罰金に処し、又はこれを併科する。

第四十五条　前条に規定する者が、その業務に関して知り得た医療情報等又は匿名加工医療情報を自己若しくは第三者の不正な利益を図る目的で提供し、又は盗用したときは、一年以下の懲役若しくは百万円以下の罰金に処し、又はこれを併科する。

第四十六条　次の各号のいずれかに該当する者は、一年以下の懲役若しくは五十万円以下の罰金に処し、又はこれを併科する。
一　偽りその他不正の手段により第八条第一項、第九条第一項（第二十九条において準用する場合を含む。）若しくは第二十八条の認定又は第十条第四項から第六項まで（これらの規定を第二十九条において準用する場合を含む。）の認可を受けた者
二　第九条第一項の規定に違反して第八条第二項第二号から第五号までに掲げる事項を変更した者
三　第二十二条（第二十九条において準用する場合を含む。）の規定に違反して、認定事業に関して知り得た医療情報等又は匿名加工医療情報の内容をみだりに他人に知らせ、又は不当な目的に利用した者
四　第二十九条において準用する第九条第一項の規定に違反して第二十九条において準用する第八条第二項第四号又は第五号に掲げる事項を変更した者
五　第三十七条第一項、第二項、第四項又は第五項の規定による命令に違反した者

第四十七条　次の各号のいずれかに該当する者は、五十万円以下の罰金に処する。
一　第九条第二項、第一条第三項若しくは第八項又は第十一条第一項（これらの規定を第二十九条において準用する場合を含む。）の規定による届出をせず、又は虚偽の届出をした者
二　第十条第九項、第十一条第二項、第十二条第二項又は第十五条第二項（第十六条第二項において準用する場合を含む。）（これらの規定を第二十九条において準用する場合を含む。）の規定に違反して医療情報等及び匿名加工医療情報を消去しなかった者
三　第十三条（第二十九条において準用する場合を含む。）の規定に違反して、帳簿を備えず、帳簿に記載せず、若しくは虚偽の記載をし、又は帳簿を保存しなかった者
四　第三十五条第一項の規定による報告をせず、若しくは虚偽の報告をし、又は同項の規定による検査を拒み、妨げ、若しくは忌避し、若しくは同項の規定による質問に対して答弁せず、若しくは虚偽の答弁をした者

第四十八条　第四十四条、第四十五条、第四十六条（第三号及び第五号（第三十七条第一項（第三十三条第一項、第三項及び第四項並びに第三十四条に係る部分を除く。）及び第二項に係る部分に限る。）に係る部分に限る。）及び前条（第二号

に係る部分に限る。)の罪は、日本国外においてこれらの条の罪を犯した者にも適用する。

第四十九条　法人（法人でない団体で代表者又は管理人の定めのあるものを含む。以下この項において同じ。）の代表者又は法人若しくは人の代理人、使用人その他の従業者が、その法人又は人の業務に関して第四十四条から第四十七条までの違反行為をしたときは、行為者を罰するほか、その法人又は人に対しても、各本条の罰金刑を科する。

2　法人でない団体について前項の規定の適用がある場合には、その代表者又は管理人が、その訴訟行為につき法人でない団体を代表するほか、法人を被告人又は被疑者とする場合の刑事訴訟に関する法律の規定を準用する。

第五十条　次の各号のいずれかに該当する者は、十万円以下の過料に処する。
一　第十二条第一項（第二十九条において準用する場合を含む。）の規定による届出をせず、又は虚偽の届出をした者
二　第十四条（第二十九条において準用する場合を含む。）又は第三十三条第二項の規定に違反した者

附則　抄
（施行期日）
第一条　この法律は、公布の日から起算して一年を超えない範囲内において政令で定める日から施行する。ただし、次条及び附則第四条の規定は、公布の日から施行する。
（平成三〇年政令第一六二号で平成三〇年五月一一日から施行）
（基本方針に関する経過措置）
第二条　政府は、この法律の施行前においても、第四条の規定の例により、基本方針を定めることができる。この場合において、内閣総理大臣は、この法律の施行前においても、同条の規定の例により、これを公表することができる。
2　前項の規定により定められた基本方針は、この法律の施行の日において第四条の規定により定められたものとみなす。
（名称の使用制限に関する経過措置）
第三条　この法律の施行の際現に認定匿名加工医療情報作成事業者若しくは認定医療情報等取扱受託事業者という名称又はこれらと紛らわしい名称を使用している者については、第十四条（第二十九条において準用する場合を含む。）の規定は、この法律の施行後六月間は、適用しない。
（政令への委任）
第四条　前二条に定めるもののほか、この法律の施行に関し必要な経過措置は、政令で定める。
（検討）
第五条　政府は、この法律の施行後五年を経過した場合において、この法律の施行の状況について検討を加え、必要があると認めるときは、その結果に基づいて所要の措置を講ずるものとする。

○医療分野の研究開発に資するための匿名加工医療情報に関する法律施行令

(平成三十年五月七日)
(政令第百六十三号)

(医療情報)
第一条　医療分野の研究開発に資するための匿名加工医療情報に関する法律(以下「法」という。)第二条第一項の政令で定める記述等は、次に掲げるものとする。
一　特定の個人の病歴
二　次に掲げる事項のいずれかを内容とする記述等(前号に該当するものを除く。)
　イ　身体障害、知的障害、精神障害(発達障害を含む。)その他の主務省令で定める心身の機能の障害があること。
　ロ　特定の個人に対して医師その他医療に関連する職務に従事する者(ハにおいて「医師等」という。)により行われた疾病の予防及び早期発見のための健康診断その他の検査(ハにおいて「健康診断等」という。)の結果
　ハ　健康診断等の結果に基づき、又は疾病、負傷その他の心身の変化を理由として、特定の個人に対して医師等により心身の状態の改善のための指導又は診療若しくは調剤が行われたこと。

(匿名加工医療情報データベース等)
第二条　法第二条第四項の政令で定めるものは、これに含まれる匿名加工医療情報を一定の規則に従って整理することにより特定の匿名加工医療情報を容易に検索することができるように体系的に構成した情報の集合物であって、目次、索引その他検索を容易にするためのものを有するものをいう。

(医療情報データベース等)
第三条　法第二条第五項の政令で定めるものは、これに含まれる医療情報を一定の規則に従って整理することにより特定の医療情報を容易に検索することができるように体系的に構成した情報の集合物であって、目次、索引その他検索を容易にするためのものを有するものをいう。

(法第八条第三項第一号イ及びハ(3)の政令で定める法律)
第四条　法第八条第三項第一号イ及びハ(3)(これらの規定を法第二十九条において準用する場合を含む。)の政令で定める法律は、次のとおりとする。
一　個人情報の保護に関する法律(平成十五年法律第五十七号)
二　行政機関の保有する個人情報の保護に関する法律(平成十五年法律第五十八号)
三　独立行政法人等の保有する個人情報の保護に関する法律(平成十五年法律第五十九号)
四　行政手続における特定の個人を識別するための番号の利用等に関する法律(平成二十五年法律第二十七号)

(外国取扱者の事務所等における検査に要する費用の負担)
第五条　法第十六条第三項(法第二十九条において準用する場合を含む。)の政令で定める費用は、法第十六条第一項第三号(法第二十九条において準用する場合を含む。)の規定による検査のため同号の職員がその検査に係る事務所その他の事業所(外国にあるものに限る。)の所在地に出張をするのに要する旅費の額に相当するものとする。この場合において、その旅費の額の計算に関し必要な細目は、主務省令で定める。

(遺族の範囲)
第六条　法第三十条第一項の政令で定める者は、死亡した本人の配偶者(婚姻の届出をしていないが、事実上婚姻関係と同様の事情にあった者を含む。)、子、父母、孫、祖父母及び兄弟姉妹とする。

附則　抄
(施行期日)
第一条　この政令は、法の施行の日(平成三十年五月十一日)から施行する。

〇医療分野の研究開発に資するための匿名加工医療情報に関する法律施行規則

(平成三十年五月七日)
(内閣府、文部科学省、厚生労働省、経済産業省令第一号)

最近改正：令和元年六月二七日府省令第二号

（定義）
第一条　この規則において使用する用語は、医療分野の研究開発に資するための匿名加工医療情報に関する法律(以下「法」という。)において使用する用語の例による。

（医療情報）
第二条　医療分野の研究開発に資するための匿名加工医療情報に関する法律施行令(以下「令」という。)第一条第二号イの主務省令で定める心身の機能の障害は、個人情報の保護に関する法律施行規則(平成二十八年個人情報保護委員会規則第三号)第五条各号に規定する障害とする。

（認定の申請）
第三条　法第八条第一項の認定を受けようとする者は、様式第一による申請書を主務大臣に提出しなければならない。
2　法第八条第二項の主務省令で定める書類は、次のとおりとする。
　一　申請者に係る次に掲げる書類
　　イ　定款及び登記事項証明書又はこれらに準ずるもの
　　ロ　法第八条第三項第一号ハの役員(第八条第二項第一号において単に「役員」という。)及び使用人(次条に規定する使用人をいう。)に係る住民票の写し又はこれに代わる書類
　二　申請の日の属する事業年度及び翌事業年度における事業計画書及び収支予算書
　三　その他主務大臣が必要と認める書類

（使用人）
第四条　法第八条第三項第一号ハの主務省令で定める使用人(第八条第二項第一号において単に「使用人」という。)は、申請者の使用人であって、当該申請者の匿名加工医療情報作成事業に関する権限及び責任を有する者とする。

（法第八条第三項第二号の主務省令で定める基準）
第五条　法第八条第三項第二号の主務省令で定める基準は、次のとおりとする。
　一　日本の医療分野の研究開発に資する匿名加工医療情報の作成に関する相当の経験及び識見を有する者であって、匿名加工医療情報作成事業を統括管理し、責任を有するものがいること。
　二　匿名加工医療情報作成事業を適正かつ確実に行うに足りる経験及び識見を有する者として次に掲げるものをいずれも確保していること。
　　イ　日本の医療分野の研究開発に資する匿名加工医療情報を作成するための大規模な医療情報の加工に関する相当の経験及び識見を有する者
　　ロ　匿名加工医療情報を用いた日本の医療分野の研究開発の推進に関する相当の経験及び識見を有する者
　　ハ　日本の医療分野の研究開発に資する匿名加工医療情報の作成に用いる医療情報の取得及び整理に関する相当の経験及び識見を有する者
　三　医療情報検索システムその他の匿名加工医療情報作成事業の実施に必要な設備を備えていること。
　四　匿名加工医療情報作成事業を適正かつ確実に行うための内部規則等を定め、これに基づく事業の運営の検証がされる等、法令等を遵守した運営を確保していること。
　五　匿名加工医療情報作成事業を適正かつ確実に、かつ継続して行うに足りる経理的基礎を有すること。
　六　法第四条第一項に規定する基本方針(次号において「基本方針」という。)に照らし適切なものであると認められる匿名加工医療情報作成事業に関する中期的な計画を有すること。
　七　匿名加工医療情報の提供の是非の判断に際して、基本方針に照らし、匿名加工医療情報が医療分野の研究開発に資するために適切に取り扱われることについて適切に審査するための体制を整備していること。

八　広報及び啓発並びに本人、医療情報取扱事業者又は匿名加工医療情報取扱事業者からの相談に応ずるための体制を整備していること。
九　その取り扱う医療情報の規模及び内容が、匿名加工医療情報作成事業を適正かつ確実に行うに足りるものであること。
十　医療分野の標準的な規格に対応した医療情報を円滑に取り扱うことができること。
十一　申請者が行う匿名加工医療情報作成事業において、特定の匿名加工医療情報取扱事業者に対して不当な差別的取扱いをするものでないこと。

（安全管理措置）
第六条　法第八条第三項第三号及び法第二十条の主務省令で定める措置は、次のとおりとする。
一　組織的安全管理措置
　　イ　認定事業に関し管理する医療情報等及び匿名加工医療情報（この条において「認定事業医療情報等」という。）の安全管理に係る基本方針を定めていること。
　　ロ　認定事業医療情報等の安全管理に関する相当の経験及び識見を有する責任者を配置していること。
　　ハ　認定事業医療情報等を取り扱う者の権限及び責務並びに業務を明確にしていること。
　　ニ　認定事業医療情報等の漏えい、滅失又は毀損の発生時における事務処理体制が整備されていること。
　　ホ　安全管理措置に関する規程の策定及び実施並びにその運用の評価及び改善を行っていること。
　　ヘ　外部の専門家による情報セキュリティ監査の受検又は第三者認証の取得により、安全管理に係る措置の継続的な確保を図っていること。
二　人的安全管理措置
　　イ　認定事業医療情報等を取り扱う者が、法第八条第三項第一号ハ(1)から(4)までのいずれにも該当しない者であることを確認していること。
　　ロ　認定事業医療情報等を取り扱う者が、認定事業の目的の達成に必要な範囲を超えて、認定事業医療情報等を取り扱うことがないことを確保するための措置を講じていること。
　　ハ　認定事業医療情報等を取り扱う者に対する必要な教育及び訓練を行っていること。
　　ニ　認定事業医療情報等を取り扱う権限を有しない者による認定事業医療情報等の取扱いを防止する措置を講じていること。
三　物理的安全管理措置
　　イ　認定事業医療情報等を取り扱う施設設備を他の施設設備と区分していること。
　　ロ　認定事業医療情報等を取り扱う施設設備への立入り及び機器の持込みを制限する措置を講じているとともに、監視カメラの設置その他の当該施設設備の内部を常時監視するための装置を備えていること。
　　ハ　認定事業に関し管理する医療情報等の取扱いに係る端末装置は、原則として、補助記憶装置及び可搬記録媒体（電子計算機又はその周辺機器に挿入し、又は接続して情報を保存することができる媒体又は機器のうち、可搬型のものをいう。）への記録機能を有しないものとすること。
　　ニ　認定事業医療情報等を削除し、又は認定事業医療情報等が記録された機器、電子媒体等を廃棄する場合には、復元不可能な手段で行うこと。
四　技術的安全管理措置
　　イ　認定事業医療情報等を取り扱う施設設備に、不正アクセス行為（不正アクセス行為の禁止等に関する法律（平成十一年法律第百二十八号）第二条第四項に規定する不正アクセス行為をいう。）を防止するため、適切な措置を講じていること。
　　ロ　認定事業医療情報等の取扱いに係る電子計算機及び端末装置の動作を記録するとともに、通常想定されない当該電子計算機及び端末装置の操作を検知し、当該操作が行われた電子計算機及び端末装置を制御する措置を講じていること。
　　ハ　認定事業医療情報等の取扱いに係る電子

計算機又は端末装置において、第三者が当該電子計算機又は端末装置に使用目的に反する動作をさせる機能が具備されていないことを確認していること。
　ニ　認定事業医療情報等を電気通信により送受信するとき、又は移送し、若しくは移送を受けるときは、次に掲げる措置を講じていること。
　　(1)　外部の者との送受信の用に供する電気通信回線として、専用線等（IP―VPN サービス（電気通信事業報告規則（昭和六十三年郵政省令第四十六号）第一条第二項第十六号に掲げる IP―VPN サービスをいう。）に用いられる仮想専用線その他のこれと同等の安全性が確保されると認められる仮想専用線を含む。）を用いること。
　　(2)　(1)に規定する電気通信回線に接続されるサーバ用の電子計算機のうち、医療情報取扱事業者からの医療情報の受信に用いるものについては、外部への送信機能を具備させないこと。
　　(3)　(1)に規定する電気通信回線に接続されるサーバ用の電子計算機のうち、匿名加工医療情報取扱事業者への匿名加工医療情報の送信に用いるものについては、外部からの受信機能を具備させないこと。また、(2)又はホに規定する電子計算機以外のサーバ用の電子計算機を用いること。
　　(4)　(1)から(3)までに掲げるもののほか、認定事業医療情報等を適切に移送し、又は移送を受けるために、暗号化等必要な措置を講ずること。
　ホ　匿名加工医療情報の作成の用に供する医療情報の管理は、ニ(2)及び(3)の電子計算機以外のサーバ用の電子計算機を用いることとし、ニ(2)及び(3)に規定する電子計算機を経由する以外の方法による外部へのネットワーク接続を行わないこと。また、ニ(2)及び(3)に規定する電子計算機との接続においては、専用線を用いること。
　五　その他の措置

　　イ　認定事業医療情報等の漏えいその他の事故が生じた場合における被害の補償のための措置を講じていること。
　　ロ　認定事業医療情報等を取り扱う施設設備の障害の発生の防止に努めるとともに、これらの障害の発生を検知し、及びこれらの障害が発生した場合の対策を行うため、事業継続計画の策定、その機能を代替することができる予備の機器の設置その他の適切な措置を講じていること。
　　ハ　医療情報の提供を受ける際に、医療情報取扱事業者による当該医療情報の提供の方法及びこれに係る安全管理のための措置が適正である旨を確認していること。
　　ニ　匿名加工医療情報の提供の契約において、匿名加工医療情報取扱事業者による当該匿名加工医療情報の利用の態様及びこれに係る安全管理のための措置が匿名加工の程度に応じて適正であることを確保していること。
（令元内府文科厚労経産令二・一部改正）

（認定証の交付）
第七条　主務大臣は、法第八条第一項の認定をしたときは、申請者に対し、その旨を通知するとともに、様式第二による認定証を交付するものとする。

（変更の認定の申請等）
第八条　認定匿名加工医療情報作成事業者は、法第八条第二項第二号から第五号までに掲げる事項を変更しようとするときは、様式第三による申請書に次に掲げる書類を添えて、主務大臣に提出し、変更の認定を受けなければならない。
　一　法第八条第三項各号に掲げる認定の基準に適合していることを証する書類及び第三条第二項各号に掲げる書類のうち、当該変更事項に係る書類
　二　前条の認定証の写し
２　法第九条第一項ただし書の主務省令で定める軽微な変更は、次のいずれかに該当する場合とする。
　一　匿名加工医療情報作成事業を行う役員又は使用人の氏名の変更であって、役員又は使用

人の変更を伴わないもの
二　前号に掲げるもののほか、法第八条第二項第二号から第五号までに掲げる事項の実質的な変更を伴わないもの
3　認定匿名加工医療情報作成事業者は、法第九条第二項の規定による届出をしようとするときは、様式第四による届出書に、変更事項に係る書類及び前条の認定証の写しを添えて、主務大臣に提出しなければならない。

（承継の認可の申請等）
第九条　法第十条第三項の規定による届出をしようとする者は、様式第五による届出書に、次に掲げる書類及び被承継者に係る第七条の認定証を添えて、主務大臣に提出しなければならない。
一　法第十条第一項の規定により認定事業の全部を譲り受けて認定匿名加工医療情報作成事業者の地位を承継した法人にあっては、様式第六による事業譲渡証明書及び認定事業の全部の譲渡が行われたことを証する書面並びに承継者に係る第七条の認定証の写し
二　法第十条第二項の規定による合併後存続する法人であって、認定匿名加工医療情報作成事業者の地位を承継した法人にあっては、その法人の登記事項証明書及び第七条の認定証の写し
三　法第十条第二項の規定による合併により設立された法人であって、認定匿名加工医療情報作成事業者の地位を承継した法人にあっては、その法人の登記事項証明書
2　法第十条第四項の認可を受けようとする者は、様式第七による申請書に、次に掲げる書類及び譲渡人に係る第七条の認定証を添えて、主務大臣に提出しなければならない。
一　様式第八による事業譲渡証明書及び認定事業の全部の譲渡が行われることを証する書面
二　譲受人が法第八条第三項各号に掲げる認定の基準に適合していることを証する書類
三　譲受人に係る第三条第二項各号に掲げる書類
3　法第十条第五項の認可を受けようとする者は、様式第九による申請書に、次に掲げる書類及び被承継者に係る第七条の認定証を添えて、主務大臣に提出しなければならない。
一　合併が行われることを証する書面
二　合併後存続する法人又は合併により設立される法人が法第八条第三項各号に掲げる認定の基準に適合していることを証する書類
三　合併後存続する法人又は合併により設立される法人に係る第三条第二項各号に掲げる書類
4　法第十条第六項の認可を受けようとする者は、様式第十による申請書に、次に掲げる書類及び被承継者に係る第七条の認定証を添えて、主務大臣に提出しなければならない。
一　様式第十一による事業承継証明書及び分割により認定事業の全部の承継が行われることを証する書面
二　分割により認定事業の全部を承継する法人が法第八条第三項各号に掲げる認定の基準に適合していることを証する書類
三　分割により認定事業の全部を承継する法人に係る第三条第二項各号に掲げる書類
5　法第十条第八項の規定による届出をしようとする者は、様式第十二による届出書に、被承継者に係る第七条の認定証を添えて、主務大臣に提出しなければならない。

（廃止の届出）
第十条　認定匿名加工医療情報作成事業者は、法第十一条第一項の規定による届出をしようとするときは、様式第十三による届出書に第七条の認定証を添えて主務大臣に提出しなければならない。

（解散の届出）
第十一条　清算人若しくは破産管財人又は外国の法令上これらに相当する者は、法第十二条第一項の規定による届出をするときは、様式第十四による届出書に第七条の認定証を添えて主務大臣に提出しなければならない。

（帳簿の記載事項等）
第十二条　法第十三条の主務省令で定める事項は、次に掲げるものとする。
一　認定匿名加工医療情報作成事業者が匿名加工医療情報取扱事業者に対する匿名加工医療情報の提供を行った場合における次に掲げる事項

イ　当該匿名加工医療情報取扱事業者の名称及び住所その他の当該匿名加工医療情報取扱事業者を特定するに足りる事項
　ロ　当該匿名加工医療情報の提供を行った年月日
　ハ　当該匿名加工医療情報の項目
二　匿名加工医療情報取扱事業者が他の匿名加工医療情報取扱事業者に対する匿名加工医療情報の提供を行った場合における次に掲げる事項
　イ　提供元の匿名加工医療情報取扱事業者の名称及び住所その他の当該匿名加工医療情報取扱事業者を特定するに足りる事項
　ロ　提供先の匿名加工医療情報取扱事業者の名称及び住所その他の当該匿名加工医療情報取扱事業者を特定するに足りる事項
　ハ　当該匿名加工医療情報の提供を行った年月日
　ニ　当該匿名加工医療情報の項目
三　法第十九条の規定により匿名加工医療情報の消去を行った場合における次に掲げる事項
　イ　当該匿名加工医療情報の消去を行った年月日
　ロ　当該匿名加工医療情報の項目
四　法第二十五条の規定により他の認定匿名加工医療情報作成事業者に対して医療情報の提供を行った場合における次に掲げる事項
　イ　当該他の認定匿名加工医療情報作成事業者の名称及び住所その他の当該他の認定匿名加工医療情報作成事業者を特定するに足りる事項
　ロ　当該医療情報の提供を行った年月日
　ハ　当該医療情報の項目
五　法第二十五条の規定により他の認定匿名加工医療情報作成事業者から医療情報の提供を受けた場合における次に掲げる事項
　イ　当該他の認定匿名加工医療情報作成事業者の名称及び住所その他の当該他の認定匿名加工医療情報作成事業者を特定するに足りる事項
　ロ　当該医療情報の提供を受けた年月日
　ハ　当該医療情報の項目

2　法第十三条の帳簿は、文書、電磁的記録又はマイクロフィルムを用いて作成しなければならない。
3　認定匿名加工医療情報作成事業者は、第一項各号に規定する場合には、その都度、遅滞なく、同項各号に掲げる事項を帳簿に記載し、その記載の日から三年間保存しなければならない。

（事業計画書等）
第十三条　認定匿名加工医療情報作成事業者は、毎事業年度開始前に、認定事業に関し事業計画書及び収支予算書を作成し、主務大臣に提出するとともに、公表しなければならない。これを変更しようとするときも、同様とする。
2　認定匿名加工医療情報作成事業者は、毎事業年度終了後三月以内に、認定事業に関し事業報告書及び収支決算書を作成し、主務大臣に提出するとともに、公表しなければならない。

（認定の取消しを行う場合の手続）
第十四条　主務大臣は、法第十五条第一項又は第十六条第一項の規定に基づき、法第八条第一項の認定を受けた者の認定を取り消したときは、その旨を書面により当該認定を受けていた者に通知するものとする。

（旅費の額）
第十五条　令第五条の旅費の額に相当する額（次条及び第十七条において「旅費相当額」という。）は、国家公務員等の旅費に関する法律（昭和二十五年法律第百十四号。次条及び第十七条において「旅費法」という。）の規定により支給すべきこととなる旅費の額とする。この場合において、当該検査のためその地に出張する職員は、一般職の職員の給与に関する法律（昭和二十五年法律第九十五号）第六条第一項第一号イに規定する行政職俸給表（一）による職務の級が四級である者であるものとしてその旅費の額を計算するものとする。

（在勤官署の所在地）
第十六条　旅費相当額を計算する場合において、当該検査のため、その地に出張する職員の旅費法第二条第一項第六号の在勤官署の所在地は、

次の表に掲げるところによる。

主務大臣の区分	在勤官署の所在地
内閣総理大臣	東京都千代田区永田町一丁目十一番三十九号
文部科学大臣	東京都千代田区霞が関三丁目二番二号
厚生労働大臣	東京都千代田区霞が関一丁目二番二号
経済産業大臣	東京都千代田区霞が関一丁目三番一号

(旅費の額の計算に係る細目)
第十七条　旅費法第六条第一項の支度料は、旅費相当額に算入しない。
2　検査を実施する日数は、当該検査に係る事務所その他の事業所ごとに三日として旅費相当額を計算する。
3　旅費法第六条第一項の旅行雑費は、一万円として旅費相当額を計算する。
4　主務大臣が、旅費法第四十六条第一項の規定により、実費を超えることとなる部分又は必要としない部分の旅費を支給しないときは、当該部分に相当する額は、旅費相当額に算入しない。

(匿名加工医療情報の作成の方法に関する基準)
第十八条　法第十八条第一項の主務省令で定める基準は、次のとおりとする。
一　医療情報に含まれる特定の個人を識別することができる記述等の全部又は一部を削除すること(当該全部又は一部の記述等を復元することのできる規則性を有しない方法により他の記述等に置き換えることを含む。)。
二　医療情報に含まれる個人識別符号の全部を削除すること(当該個人識別符号を復元することのできる規則性を有しない方法により他の記述等に置き換えることを含む。)。
三　医療情報と当該医療情報に措置を講じて得られる情報とを連結する符号(現に認定匿名加工医療情報作成事業者において取り扱う情報を相互に連結する符号に限る。)を削除すること(当該符号を復元することのできる規則性を有しない方法により当該医療情報と当該医療情報に措置を講じて得られる情報を連結することができない符号に置き換えることを含む。)。
四　特異な記述等を削除すること(当該特異な記述等を復元することのできる規則性を有しない方法により他の記述等に置き換えることを含む。)。
五　前各号に掲げる措置のほか、医療情報に含まれる記述等と当該医療情報を含む医療情報データベース等を構成する他の医療情報に含まれる記述等との差異その他の当該医療情報データベース等の性質を勘案し、その結果を踏まえて適切な措置を講ずること。

(医療情報等の消去の記録)
第十九条　認定匿名加工医療情報作成事業者は、法第十九条の規定による医療情報等の消去を行ったときは、次に掲げる事項の記録を作成し、その作成の日から三年間保存しなければならない。
一　当該医療情報等の消去を行った年月日
二　当該医療情報等の項目
2　前項の記録を作成する方法は、文書、電磁的記録又はマイクロフィルムを用いて作成する方法とする。

(従業者の監督)
第二十条　法第二十一条の規定により認定匿名加工医療情報作成事業者が行わなければならない従業者に対する監督は、第六条で定める安全管理措置に従って業務を行っていることの確認その他の措置を講ずることにより行うものとする。

(委託契約の締結)
第二十一条　認定匿名加工医療情報作成事業者は、法第二十三条第一項の規定による委託を行う場合には、次に掲げる事項を記載した文書により当該委託を受けた認定医療情報等取扱受託事業者との契約を締結しなければならない。
一　当該委託に係る業務の範囲
二　当該委託に係る業務の手順に関する事項
三　前号の手順に基づき当該委託に係る業務が適正かつ円滑に行われているかどうかを当該認定匿名加工医療情報作成事業者が確認することができる旨

四　当該認定医療情報等取扱受託事業者に対する指示に関する事項
　五　前号の指示を行った場合において当該指示に基づく措置が講じられたかどうかを当該認定匿名加工医療情報作成事業者が確認することができる旨
　六　当該認定医療情報等取扱受託事業者が当該認定匿名加工医療情報作成事業者に対して行う報告に関する事項
　七　その他当該委託に係る業務について必要な事項
２　前項の規定は、法第二十三条第二項の規定による再委託について準用する。この場合において、「認定匿名加工医療情報作成事業者」とあるのは、「法第二十三条第一項の規定により医療情報等又は匿名加工医療情報の取扱いの全部又は一部の委託を受けた認定医療情報等取扱受託事業者」と読み替えるものとする。
３　第一項の規定は、法第二十三条第三項の規定により適用される同条第二項の規定による再委託について準用する。この場合において、「認定匿名加工医療情報作成事業者」とあるのは、「法第二十三条第二項の規定により医療情報等又は匿名加工医療情報の取扱いの全部又は一部の再委託を受けた認定医療情報等取扱受託事業者」と読み替えるものとする。

（委託先の監督）
第二十二条　法第二十四条の規定により認定匿名加工医療情報作成事業者が行わなければならない委託を受けた者に対する監督は、医療情報等又は匿名加工医療情報の安全管理が適正に図られるよう、安全管理の業務に関する監査その他必要な措置を講ずることにより行うものとする。

（他の認定匿名加工医療情報作成事業者に対する医療情報の提供）
第二十三条　認定匿名加工医療情報作成事業者は、法第二十五条第一項の規定による医療情報の授受においては、次に掲げる事項を記載した文書により授受に係る他の認定匿名加工医療情報作成事業者との契約を締結し、その契約書を保存しなければならない。
　一　法第二十五条第一項の規定により医療情報の提供を行う認定匿名加工医療情報作成事業者の名称、住所及び代表者の氏名
　二　前号の提供を受ける認定匿名加工医療情報作成事業者の名称、住所及び代表者の氏名
　三　第一号の医療情報の項目
　四　第一号の医療情報の提供の方法

（苦情の処理）
第二十四条　認定匿名加工医療情報作成事業者は、認定事業に関し管理する医療情報等又は匿名加工医療情報の取扱いに関する苦情については、次の各号に定めるところにより、これを処理しなければならない。
　一　苦情を受け付けたときは、遅滞なく、当該苦情に係る事項の原因を究明すること。
　二　前号の規定による原因究明の結果に基づき、認定事業に関し管理する医療情報等又は匿名加工医療情報の取扱いに関し改善が必要な場合には、所要の措置を講ずること。
　三　苦情の内容、原因究明の結果及び改善措置を記載した苦情処理記録を作成し、その作成の日から三年間保存すること。

第二十五条　認定匿名加工医療情報作成事業者は、苦情を受け付けるための窓口の設置、苦情の対応の手順の策定その他の措置を講ずることにより、法第二十七条第一項の目的を達成するために必要な体制を整備しなければならない。

（準用）
第二十六条　第三条、第四条、第六条（第五号ハ及びニを除く。）、第七条の規定は法第二十八条の認定について、第八条から第十一条まで、第十二条第一項第三号、第二項及び第三項、第十三条、第十八条、第十九条、第二十条、第二十二条、第二十四条並びに第二十五条の規定は認定医療情報等取扱受託事業者について、第十四条の規定は認定医療情報等取扱受託事業者に係る認定の取消しについて、それぞれ準用する。この場合において、次の表の上欄に掲げる規定中同表の中欄に掲げる字句は、それぞれ同表の下

欄に掲げる字句に読み替えるものとする。

第三条第一項	第八条第一項	第二十八条
	様式第一	様式第十五
第四条	匿名加工医療情報作成事業	法第二十八条に規定する事業
第七条	第八条第一項	第二十八条
	様式第二	様式第十六
第八条第一項柱書	第八条第二項第二号から第五号まで	第八条第二項第四号又は第五号
	様式第三	様式第十七
第八条第一項第一号	第八条第三項各号	第八条第三項第一号、第三号及び第四号
第八条第二項第一号	匿名加工医療情報作成事業	法第二十八条に規定する事業
第八条第二項第二号	第八条第二項第二号から第五号まで	第八条第二項第四号又は第五号
第八条第三項	様式第四	様式第十八
第九条第一項柱書	様式第五	様式第十九
第九条第一項第一号	様式第六	様式第二十
第九条第二項柱書	様式第七	様式第二十一
第九条第二項第一号	様式第八	様式第二十二
第九条第二項第二号	第八条第三項各号	第八条第三項第一号、第三号及び第四号
第九条第三項柱書	様式第九	様式第二十三
第九条第三項第二号	第八条第三項各号	第八条第三項第一号、第三号及び第四号
第九条第四項柱書	様式第十	様式第二十四
第九条第四項第一号	様式第十一	様式第二十五
第九条第四項第二号	第八条第三項各号	第八条第三項第一号、第三号及び第四号
第九条第五項	様式第十二	様式第二十六
第十条	様式第十三	様式第二十七
第十一条	様式第十四	様式第二十八
第十二条第三項	第一項各号	第一項第三号
	同項各号	同号
第十四条	第八条第一項	第二十八条

(医療情報の提供停止の求めの方法)

第二十七条　法第三十条第一項の規定による提供の停止の求めは、医療情報取扱事業者に対し、書面又は口頭その他の方法で行うものとする。

(医療情報の提供に係る事前の通知等)

第二十八条　法第三十条第一項又は第二項の規定による通知は、次に掲げるところにより、行うものとする。

一　認定匿名加工医療情報作成事業者に提供される医療情報によって識別される本人又はその遺族が当該提供の停止を求めるために必要な期間を定めて通知すること。

二　本人が法第三十条第一項各号に掲げる事項を認識することができる適切かつ合理的な方法によること。

2　医療情報取扱事業者が、法第三十条第一項又は第二項の規定による届出をするときは、次に掲げるいずれかの方法により行わなければならない。

一　主務大臣が定めるところにより、電子情報処理組織(主務大臣の使用に係る電子計算機と届出を行う者の使用に係る電子計算機とを電気通信回線で接続した電子情報処理組織をいう。)を使用する方法

二　様式第二十九による届出書及び当該届出書に記載すべき事項を記録した光ディスク等を提出する方法

3　医療情報取扱事業者が、代理人によって法第三十条第一項又は第二項の規定による届出をする場合には、様式第三十によるその権限を証する書面(電磁的記録を含む。以下同じ。)を主務大臣に提出しなければならない。

（医療情報の提供に係る主務大臣による公表）
第二十九条　法第三十条第三項の規定による公表は、同条第一項又は第二項の規定による届出があった後、遅滞なく、インターネットの利用その他の適切な方法により行うものとする。

（医療情報の提供に係る医療情報取扱事業者による公表）
第三十条　医療情報取扱事業者は、法第三十条第三項の規定による公表がされたときは、速やかに、インターネットの利用その他の適切な方法により、同条第一項に掲げる事項（同項第二号、第三号又は第五号に掲げる事項に変更があったときは、変更後の当該各号に掲げる事項）を公表するものとする。

（書面の交付）
第三十一条　法第三十一条第一項の主務省令で定める事項は、次に掲げる事項とする。
　一　法第三十条第一項に規定する求めがあった旨
　二　前号の求めを行った者の氏名及びその他の当該者を特定するに足りる事項
　三　第一号の求めを受けた年月日
　四　法第三十一条第一項に規定する主務省令で定める書面を交付する旨
　五　医療情報の提供の停止の年月日
　六　第一号の求めにより交付する書面の交付年月日

（書面の写し等の保存義務）
第三十二条　法第三十一条第三項の規定による書面の写し又は電磁的記録の保存は、同条第一項の規定により書面を交付し、又は同条第二項の規定により電磁的記録を提供した日から三年間行わなければならない。

（医療情報の提供に係る記録の作成）
第三十三条　法第三十二条第一項の規定による記録の作成は、次に掲げるところにより、行うものとする。
　一　文書、電磁的記録又はマイクロフィルムを用いて作成するものとする。
　二　医療情報を認定匿名加工医療情報作成事業者に提供したときは、その都度、速やかに作成しなければならない。ただし、当該認定匿名加工医療情報作成事業者に対し医療情報を継続的に若しくは反復して提供したとき、又は当該認定匿名加工医療情報作成事業者に対し医療情報を継続的に若しくは反復して提供することが確実であると見込まれるときは、一括して作成することができる。

（医療情報の提供に係る記録事項）
第三十四条　法第三十二条第一項の主務省令で定める事項は、次に掲げる事項とする。
　一　法第三十条第一項の規定により医療情報を認定匿名加工医療情報作成事業者に提供した年月日
　二　前号の認定匿名加工医療情報作成事業者の名称及び住所その他の当該認定匿名加工医療情報作成事業者を特定するに足りる事項
　三　第一号の医療情報によって識別される本人の氏名その他の当該本人を特定するに足りる事項
　四　当該医療情報の項目
2　前項各号に掲げる事項のうち、既に前条に規定する方法により作成した法第三十二条第一項の記録（当該記録を保存している場合におけるものに限る。）に記録されている事項と内容が同一であるものについては、当該事項の記録の作成を省略することができる。

（医療情報の提供に係る記録の保存期間）
第三十五条　法第三十二条第二項の主務省令で定める期間は、次の各号に掲げる場合の区分に応じて、当該各号に定める期間とする。
　一　第三十三条第二号ただし書に規定する方法により記録を作成した場合　最後に当該記録に係る医療情報の提供を行った日から起算して三年を経過する日までの間
　二　前号以外の場合　三年間

（医療情報の提供を受ける際の確認）
第三十六条　法第三十三条第一項の規定による確認は、次の各号に掲げる事項の区分に応じて、当該各号に定めるところによるものとする。
　一　法第三十三条第一項第一号の事項　医療情

報を提供する医療情報取扱事業者から申告を受ける方法その他の適切な方法
二　法第三十三条第一項第二号の事項　法第三十条第三項の規定により主務大臣の公表が行われた旨及び医療情報取扱事業者からの医療情報の取得の経緯を示す記録の提示を受ける方法その他の適切な方法

2　前項の規定にかかわらず、医療情報取扱事業者から他の医療情報の提供を受けるに際して既に前項に規定する方法による確認（当該確認について次条に規定する方法による記録の作成及び保存をしている場合におけるものに限る。）をした事項については、当該事項の内容と当該提供に係る法第三十三条第一項各号に掲げる事項の内容が同一であることの確認を行う方法とする。

（医療情報の提供を受ける際の記録事項）

第三十七条　法第三十三条第三項の主務省令で定める事項は、次に掲げる事項とする。
一　法第三十条第一項の規定により医療情報の提供を受けた年月日
二　法第三十三条第一項各号に掲げる事項
三　第一号の医療情報によって識別される本人の氏名その他の当該本人を特定するに足りる事項
四　第一号の医療情報の項目
五　法第三十条第三項の規定により公表されている旨

2　前項に掲げる事項のうち、既に前条に規定する方法により作成した法第三十三条第三項の記録（当該記録を保存している場合におけるものに限る。）に記録されている事項と内容が同一であるものについては、当該事項の記録の作成を省略することができる。

（準用）

第三十八条　第三十三条及び第三十五条の規定は、認定匿名加工医療情報作成事業者について準用する。この場合において、次の表の上欄に掲げる規定中同表の中欄に掲げる字句は、それぞれ同表の下欄に掲げる字句に読み替えるものとする。

第三十三条	第三十二条第一項	第三十三条第三項
	医療情報を認定匿名加工医療情報作成事業者に提供した	医療情報取扱事業者から医療情報の提供を受けた
	認定匿名加工医療情報作成事業者に対し医療情報を	医療情報取扱事業者から
	提供したとき、	医療情報の提供を受けたとき、
	提供する	医療情報の提供を受ける
第三十五条	第三十二条第二項	第三十三条第四項
	行った	受けた

（立入検査をする者の身分証明書）

第三十九条　法第三十五条第二項の職員の身分を示す証明書は、様式第三十一によるものとする。

附則

（施行期日）

第一条　この命令は、法の施行の日から施行する。
（施行の日＝平成三〇年五月一一日）
（医療情報の提供の事前の届出に関する特例）

第二条　法第三十条第一項の規定による届出は、第二十八条第二項第一号の規定により主務大臣が定めるまでの間は、同項第二号の方法による。

2　代理人によって前項の規定による届出を行う場合には、前項の届出書に様式第三十によるその権限を証する書面を添付しなければならない。

附則（令和元年六月二七日内閣府、文部科学省、厚生労働省、経済産業省令第二号）

この命令は、公布の日から施行する。ただし、様式第一、様式第三から第十五まで、様式第十七から様式第二十九まで及び様式第三十一の改正規定中「日本工業規格」を「日本産業規格」に改める部分は、不正競争防止法等の一部を改正する法律の施行の日（令和元年七月一日）から施行する。

様式第一から第三十一まで　略

○個人情報の保護に関する法律

(平成十五年五月三十日)
(法律第五十七号)

最近改正：平成二九年五月二四日法律第三六号

　　　第一章　総則

（目的）
第一条　この法律は、高度情報通信社会の進展に伴い個人情報の利用が著しく拡大していることに鑑み、個人情報の適正な取扱いに関し、基本理念及び政府による基本方針の作成その他の個人情報の保護に関する施策の基本となる事項を定め、国及び地方公共団体の責務等を明らかにするとともに、個人情報を取り扱う事業者の遵守すべき義務等を定めることにより、個人情報の適正かつ効果的な活用が新たな産業の創出並びに活力ある経済社会及び豊かな国民生活の実現に資するものであることその他の個人情報の有用性に配慮しつつ、個人の権利利益を保護することを目的とする。
（平二七法六五・一部改正）

（定義）
第二条　この法律において「個人情報」とは、生存する個人に関する情報であって、次の各号のいずれかに該当するものをいう。
　一　当該情報に含まれる氏名、生年月日その他の記述等（文書、図画若しくは電磁的記録（電磁的方式（電子的方式、磁気的方式その他人の知覚によっては認識することができない方式をいう。次項第二号において同じ。）で作られる記録をいう。第十八条第二項において同じ。）に記載され、若しくは記録され、又は音声、動作その他の方法を用いて表された一切の事項（個人識別符号を除く。）をいう。以下同じ。）により特定の個人を識別することができるもの（他の情報と容易に照合することができ、それにより特定の個人を識別することができることとなるものを含む。）
　二　個人識別符号が含まれるもの

2　この法律において「個人識別符号」とは、次の各号のいずれかに該当する文字、番号、記号その他の符号のうち、政令で定めるものをいう。
　一　特定の個人の身体の一部の特徴を電子計算機の用に供するために変換した文字、番号、記号その他の符号であって、当該特定の個人を識別することができるもの
　二　個人に提供される役務の利用若しくは個人に販売される商品の購入に関し割り当てられ、又は個人に発行されるカードその他の書類に記載され、若しくは電磁的方式により記録された文字、番号、記号その他の符号であって、その利用者若しくは購入者又は発行を受ける者ごとに異なるものとなるように割り当てられ、又は記載され、若しくは記録されることにより、特定の利用者若しくは購入者又は発行を受ける者を識別することができるもの
3　この法律において「要配慮個人情報」とは、本人の人種、信条、社会的身分、病歴、犯罪の経歴、犯罪により害を被った事実その他本人に対する不当な差別、偏見その他の不利益が生じないようにその取扱いに特に配慮を要するものとして政令で定める記述等が含まれる個人情報をいう。
4　この法律において「個人情報データベース等」とは、個人情報を含む情報の集合物であって、次に掲げるもの（利用方法からみて個人の権利利益を害するおそれが少ないものとして政令で定めるものを除く。）をいう。
　一　特定の個人情報を電子計算機を用いて検索することができるように体系的に構成したもの
　二　前号に掲げるもののほか、特定の個人情報を容易に検索することができるように体系的に構成したものとして政令で定めるもの
5　この法律において「個人情報取扱事業者」とは、個人情報データベース等を事業の用に供している者をいう。ただし、次に掲げる者を除く。
　一　国の機関
　二　地方公共団体

三　独立行政法人等（独立行政法人等の保有する個人情報の保護に関する法律（平成十五年法律第五十九号）第二条第一項に規定する独立行政法人等をいう。以下同じ。）

四　地方独立行政法人（地方独立行政法人法（平成十五年法律第百十八号）第二条第一項に規定する地方独立行政法人をいう。以下同じ。）

6　この法律において「個人データ」とは、個人情報データベース等を構成する個人情報をいう。

7　この法律において「保有個人データ」とは、個人情報取扱事業者が、開示、内容の訂正、追加又は削除、利用の停止、消去及び第三者への提供の停止を行うことのできる権限を有する個人データであって、その存否が明らかになることにより公益その他の利益が害されるものとして政令で定めるもの又は一年以内の政令で定める期間以内に消去することとなるもの以外のものをいう。

8　この法律において個人情報について「本人」とは、個人情報によって識別される特定の個人をいう。

9　この法律において「匿名加工情報」とは、次の各号に掲げる個人情報の区分に応じて当該各号に定める措置を講じて特定の個人を識別することができないように個人情報を加工して得られる個人に関する情報であって、当該個人情報を復元することができないようにしたものをいう。

一　第一項第一号に該当する個人情報　当該個人情報に含まれる記述等の一部を削除すること（当該一部の記述等を復元することのできる規則性を有しない方法により他の記述等に置き換えることを含む。）。

二　第一項第二号に該当する個人情報　当該個人情報に含まれる個人識別符号の全部を削除すること（当該個人識別符号を復元することのできる規則性を有しない方法により他の記述等に置き換えることを含む。）。

10　この法律において「匿名加工情報取扱事業者」とは、匿名加工情報を含む情報の集合物であって、特定の匿名加工情報を電子計算機を用いて検索することができるように体系的に構成したものその他特定の匿名加工情報を容易に検索することができるように体系的に構成したものとして政令で定めるもの（第三十六条第一項において「匿名加工情報データベース等」という。）を事業の用に供している者をいう。ただし、第五項各号に掲げる者を除く。

（平一五法一一九・平二七法六五・一部改正）

（基本理念）

第三条　個人情報は、個人の人格尊重の理念の下に慎重に取り扱われるべきものであることにかんがみ、その適正な取扱いが図られなければならない。

　　　第二章　国及び地方公共団体の責務等

（国の責務）

第四条　国は、この法律の趣旨にのっとり、個人情報の適正な取扱いを確保するために必要な施策を総合的に策定し、及びこれを実施する責務を有する。

（地方公共団体の責務）

第五条　地方公共団体は、この法律の趣旨にのっとり、その地方公共団体の区域の特性に応じて、個人情報の適正な取扱いを確保するために必要な施策を策定し、及びこれを実施する責務を有する。

（法制上の措置等）

第六条　政府は、個人情報の性質及び利用方法に鑑み、個人の権利利益の一層の保護を図るため特にその適正な取扱いの厳格な実施を確保する必要がある個人情報について、保護のための格別の措置が講じられるよう必要な法制上の措置その他の措置を講ずるとともに、国際機関その他の国際的な枠組みへの協力を通じて、各国政府と共同して国際的に整合のとれた個人情報に係る制度を構築するために必要な措置を講ずるものとする。

（平一五法六一・平二七法六五・一部改正）

第三章　個人情報の保護に関する施策等

第一節　個人情報の保護に関する基本方針

第七条　政府は、個人情報の保護に関する施策の総合的かつ一体的な推進を図るため、個人情報の保護に関する基本方針(以下「基本方針」という。)を定めなければならない。
2　基本方針は、次に掲げる事項について定めるものとする。
　一　個人情報の保護に関する施策の推進に関する基本的な方向
　二　国が講ずべき個人情報の保護のための措置に関する事項
　三　地方公共団体が講ずべき個人情報の保護のための措置に関する基本的な事項
　四　独立行政法人等が講ずべき個人情報の保護のための措置に関する基本的な事項
　五　地方独立行政法人が講ずべき個人情報の保護のための措置に関する基本的な事項
　六　個人情報取扱事業者及び匿名加工情報取扱事業者並びに第五十条第一項に規定する認定個人情報保護団体が講ずべき個人情報の保護のための措置に関する基本的な事項
　七　個人情報の取扱いに関する苦情の円滑な処理に関する事項
　八　その他個人情報の保護に関する施策の推進に関する重要事項
3　内閣総理大臣は、個人情報保護委員会が作成した基本方針の案について閣議の決定を求めなければならない。
4　内閣総理大臣は、前項の規定による閣議の決定があったときは、遅滞なく、基本方針を公表しなければならない。
5　前二項の規定は、基本方針の変更について準用する。
　（平一五法一一九・平二一法四九・平二七法六五・一部改正）

第二節　国の施策

（地方公共団体等への支援）

第八条　国は、地方公共団体が策定し、又は実施する個人情報の保護に関する施策及び国民又は事業者等が個人情報の適正な取扱いの確保に関して行う活動を支援するため、情報の提供、事業者等が講ずべき措置の適切かつ有効な実施を図るための指針の策定その他の必要な措置を講ずるものとする。

（苦情処理のための措置）

第九条　国は、個人情報の取扱いに関し事業者と本人との間に生じた苦情の適切かつ迅速な処理を図るために必要な措置を講ずるものとする。

（個人情報の適正な取扱いを確保するための措置）

第十条　国は、地方公共団体との適切な役割分担を通じ、次章に規定する個人情報取扱事業者による個人情報の適正な取扱いを確保するために必要な措置を講ずるものとする。

第三節　地方公共団体の施策

（地方公共団体等が保有する個人情報の保護）

第十一条　地方公共団体は、その保有する個人情報の性質、当該個人情報を保有する目的等を勘案し、その保有する個人情報の適正な取扱いが確保されるよう必要な措置を講ずることに努めなければならない。
2　地方公共団体は、その設立に係る地方独立行政法人について、その性格及び業務内容に応じ、その保有する個人情報の適正な取扱いが確保されるよう必要な措置を講ずることに努めなければならない。
　（平一五法一一九・一部改正）

（区域内の事業者等への支援）

第十二条　地方公共団体は、個人情報の適正な取扱いを確保するため、その区域内の事業者及び住民に対する支援に必要な措置を講ずるよう努めなければならない。

（苦情の処理のあっせん等）

第十三条　地方公共団体は、個人情報の取扱いに関し事業者と本人との間に生じた苦情が適切かつ迅速に処理されるようにするため、苦情の処理のあっせんその他必要な措置を講ずるよう努めなければならない。

　　　第四節　国及び地方公共団体の協力

第十四条　国及び地方公共団体は、個人情報の保護に関する施策を講ずるにつき、相協力するものとする。

　　第四章　個人情報取扱事業者の義務等

　　　第一節　個人情報取扱事業者の義務

（利用目的の特定）

第十五条　個人情報取扱事業者は、個人情報を取り扱うに当たっては、その利用の目的（以下「利用目的」という。）をできる限り特定しなければならない。

2　個人情報取扱事業者は、利用目的を変更する場合には、変更前の利用目的と関連性を有すると合理的に認められる範囲を超えて行ってはならない。

（平二七法六五・一部改正）

（利用目的による制限）

第十六条　個人情報取扱事業者は、あらかじめ本人の同意を得ないで、前条の規定により特定された利用目的の達成に必要な範囲を超えて、個人情報を取り扱ってはならない。

2　個人情報取扱事業者は、合併その他の事由により他の個人情報取扱事業者から事業を承継することに伴って個人情報を取得した場合は、あらかじめ本人の同意を得ないで、承継前における当該個人情報の利用目的の達成に必要な範囲を超えて、当該個人情報を取り扱ってはならない。

3　前二項の規定は、次に掲げる場合については、適用しない。

　一　法令に基づく場合

　二　人の生命、身体又は財産の保護のために必要がある場合であって、本人の同意を得ることが困難であるとき。

　三　公衆衛生の向上又は児童の健全な育成の推進のために特に必要がある場合であって、本人の同意を得ることが困難であるとき。

　四　国の機関若しくは地方公共団体又はその委託を受けた者が法令の定める事務を遂行することに対して協力する必要がある場合であって、本人の同意を得ることにより当該事務の遂行に支障を及ぼすおそれがあるとき。

（適正な取得）

第十七条　個人情報取扱事業者は、偽りその他不正の手段により個人情報を取得してはならない。

2　個人情報取扱事業者は、次に掲げる場合を除くほか、あらかじめ本人の同意を得ないで、要配慮個人情報を取得してはならない。

　一　法令に基づく場合

　二　人の生命、身体又は財産の保護のために必要がある場合であって、本人の同意を得ることが困難であるとき。

　三　公衆衛生の向上又は児童の健全な育成の推進のために特に必要がある場合であって、本人の同意を得ることが困難であるとき。

　四　国の機関若しくは地方公共団体又はその委託を受けた者が法令の定める事務を遂行することに対して協力する必要がある場合であって、本人の同意を得ることにより当該事務の遂行に支障を及ぼすおそれがあるとき。

　五　当該要配慮個人情報が、本人、国の機関、地方公共団体、第七十六条第一項各号に掲げる者その他個人情報保護委員会規則で定める者により公開されている場合

　六　その他前各号に掲げる場合に準ずるものとして政令で定める場合

（平二七法六五・一部改正）

（取得に際しての利用目的の通知等）

第十八条　個人情報取扱事業者は、個人情報を取得した場合は、あらかじめその利用目的を公表している場合を除き、速やかに、その利用目的

を、本人に通知し、又は公表しなければならない。
2　個人情報取扱事業者は、前項の規定にかかわらず、本人との間で契約を締結することに伴って契約書その他の書面（電磁的記録を含む。以下この項において同じ。）に記載された当該本人の個人情報を取得する場合その他本人から直接書面に記載された当該本人の個人情報を取得する場合は、あらかじめ、本人に対し、その利用目的を明示しなければならない。ただし、人の生命、身体又は財産の保護のために緊急に必要がある場合は、この限りでない。
3　個人情報取扱事業者は、利用目的を変更した場合は、変更された利用目的について、本人に通知し、又は公表しなければならない。
4　前三項の規定は、次に掲げる場合については、適用しない。
　一　利用目的を本人に通知し、又は公表することにより本人又は第三者の生命、身体、財産その他の権利利益を害するおそれがある場合
　二　利用目的を本人に通知し、又は公表することにより当該個人情報取扱事業者の権利又は正当な利益を害するおそれがある場合
　三　国の機関又は地方公共団体が法令の定める事務を遂行することに対して協力する必要がある場合であって、利用目的を本人に通知し、又は公表することにより当該事務の遂行に支障を及ぼすおそれがあるとき。
　四　取得の状況からみて利用目的が明らかであると認められる場合
　（平二七法六五・一部改正）

（データ内容の正確性の確保等）
第十九条　個人情報取扱事業者は、利用目的の達成に必要な範囲内において、個人データを正確かつ最新の内容に保つとともに、利用する必要がなくなったときは、当該個人データを遅滞なく消去するよう努めなければならない。
　（平二七法六五・一部改正）

（安全管理措置）
第二十条　個人情報取扱事業者は、その取り扱う個人データの漏えい、滅失又はき損の防止その他の個人データの安全管理のために必要かつ適切な措置を講じなければならない。

（従業者の監督）
第二十一条　個人情報取扱事業者は、その従業者に個人データを取り扱わせるに当たっては、当該個人データの安全管理が図られるよう、当該従業者に対する必要かつ適切な監督を行わなければならない。

（委託先の監督）
第二十二条　個人情報取扱事業者は、個人データの取扱いの全部又は一部を委託する場合は、その取扱いを委託された個人データの安全管理が図られるよう、委託を受けた者に対する必要かつ適切な監督を行わなければならない。

（第三者提供の制限）
第二十三条　個人情報取扱事業者は、次に掲げる場合を除くほか、あらかじめ本人の同意を得ないで、個人データを第三者に提供してはならない。
　一　法令に基づく場合
　二　人の生命、身体又は財産の保護のために必要がある場合であって、本人の同意を得ることが困難であるとき。
　三　公衆衛生の向上又は児童の健全な育成の推進のために特に必要がある場合であって、本人の同意を得ることが困難であるとき。
　四　国の機関若しくは地方公共団体又はその委託を受けた者が法令の定める事務を遂行することに対して協力する必要がある場合であって、本人の同意を得ることにより当該事務の遂行に支障を及ぼすおそれがあるとき。
2　個人情報取扱事業者は、第三者に提供される個人データ（要配慮個人情報を除く。以下この項において同じ。）について、本人の求めに応じて当該本人が識別される個人データの第三者への提供を停止することとしている場合であって、次に掲げる事項について、個人情報保護委員会規則で定めるところにより、あらかじめ、本人

に通知し、又は本人が容易に知り得る状態に置くとともに、個人情報保護委員会に届け出たときは、前項の規定にかかわらず、当該個人データを第三者に提供することができる。
　一　第三者への提供を利用目的とすること。
　二　第三者に提供される個人データの項目
　三　第三者への提供の方法
　四　本人の求めに応じて当該本人が識別される個人データの第三者への提供を停止すること。
　五　本人の求めを受け付ける方法
3　個人情報取扱事業者は、前項第二号、第三号又は第五号に掲げる事項を変更する場合は、変更する内容について、個人情報保護委員会規則で定めるところにより、あらかじめ、本人に通知し、又は本人が容易に知り得る状態に置くとともに、個人情報保護委員会に届け出なければならない。
4　個人情報保護委員会は、第二項の規定による届出があったときは、個人情報保護委員会規則で定めるところにより、当該届出に係る事項を公表しなければならない。前項の規定による届出があったときも、同様とする。
5　次に掲げる場合において、当該個人データの提供を受ける者は、前各項の規定の適用については、第三者に該当しないものとする。
　一　個人情報取扱事業者が利用目的の達成に必要な範囲内において個人データの取扱いの全部又は一部を委託することに伴って当該個人データが提供される場合
　二　合併その他の事由による事業の承継に伴って個人データが提供される場合
　三　特定の者との間で共同して利用される個人データが当該特定の者に提供される場合であって、その旨並びに共同して利用される個人データの項目、共同して利用する者の範囲、利用する者の利用目的及び当該個人データの管理について責任を有する者の氏名又は名称について、あらかじめ、本人に通知し、又は本人が容易に知り得る状態に置いているとき。
6　個人情報取扱事業者は、前項第三号に規定する利用する者の利用目的又は個人データの管理について責任を有する者の氏名若しくは名称を変更する場合は、変更する内容について、あらかじめ、本人に通知し、又は本人が容易に知り得る状態に置かなければならない。
（平二七法六五・一部改正）

（外国にある第三者への提供の制限）
第二十四条　個人情報取扱事業者は、外国（本邦の域外にある国又は地域をいう。以下同じ。）（個人の権利利益を保護する上で我が国と同等の水準にあると認められる個人情報の保護に関する制度を有している外国として個人情報保護委員会規則で定めるものを除く。以下この条において同じ。）にある第三者（個人データの取扱いについてこの節の規定により個人情報取扱事業者が講ずべきこととされている措置に相当する措置を継続的に講ずるために必要なものとして個人情報保護委員会規則で定める基準に適合する体制を整備している者を除く。以下この条において同じ。）に個人データを提供する場合には、前条第一項各号に掲げる場合を除くほか、あらかじめ外国にある第三者への提供を認める旨の本人の同意を得なければならない。この場合においては、同条の規定は、適用しない。
（平二七法六五・追加）

（第三者提供に係る記録の作成等）
第二十五条　個人情報取扱事業者は、個人データを第三者（第二条第五項各号に掲げる者を除く。以下この条及び次条において同じ。）に提供したときは、個人情報保護委員会規則で定めるところにより、当該個人データを提供した年月日、当該第三者の氏名又は名称その他の個人情報保護委員会規則で定める事項に関する記録を作成しなければならない。ただし、当該個人データの提供が第二十三条第一項各号又は第五項各号のいずれか（前条の規定による個人データの提供にあっては、第二十三条第一項各号のいずれか）に該当する場合は、この限りでない。
2　個人情報取扱事業者は、前項の記録を、当該

記録を作成した日から個人情報保護委員会規則で定める期間保存しなければならない。
（平二七法六五・追加）

（第三者提供を受ける際の確認等）
第二十六条　個人情報取扱事業者は、第三者から個人データの提供を受けるに際しては、個人情報保護委員会規則で定めるところにより、次に掲げる事項の確認を行わなければならない。ただし、当該個人データの提供が第二十三条第一項各号又は第五項各号のいずれかに該当する場合は、この限りでない。
　一　当該第三者の氏名又は名称及び住所並びに法人にあっては、その代表者（法人でない団体で代表者又は管理人の定めのあるものにあっては、その代表者又は管理人）の氏名
　二　当該第三者による当該個人データの取得の経緯
2　前項の第三者は、個人情報取扱事業者が同項の規定による確認を行う場合において、当該個人情報取扱事業者に対して、当該確認に係る事項を偽ってはならない。
3　個人情報取扱事業者は、第一項の規定による確認を行ったときは、個人情報保護委員会規則で定めるところにより、当該個人データの提供を受けた年月日、当該確認に係る事項その他の個人情報保護委員会規則で定める事項に関する記録を作成しなければならない。
4　個人情報取扱事業者は、前項の記録を、当該記録を作成した日から個人情報保護委員会規則で定める期間保存しなければならない。
（平二七法六五・追加）

（保有個人データに関する事項の公表等）
第二十七条　個人情報取扱事業者は、保有個人データに関し、次に掲げる事項について、本人の知り得る状態（本人の求めに応じて遅滞なく回答する場合を含む。）に置かなければならない。
　一　当該個人情報取扱事業者の氏名又は名称
　二　全ての保有個人データの利用目的（第十八条第四項第一号から第三号までに該当する場合を除く。）
　三　次項の規定による求め又は次条第一項、第二十九条第一項若しくは第三十条第一項若しくは第三項の規定による請求に応じる手続（第三十三条第二項の規定により手数料の額を定めたときは、その手数料の額を含む。）
　四　前三号に掲げるもののほか、保有個人データの適正な取扱いの確保に関し必要な事項として政令で定めるもの
2　個人情報取扱事業者は、本人から、当該本人が識別される保有個人データの利用目的の通知を求められたときは、本人に対し、遅滞なく、これを通知しなければならない。ただし、次の各号のいずれかに該当する場合は、この限りでない。
　一　前項の規定により当該本人が識別される保有個人データの利用目的が明らかな場合
　二　第十八条第四項第一号から第三号までに該当する場合
3　個人情報取扱事業者は、前項の規定に基づき求められた保有個人データの利用目的を通知しない旨の決定をしたときは、本人に対し、遅滞なく、その旨を通知しなければならない。
（平二七法六五・旧第二十四条繰下・一部改正）

（開示）
第二十八条　本人は、個人情報取扱事業者に対し、当該本人が識別される保有個人データの開示を請求することができる。
2　個人情報取扱事業者は、前項の規定による請求を受けたときは、本人に対し、政令で定める方法により、遅滞なく、当該保有個人データを開示しなければならない。ただし、開示することにより次の各号のいずれかに該当する場合は、その全部又は一部を開示しないことができる。
　一　本人又は第三者の生命、身体、財産その他の権利利益を害するおそれがある場合
　二　当該個人情報取扱事業者の業務の適正な実施に著しい支障を及ぼすおそれがある場合
　三　他の法令に違反することとなる場合
3　個人情報取扱事業者は、第一項の規定による

請求に係る保有個人データの全部又は一部について開示しない旨の決定をしたとき又は当該保有個人データが存在しないときは、本人に対し、遅滞なく、その旨を通知しなければならない。

4　他の法令の規定により、本人に対し第二項本文に規定する方法に相当する方法により当該本人が識別される保有個人データの全部又は一部を開示することとされている場合には、当該全部又は一部の保有個人データについては、第一項及び第二項の規定は、適用しない。

（平二七法六五・旧第二十五条繰下・一部改正）

（訂正等）

第二十九条　本人は、個人情報取扱事業者に対し、当該本人が識別される保有個人データの内容が事実でないときは、当該保有個人データの内容の訂正、追加又は削除（以下この条において「訂正等」という。）を請求することができる。

2　個人情報取扱事業者は、前項の規定による請求を受けた場合には、その内容の訂正等に関して他の法令の規定により特別の手続が定められている場合を除き、利用目的の達成に必要な範囲内において、遅滞なく必要な調査を行い、その結果に基づき、当該保有個人データの内容の訂正等を行わなければならない。

3　個人情報取扱事業者は、第一項の規定による請求に係る保有個人データの内容の全部若しくは一部について訂正等を行ったとき、又は訂正等を行わない旨の決定をしたときは、本人に対し、遅滞なく、その旨（訂正等を行ったときは、その内容を含む。）を通知しなければならない。

（平二七法六五・旧第二十六条繰下・一部改正）

（利用停止等）

第三十条　本人は、個人情報取扱事業者に対し、当該本人が識別される保有個人データが第十六条の規定に違反して取り扱われているとき又は第十七条の規定に違反して取得されたものであるときは、当該保有個人データの利用の停止又は消去（以下この条において「利用停止等」という。）を請求することができる。

2　個人情報取扱事業者は、前項の規定による請求を受けた場合であって、その請求に理由があることが判明したときは、違反を是正するために必要な限度で、遅滞なく、当該保有個人データの利用停止等を行わなければならない。ただし、当該保有個人データの利用停止等に多額の費用を要する場合その他の利用停止等を行うことが困難な場合であって、本人の権利利益を保護するため必要なこれに代わるべき措置をとるときは、この限りでない。

3　本人は、個人情報取扱事業者に対し、当該本人が識別される保有個人データが第二十三条第一項又は第二十四条の規定に違反して第三者に提供されているときは、当該保有個人データの第三者への提供の停止を請求することができる。

4　個人情報取扱事業者は、前項の規定による請求を受けた場合であって、その請求に理由があることが判明したときは、遅滞なく、当該保有個人データの第三者への提供を停止しなければならない。ただし、当該保有個人データの第三者への提供の停止に多額の費用を要する場合その他の第三者への提供を停止することが困難な場合であって、本人の権利利益を保護するため必要なこれに代わるべき措置をとるときは、この限りでない。

5　個人情報取扱事業者は、第一項の規定による請求に係る保有個人データの全部若しくは一部について利用停止等を行ったとき若しくは利用停止等を行わない旨の決定をしたとき、又は第三項の規定による請求に係る保有個人データの全部若しくは一部について第三者への提供を停止したとき若しくは第三者への提供を停止しない旨の決定をしたときに、本人に対し、遅滞なく、その旨を通知しなければならない。

（平二七法六五・旧第二十七条繰下・一部改正）

（理由の説明）

第三十一条　個人情報取扱事業者は、第二十七条第三項、第二十八条第三項、第二十九条第三項又は前条第五項の規定により、本人から求められ、又は請求された措置の全部又は一部につい

て、その措置をとらない旨を通知する場合又はその措置と異なる措置をとる旨を通知する場合は、本人に対し、その理由を説明するよう努めなければならない。
(平二七法六五・旧第二十八条繰下・一部改正)

(開示等の請求等に応じる手続)

第三十二条　個人情報取扱事業者は、第二十七条第二項の規定による求め又は第二十八第一項、第二十九条第一項若しくに第三十条第一項若しくは第三項の規定による請求(以下この条及び第五十三条第一項において「開示等の請求等」という。)に関し、政令で定めるところにより、その求め又は請求を受け付ける方法を定めることができる。この場合において、本人は、当該方法に従って、開示等の請求等を行わなければならない。

2　個人情報取扱事業者は、本人に対し、開示等の請求等に関し、その対象となる保有個人データを特定するに足りる事項の提示を求めることができる。この場合において、個人情報取扱事業者は、本人が容易かつ的確に開示等の請求等をすることができるよう、当該保有個人データの特定に資する情報の提供その他本人の利便を考慮した適切な措置をとらなければならない。

3　開示等の請求等は、政令で定めるところにより、代理人によってすることができる。

4　個人情報取扱事業者は、前三項の規定に基づき開示等の請求等に応じる手続を定めるに当たっては、本人に過重な負担を課するものとならないよう配慮しなければならない。
(平二七法六五・旧第二十九条繰下・一部改正)

(手数料)

第三十三条　個人情報取扱事業者は、第二十七条第二項の規定による利用目的の通知を求められたとき又は第二十八条第一項の規定による開示の請求を受けたときは、当該措置の実施に関し、手数料を徴収することができる。

2　個人情報取扱事業者は、前項の規定により手数料を徴収する場合は、実費を勘案して合理的であると認められる範囲内において、その手数料の額を定めなければならない。
(平二七法六五・旧第三十条繰下・一部改正)

(事前の請求)

第三十四条　本人は、第二十八条第一項、第二十九条第一項又は第三十条第一項若しくは第三項の規定による請求に係る訴えを提起しようとするときは、その訴えの被告となるべき者に対し、あらかじめ、当該請求を行い、かつ、その到達した日から二週間を経過した後でなければ、その訴えを提起することができない。ただし、当該訴えの被告となるべき者がその請求を拒んだときは、この限りでない。

2　前項の請求は、その請求が通常到達すべきであった時に、到達したものとみなす。

3　前二項の規定は、第二十八条第一項、第二十九条第一項又は第三十条第一項若しくは第三項の規定による請求に係る仮処分命令の申立てについて準用する。
(平二七法六五・追加)

(個人情報取扱事業者による苦情の処理)

第三十五条　個人情報取扱事業者は、個人情報の取扱いに関する苦情の適切かつ迅速な処理に努めなければならない。

2　個人情報取扱事業者は、前項の目的を達成するために必要な体制の整備に努めなければならない。
(平二七法六五・旧第三十一条繰下)

　　　第二節　匿名加工情報取扱事業者等の義務
　　　(平二七法六五・追加)

(匿名加工情報の作成等)

第三十六条　個人情報取扱事業者は、匿名加工情報(匿名加工情報データベース等を構成するものに限る。以下同じ。)を作成するときは、特定の個人を識別すること及びその作成に用いる個人情報を復元することができないようにするために必要なものとして個人情報保護委員会規則

で定める基準に従い、当該個人情報を加工しなければならない。

2　個人情報取扱事業者は、匿名加工情報を作成したときは、その作成に用いた個人情報から削除した記述等及び個人識別符号並びに前項の規定により行った加工の方法に関する情報の漏えいを防止するために必要なものとして個人情報保護委員会規則で定める基準に従い、これらの情報の安全管理のための措置を講じなければならない。

3　個人情報取扱事業者は、匿名加工情報を作成したときは、個人情報保護委員会規則で定めるところにより、当該匿名加工情報に含まれる個人に関する情報の項目を公表しなければならない。

4　個人情報取扱事業者は、匿名加工情報を作成して当該匿名加工情報を第三者に提供するときは、個人情報保護委員会規則で定めるところにより、あらかじめ、第三者に提供される匿名加工情報に含まれる個人に関する情報の項目及びその提供の方法について公表するとともに、当該第三者に対して、当該提供に係る情報が匿名加工情報である旨を明示しなければならない。

5　個人情報取扱事業者は、匿名加工情報を作成して自ら当該匿名加工情報を取り扱うに当たっては、当該匿名加工情報の作成に用いられた個人情報に係る本人を識別するために、当該匿名加工情報を他の情報と照合してはならない。

6　個人情報取扱事業者は、匿名加工情報を作成したときは、当該匿名加工情報の安全管理のために必要かつ適切な措置、当該匿名加工情報の作成その他の取扱いに関する苦情の処理その他の当該匿名加工情報の適正な取扱いを確保するために必要な措置を自ら講じ、かつ、当該措置の内容を公表するよう努めなければならない。

（平二七法六五・追加）

（匿名加工情報の提供）

第三十七条　匿名加工情報取扱事業者は、匿名加工情報（自ら個人情報を加工して作成したものを除く。以下この節において同じ。）を第三者に提供するときは、個人情報保護委員会規則で定めるところにより、あらかじめ、第三者に提供される匿名加工情報に含まれる個人に関する情報の項目及びその提供の方法について公表するとともに、当該第三者に対して、当該提供に係る情報が匿名加工情報である旨を明示しなければならない。

（平二七法六五・追加）

（識別行為の禁止）

第三十八条　匿名加工情報取扱事業者は、匿名加工情報を取り扱うに当たっては、当該匿名加工情報の作成に用いられた個人情報に係る本人を識別するために、当該個人情報から削除された記述等若しくは個人識別符号若しくは第三十六条第一項、行政機関の保有する個人情報の保護に関する法律（平成十五年法律第五十八号）第四十四条の十第一項（同条第二項において準用する場合を含む。）若しくは独立行政法人等の保有する個人情報の保護に関する法律第四十四条の十第一項（同条第二項において準用する場合を含む。）の規定により行われた加工の方法に関する情報を取得し、又は当該匿名加工情報を他の情報と照合してはならない。

（平二七法六五・追加、平二八法五一・一部改正）

（安全管理措置等）

第三十九条　匿名加工情報取扱事業者は、匿名加工情報の安全管理のために必要かつ適切な措置、匿名加工情報の取扱いに関する苦情の処理その他の匿名加工情報の適正な取扱いを確保するために必要な措置を自ら講じ、かつ、当該措置の内容を公表するよう努めなければならない。

（平二七法六五・追加）

第三節　監督

（平二七法六五・節名追加）

（報告及び立入検査）

第四十条　個人情報保護委員会は、前二節及びこの節の規定の施行に必要な限度において、個人情報取扱事業者又は匿名加工情報取扱事業者

（以下「個人情報取扱事業者等」という。）に対し、個人情報又は匿名加工情報（以下「個人情報等」という。）の取扱いに関し、必要な報告若しくは資料の提出を求め、又はその職員に、当該個人情報取扱事業者等の事務所その他必要な場所に立ち入らせ、個人情報等の取扱いに関し質問させ、若しくは帳簿書類その他の物件を検査させることができる。

2　前項の規定により立入検査をする職員は、その身分を示す証明書を携帯し、関係人の請求があったときは、これを提示しなければならない。

3　第一項の規定による立入検査の権限は、犯罪捜査のために認められたものと解釈してはならない。

（平二七法六五・旧第三十二条繰下・一部改正）

（指導及び助言）

第四十一条　個人情報保護委員会は、前二節の規定の施行に必要な限度において、個人情報取扱事業者等に対し、個人情報等の取扱いに関し必要な指導及び助言をすることができる。

（平二七法六五・旧第三十三条繰下・一部改正）

（勧告及び命令）

第四十二条　個人情報保護委員会は、個人情報取扱事業者が第十六条から第十八条まで、第二十条から第二十二条まで、第二十三条（第四項を除く。）、第二十四条、第二十五条、第二十六条（第二項を除く。）、第二十七条、第二十八条（第一項を除く。）、第二十九条第二項若しくは第三項、第三十条第二項、第四項若しくは第五項、第三十三条第二項若しくは第三十六条（第六項を除く。）の規定に違反した場合又は匿名加工情報取扱事業者が第三十七条若しくは第三十八条の規定に違反した場合において個人の権利利益を保護するため必要があると認めるときは、当該個人情報取扱事業者等に対し、当該違反行為の中止その他違反を是正するために必要な措置をとるべき旨を勧告することができる。

2　個人情報保護委員会は、前項の規定による勧告を受けた個人情報取扱事業者等が正当な理由がなくてその勧告に係る措置をとらなかった場合において個人の重大な権利利益の侵害が切迫していると認めるときは、当該個人情報取扱事業者等に対し、その勧告に係る措置をとるべきことを命ずることができる。

3　個人情報保護委員会は、前二項の規定にかかわらず、個人情報取扱事業者が第十六条、第十七条、第二十条から第二十二条まで、第二十三条第一項、第二十四条若しくは第三十六条第一項、第二項若しくは第五項の規定に違反した場合又は匿名加工情報取扱事業者が第三十八条の規定に違反した場合において個人の重大な権利利益を害する事実があるため緊急に措置をとる必要があると認めるときは、当該個人情報取扱事業者等に対し、当該違反行為の中止その他違反を是正するために必要な措置をとるべきことを命ずることができる。

（平二七法六五・旧第三十四条繰下・一部改正）

（個人情報保護委員会の権限の行使の制限）

第四十三条　個人情報保護委員会は、前三条の規定により個人情報取扱事業者等に対し報告若しくは資料の提出の要求、立入検査、指導、助言、勧告又は命令を行うに当たっては、表現の自由、学問の自由、信教の自由及び政治活動の自由を妨げてはならない。

2　前項の規定の趣旨に照らし、個人情報保護委員会は、個人情報取扱事業者等が第七十六条第一項各号に掲げる者（それぞれ当該各号に定める目的で個人情報等を取り扱う場合に限る。）に対して個人情報等を提供する行為については、その権限を行使しないものとする。

（平二七法六五・旧第三十五条繰下・一部改正）

（権限の委任）

第四十四条　個人情報保護委員会は、緊急かつ重点的に個人情報等の適正な取扱いの確保を図る必要があることその他の政令で定める事情があるため、個人情報取扱事業者等に対し、第四十二条の規定による勧告又は命令を効果的に行う上で必要があると認めるときは、政令で定める

ところにより、第四十条第一項の規定による権限を事業所管大臣に委任することができる。

2　事業所管大臣は、前項の規定により委任された権限を行使したときは、政令で定めるところにより、その結果について個人情報保護委員会に報告するものとする。

3　事業所管大臣は、政令で定めるところにより、第一項の規定により委任された権限及び前項の規定による権限について、その全部又は一部を内閣府設置法（平成十一年法律第八十九号）第四十三条の地方支分部局その他の政令で定める部局又は機関の長に委任することができる。

4　内閣総理大臣は、第一項の規定により委任された権限及び第二項の規定による権限（金融庁の所掌に係るものに限り、政令で定めるものを除く。）を金融庁長官に委任する。

5　金融庁長官は、政令で定めるところにより、前項の規定により委任された権限について、その一部を証券取引等監視委員会に委任することができる。

6　金融庁長官は、政令で定めるところにより、第四項の規定により委任された権限（前項の規定により証券取引等監視委員会に委任されたものを除く。）の一部を財務局長又は財務支局長に委任することができる。

7　証券取引等監視委員会は、政令で定めるところにより、第五項の規定により委任された権限の一部を財務局長又は財務支局長に委任することができる。

8　前項の規定により財務局長又は財務支局長に委任された権限に係る事務に関しては、証券取引等監視委員会が財務局長又は財務支局長を指揮監督する。

9　第五項の場合において、証券取引等監視委員会が行う報告又は資料の提出の要求（第七項の規定により財務局長又は財務支局長が行う場合を含む。）についての審査請求は、証券取引等監視委員会に対してのみ行うことができる。

（平二七法六五・追加）

（事業所管大臣の請求）

第四十五条　事業所管大臣は、個人情報取扱事業者等に前二節の規定に違反する行為があると認めるときその他個人情報取扱事業者等による個人情報等の適正な取扱いを確保するために必要があると認めるときは、個人情報保護委員会に対し、この法律の規定に従い適当な措置をとるべきことを求めることができる。

（平二七法六五・追加）

（事業所管大臣）

第四十六条　この節の規定における事業所管大臣は、次のとおりとする。

一　個人情報取扱事業者等が行う個人情報等の取扱いのうち雇用管理に関するものについては、厚生労働大臣（船員の雇用管理に関するものについては、国土交通大臣）及び当該個人情報取扱事業者等が行う事業を所管する大臣又は国家公安委員会（次号において「大臣等」という。）

二　個人情報取扱事業者等が行う個人情報等の取扱いのうち前号に掲げるもの以外のものについては、当該個人情報取扱事業者等が行う事業を所管する大臣等

（平二七法六五・旧第三十六条繰下・一部改正）

　　　第四節　民間団体による個人情報の保護の推進

　　　　（平二七法六五・旧第二節繰下）

（認定）

第四十七条　個人情報取扱事業者等の個人情報等の適正な取扱いの確保を目的として次に掲げる業務を行おうとする法人（法人でない団体で代表者又は管理人の定めのあるものを含む。次条第三号ロにおいて同じ。）は、個人情報保護委員会の認定を受けることができる。

一　業務の対象となる個人情報取扱事業者等（以下「対象事業者」という。）の個人情報等の取扱いに関する第五十二条の規定による苦情の処理

二　個人情報等の適正な取扱いの確保に寄与する事項についての対象事業者に対する情報の

提供
三　前二号に掲げるもののほか、対象事業者の個人情報等の適正な取扱いの確保に関し必要な業務
2　前項の認定を受けようとする者は、政令で定めるところにより、個人情報保護委員会に申請しなければならない。
3　個人情報保護委員会は、第一項の認定をしたときは、その旨を公示しなければならない。
（平二七法六五・旧第三十七条繰下・一部改正）

（欠格条項）
第四十八条　次の各号のいずれかに該当する者は、前条第一項の認定を受けることができない。
一　この法律の規定により刑に処せられ、その執行を終わり、又は執行を受けることがなくなった日から二年を経過しない者
二　第五十八条第一項の規定により認定を取り消され、その取消しの日から二年を経過しない者
三　その業務を行う役員（法人でない団体で代表者又は管理人の定めのあるものの代表者又は管理人を含む。以下この条において同じ。）のうちに、次のいずれかに該当する者があるもの
　イ　禁錮以上の刑に処せられ、又はこの法律の規定により刑に処せられ、その執行を終わり、又は執行を受けることがなくなった日から二年を経過しない者
　ロ　第五十八条第一項の規定により認定を取り消された法人において、その取消しの日前三十日以内にその役員であった者でその取消しの日から二年を経過しない者
（平二七法六五・旧第三十八条繰下・一部改正）

（認定の基準）
第四十九条　個人情報保護委員会は、第四十七条第一項の認定の申請が次の各号のいずれにも適合していると認めるときでなければ、その認定をしてはならない。
一　第四十七条第一項各号に掲げる業務を適正かつ確実に行うに必要な業務の実施の方法が定められているものであること。
二　第四十七条第一項各号に掲げる業務を適正かつ確実に行うに足りる知識及び能力並びに経理的基礎を有するものであること。
三　第四十七条第一項各号に掲げる業務以外の業務を行っている場合には、その業務を行うことによって同項各号に掲げる業務が不公正になるおそれがないものであること。
（平二七法六五・旧第三十九条繰下・一部改正）

（廃止の届出）
第五十条　第四十七条第一項の認定を受けた者（以下「認定個人情報保護団体」という。）は、その認定に係る業務（以下「認定業務」という。）を廃止しようとするときは、政令で定めるところにより、あらかじめ、その旨を個人情報保護委員会に届け出なければならない。
2　個人情報保護委員会は、前項の規定による届出があったときは、その旨を公示しなければならない。
（平二七法六五・旧第四十条繰下・一部改正）

（対象事業者）
第五十一条　認定個人情報保護団体は、当該認定個人情報保護団体の構成員である個人情報取扱事業者等又は認定業務の対象となることについて同意を得た個人情報取扱事業者等を対象事業者としなければならない。
2　認定個人情報保護団体は、対象事業者の氏名又は名称を公表しなければならない。
（平二七法六五・旧第四十一条繰下・一部改正）

（苦情の処理）
第五十二条　認定個人情報保護団体は、本人その他の関係者から対象事業者の個人情報等の取扱いに関する苦情について解決の申出があったときは、その相談に応じ、申出人に必要な助言をし、その苦情に係る事情を調査するとともに、当該対象事業者に対し、その苦情の内容を通知してその迅速な解決を求めなければならない。
2　認定個人情報保護団体は、前項の申出に係る

苦情の解決について必要があると認めるときは、当該対象事業者に対し、文書若しくは口頭による説明を求め、又は資料の提出を求めることができる。

3　対象事業者は、認定個人情報保護団体から前項の規定による求めがあったときは、正当な理由がないのに、これを拒んではならない。

（平二七法六五・旧第四十二条繰下・一部改正）

（個人情報保護指針）

第五十三条　認定個人情報保護団体は、対象事業者の個人情報等の適正な取扱いの確保のために、個人情報に係る利用目的の特定、安全管理のための措置、開示等の請求等に応じる手続その他の事項又は匿名加工情報に係る作成の方法、その情報の安全管理のための措置その他の事項に関し、消費者の意見を代表する者その他の関係者の意見を聴いて、この法律の規定の趣旨に沿った指針（以下「個人情報保護指針」という。）を作成するよう努めなければならない。

2　認定個人情報保護団体は、前項の規定により個人情報保護指針を作成したときは、個人情報保護委員会規則で定めるところにより、遅滞なく、当該個人情報保護指針を個人情報保護委員会に届け出なければならない。これを変更したときも、同様とする。

3　個人情報保護委員会は、前項の規定による個人情報保護指針の届出があったときは、個人情報保護委員会規則で定めるところにより、当該個人情報保護指針を公表しなければならない。

4　認定個人情報保護団体は、前項の規定により個人情報保護指針が公表されたときは、対象事業者に対し、当該個人情報保護指針を遵守させるため必要な指導、勧告その他の措置をとらなければならない。

（平二七法六五・旧第四十三条繰下・一部改正）

（目的外利用の禁止）

第五十四条　認定個人情報保護団体は、認定業務の実施に際して知り得た情報を認定業務の用に供する目的以外に利用してはならない。

（平二七法六五・旧第四十四条繰下）

（名称の使用制限）

第五十五条　認定個人情報保護団体でない者は、認定個人情報保護団体という名称又はこれに紛らわしい名称を用いてはならない。

（平二七法六五・旧第四十五条繰下）

（報告の徴収）

第五十六条　個人情報保護委員会は、この節の規定の施行に必要な限度において、認定個人情報保護団体に対し、認定業務に関し報告をさせることができる。

（平二七法六五・旧第四十六条繰下・一部改正）

（命令）

第五十七条　個人情報保護委員会は、この節の規定の施行に必要な限度において、認定個人情報保護団体に対し、認定業務の実施の方法の改善、個人情報保護指針の変更その他の必要な措置をとるべき旨を命ずることができる。

（平二七法六五・旧第四十七条繰下・一部改正）

（認定の取消し）

第五十八条　個人情報保護委員会は、認定個人情報保護団体が次の各号のいずれかに該当するときは、その認定を取り消すことができる。
　一　第四十八条第一号又は第三号に該当するに至ったとき。
　二　第四十九条各号のいずれかに適合しなくなったとき。
　三　第五十四条の規定に違反したとき。
　四　前条の命令に従わないとき。
　五　不正の手段により第四十七条第一項の認定を受けたとき。

2　個人情報保護委員会は、前項の規定により認定を取り消したときは、その旨を公示しなければならない。

（平二七法六五・旧第四十八条繰下・一部改正）

　　　第五章　個人情報保護委員会
　　（平二七法六五・追加）

（設置）

第五十九条　内閣府設置法第四十九条第三項の規定に基づいて、個人情報保護委員会（以下「委員会」という。）を置く。

2　委員会は、内閣総理大臣の所轄に属する。

（平二七法六五・追加・旧第五十条繰下・一部改正）

（任務）

第六十条　委員会は、個人情報の適正かつ効果的な活用が新たな産業の創出並びに活力ある経済社会及び豊かな国民生活の実現に資するものであることその他の個人情報の有用性に配慮しつつ、個人の権利利益を保護するため、個人情報の適正な取扱いの確保を図ること（個人番号利用事務等実施者（行政手続における特定の個人を識別するための番号の利用等に関する法律（平成二十五年法律第二十七号。以下「番号利用法」という。）第十二条に規定する個人番号利用事務等実施者をいう。）に対する指導及び助言その他の措置を講ずることを含む。）を任務とする。

（平二七法六五・追加・旧第五十一条繰下）

（所掌事務）

第六十一条　委員会は、前条の任務を達成するため、次に掲げる事務をつかさどる。

一　基本方針の策定及び推進に関すること。

二　個人情報取扱事業者における個人情報の取扱い並びに個人情報取扱事業者及び匿名加工情報取扱事業者における匿名加工情報の取扱いに関する監督、行政機関の保有する個人情報の保護に関する法律第二条第一項に規定する行政機関における同条第九項に規定する行政機関非識別加工情報（同条第十項に規定する行政機関非識別加工情報ファイルを構成するものに限る。）の取扱いに関する監視、独立行政法人等における独立行政法人等の保有する個人情報の保護に関する法律第二条第九項に規定する独立行政法人等非識別加工情報（同条第十項に規定する独立行政法人等非識別加工情報ファイルを構成するものに限る。）の取扱いに関する監視並びに個人情報及び匿名加工情報の取扱いに関する苦情の申出についての必要なあっせん及びその処理を行う事業者への協力に関すること（第四号に掲げるものを除く。）。

三　認定個人情報保護団体に関すること。

四　特定個人情報（番号利用法第二条第八項に規定する特定個人情報をいう。第六十三条第四項において同じ。）の取扱いに関する監視又は監督並びに苦情の申出についての必要なあっせん及びその処理を行う事業者への協力に関すること。

五　特定個人情報保護評価（番号利用法第二十七条第一項に規定する特定個人情報保護評価をいう。）に関すること。

六　個人情報の保護及び適正かつ効果的な活用についての広報及び啓発に関すること。

七　前各号に掲げる事務を行うために必要な調査及び研究に関すること。

八　所掌事務に係る国際協力に関すること。

九　前各号に掲げるもののほか、法律（法律に基づく命令を含む。）に基づき委員会に属させられた事務

（平二七法六五・追加・旧第五十二条繰下・一部改正、平二八法五一・一部改正）

（職権行使の独立性）

第六十二条　委員会の委員長及び委員は、独立してその職権を行う。

（平二七法六五・追加・旧第五十三条繰下）

（組織等）

第六十三条　委員会は、委員長及び委員八人をもって組織する。

2　委員のうち四人は、非常勤とする。

3　委員長及び委員は、人格が高潔で識見の高い者のうちから、両議院の同意を得て、内閣総理大臣が任命する。

4　委員長及び委員には、個人情報の保護及び適正かつ効果的な活用に関する学識経験のある者、消費者の保護に関して十分な知識と経験を有す

る者、情報処理技術に関する学識経験のある者、特定個人情報が利用される行政分野に関する学識経験のある者、民間企業の実務に関して十分な知識と経験を有する者並びに連合組織(地方自治法(昭和二十二年法律第六十七号)第二百六十三条の三第一項の連合組織で同項の規定による届出をしたものをいう。)の推薦する者が含まれるものとする。

(平二七法六五・追加・旧第五十四条繰下)

(任期等)

第六十四条　委員長及び委員の任期は、五年とする。ただし、補欠の委員長又は委員の任期は、前任者の残任期間とする。

2　委員長及び委員は、再任されることができる。

3　委員長及び委員の任期が満了したときは、当該委員長及び委員は、後任者が任命されるまで引き続きその職務を行うものとする。

4　委員長又は委員の任期が満了し、又は欠員を生じた場合において、国会の閉会又は衆議院の解散のために両議院の同意を得ることができないときは、内閣総理大臣は、前条第三項の規定にかかわらず、同項に定める資格を有する者のうちから、委員長又は委員を任命することができる。

5　前項の場合においては、任命後最初の国会において両議院の事後の承認を得なければならない。この場合において、両議院の事後の承認が得られないときは、内閣総理大臣は、直ちに、その委員長又は委員を罷免しなければならない。

(平二七法六五・追加・旧第五十五条繰下)

(身分保障)

第六十五条　委員長及び委員は、次の各号のいずれかに該当する場合を除いては、在任中、その意に反して罷免されることがない。

一　破産手続開始の決定を受けたとき。

二　この法律又は番号利用法の規定に違反して刑に処せられたとき。

三　禁錮以上の刑に処せられたとき。

四　委員会により、心身の故障のため職務を執行することができないと認められたとき、又は職務上の義務違反その他委員長若しくは委員たるに適しない非行があると認められたとき。

(平二七法六五・追加・旧第五十六条繰下)

(罷免)

第六十六条　内閣総理大臣は、委員長又は委員が前条各号のいずれかに該当するときは、その委員長又は委員を罷免しなければならない。

(平二七法六五・追加・旧第五十七条繰下)

(委員長)

第六十七条　委員長は、委員会の会務を総理し、委員会を代表する。

2　委員会は、あらかじめ常勤の委員のうちから、委員長に事故がある場合に委員長を代理する者を定めておかなければならない。

(平二七法六五・追加・旧第五十八条繰下)

(会議)

第六十八条　委員会の会議は、委員長が招集する。

2　委員会は、委員長及び四人以上の委員の出席がなければ、会議を開き、議決をすることができない。

3　委員会の議事は、出席者の過半数でこれを決し、可否同数のときは、委員長の決するところによる。

4　第六十五条第四号の規定による認定をするには、前項の規定にかかわらず、本人を除く全員の一致がなければならない。

5　委員長に事故がある場合の第二項の規定の適用については、前条第二項に規定する委員長を代理する者は、委員長とみなす。

(平二七法六五・追加・旧第五十九条繰下・一部改正)

(専門委員)

第六十九条　委員会に、専門の事項を調査させるため、専門委員を置くことができる。

2　専門委員は、委員会の申出に基づいて内閣総理大臣が任命する。

3　専門委員は、当該専門の事項に関する調査が終了したときは、解任されるものとする。
4　専門委員は、非常勤とする。
(平二七法六五・追加・旧第六十条繰下)

（事務局）
第七十条　委員会の事務を処理させるため、委員会に事務局を置く。
2　事務局に、事務局長その他の職員を置く。
3　事務局長は、委員長の命を受けて、局務を掌理する。
(平二七法六五・追加・旧第六十一条繰下)

（政治運動等の禁止）
第七十一条　委員長及び委員は、在任中、政党その他の政治団体の役員となり、又は積極的に政治運動をしてはならない。
2　委員長及び常勤の委員は、在任中、内閣総理大臣の許可のある場合を除くほか、報酬を得て他の職務に従事し、又は営利事業を営み、その他金銭上の利益を目的とする業務を行ってはならない。
(平二七法六五・追加・旧第六十二条繰下)

（秘密保持義務）
第七十二条　委員長、委員、専門委員及び事務局の職員は、職務上知ることのできた秘密を漏らし、又は盗用してはならない。その職務を退いた後も、同様とする。
(平二七法六五・追加・旧第六十三条繰下)

（給与）
第七十三条　委員長及び委員の給与は、別に法律で定める。
(平二七法六五・追加・旧第六十四条繰下)

（規則の制定）
第七十四条　委員会は、その所掌事務について、法律若しくは政令を実施するため、又は法律若しくは政令の特別の委任に基づいて、個人情報保護委員会規則を制定することができる。
(平二七法六五・追加・旧第六十五条繰下)

第六章　雑則
(平二七法六五・旧第五章繰下)

（適用範囲）
第七十五条　第十五条、第十六条、第十八条（第二項を除く。）、第十九条から第二十五条まで、第二十七条から第三十六条まで、第四十一条、第四十二条第一項、第四十三条及び次条の規定は、国内にある者に対する物品又は役務の提供に関連してその者を本人とする個人情報を取得した個人情報取扱事業者が、外国において当該個人情報又は当該個人情報を用いて作成した匿名加工情報を取り扱う場合についても、適用する。
(平二七法六五・追加)

（適用除外）
第七十六条　個人情報取扱事業者等のうち次の各号に掲げる者については、その個人情報等を取り扱う目的の全部又は一部がそれぞれ当該各号に規定する目的であるときは、第四章の規定は、適用しない。
一　放送機関、新聞社、通信社その他の報道機関（報道を業として行う個人を含む。）　報道の用に供する目的
二　著述を業として行う者　著述の用に供する目的
三　大学その他の学術研究を目的とする機関若しくは団体又はそれらに属する者　学術研究の用に供する目的
四　宗教団体　宗教活動（これに付随する活動を含む。）の用に供する目的
五　政治団体　政治活動（これに付随する活動を含む。）の用に供する目的
2　前項第一号に規定する「報道」とは、不特定かつ多数の者に対して客観的事実を事実として知らせること（これに基づいて意見又は見解を述べることを含む。）をいう。
3　第一項各号に掲げる個人情報取扱事業者等は、個人データ又は匿名加工情報の安全管理のために必要かつ適切な措置、個人情報等の取扱いに関する苦情の処理その他の個人情報等の適正な

取扱いを確保するために必要な措置を自ら講じ、かつ、当該措置の内容を公表するよう努めなければならない。
（平二七法六五・旧第五十条繰下・旧第六十六条繰下・一部改正）

（地方公共団体が処理する事務）
第七十七条　この法律に規定する委員会の権限及び第四十四条第一項又は第四項の規定により事業所管大臣又は金融庁長官に委任された権限に属する事務は、政令で定めるところにより、地方公共団体の長その他の執行機関が行うこととすることができる。
（平二七法六五・旧第五十一条繰下・旧第六十七条繰下・一部改正）

（外国執行当局への情報提供）
第七十八条　委員会は、この法律に相当する外国の法令を執行する外国の当局（以下この条において「外国執行当局」という。）に対し、その職務（この法律に規定する委員会の職務に相当するものに限る。次項において同じ。）の遂行に資すると認める情報の提供を行うことができる。
2　前項の規定による情報の提供については、当該情報が当該外国執行当局の職務の遂行以外に使用されず、かつ、次項の規定による同意がなければ外国の刑事事件の捜査（その対象たる犯罪事実が特定された後のものに限る。）又は審判（同項において「捜査等」という。）に使用されないよう適切な措置がとられなければならない。
3　委員会は、外国執行当局からの要請があったときは、次の各号のいずれかに該当する場合を除き、第一項の規定により提供した情報を当該要請に係る外国の刑事事件の捜査等に使用することについて同意をすることができる。
　一　当該要請に係る刑事事件の捜査等の対象とされている犯罪が政治犯罪であるとき、又は当該要請が政治犯罪について捜査等を行う目的で行われたものと認められるとき。
　二　当該要請に係る刑事事件の捜査等の対象とされている犯罪に係る行為が日本国内において行われたとした場合において、その行為が日本国の法令によれば罪に当たるものでないとき。
　三　日本国が行う同種の要請に応ずる旨の要請国の保証がないとき。
4　委員会は、前項の同意をする場合においては、あらかじめ、同項第一号及び第二号に該当しないことについて法務大臣の確認を、同項第三号に該当しないことについて外務大臣の確認を、それぞれ受けなければならない。
（平二七法六五・追加）

（国会に対する報告）
第七十九条　委員会は、毎年、内閣総理大臣を経由して国会に対し所掌事務の処理状況を報告するとともに、その概要を公表しなければならない。
（平二七法六五・追加・旧第七十条繰下）

（連絡及び協力）
第八十条　内閣総理大臣及びこの法律の施行に関係する行政機関（法律の規定に基づき内閣に置かれる機関（内閣府を除く。）及び内閣の所轄の下に置かれる機関、内閣府、宮内庁、内閣府設置法第四十九条第一項及び第二項に規定する機関並びに国家行政組織法（昭和二十三年法律第百二十号）第三条第二項に規定する機関をいう。）の長は、相互に緊密に連絡し、及び協力しなければならない。
（平二七法六五・旧第五十四条繰下・旧第七十一条繰下・一部改正）

（政令への委任）
第八十一条　この法律に定めるもののほか、この法律の実施のため必要な事項は、政令で定める。
（平二七法六五・旧第五十五条繰下・旧第七十二条繰下）

　　　第七章　罰則
　　（平二七法六五・旧第六章繰下）

第八十二条　第七十二条の規定に違反して秘密を漏らし、又は盗用した者は、二年以下の懲役又

は百万円以下の罰金に処てる。
（平二七法六五・追加・旧第七十三条繰下・一部改正）

第八十三条　個人情報取扱事業者（その者が法人（法人でない団体で代表者又は管理人の定めのあるものを含む。第八十七条第一項において同じ。）である場合にあっては、その役員、代表者又は管理人）若しくはその従業者又はこれらであった者が、その業務に関して取り扱った個人情報データベース等（その全部又は一部を複製し、又は加工したものを含む。）を自己若しくは第三者の不正な利益を図る目的で提供し、又は盗用したときは、一年以下の懲役又は五十万円以下の罰金に処する。
（平二七法六五・追加）

第八十四条　第四十二条第二項又は第三項の規定による命令に違反した者は、六月以下の懲役又は三十万円以下の罰金に処する。
（平二七法六五・旧第五十六条繰下・旧第七十四条繰下・一部改正）

第八十五条　次の各号のいずれかに該当する者は、三十万円以下の罰金に処する。
一　第四十条第一項の規定による報告若しくは資料の提出をせず、若しくは虚偽の報告をし、若しくは虚偽の資料を提出し、又は当該職員の質問に対して答弁をせず、若しくは虚偽の答弁をし、若しくは検査を拒み、妨げ、若しくは忌避した者
二　第五十六条の規定による報告をせず、又は虚偽の報告をした者
（平二七法六五・旧第五十七条繰下・旧第七十五条繰下・一部改正）

第八十六条　第八十二条及び第八十三条の規定は、日本国外においてこれらの条の罪を犯した者にも適用する。
（平二七法六五・追加・旧第七十六条繰下・一部改正）

第八十七条　法人の代表者又は法人若しくは人の代理人、使用人その他の従業者が、その法人又は人の業務に関して、第八十三条から第八十五条までの違反行為をしたときは、行為者を罰するほか、その法人又は人に対しても、各本条の罰金刑を科する。
2　法人でない団体について前項の規定の適用がある場合には、その代表者又は管理人が、その訴訟行為につき法人でない団体を代表するほか、法人を被告人又は被疑者とする場合の刑事訴訟に関する法律の規定を準用する。
（平二七法六五・旧第五十八条繰下・旧第七十七条繰下・一部改正）

第八十八条　次の各号のいずれかに該当する者は、十万円以下の過料に処する。
一　第二十六条第二項又は第五十五条の規定に違反した者
二　第五十条第一項の規定による届出をせず、又は虚偽の届出をした者
（平二七法六五・旧第五十九条繰下・旧第七十八条繰下・一部改正）

附則　抄

（施行期日）
第一条　この法律は、公布の日から施行する。ただし、第四章から第六章まで及び附則第二条から第六条までの規定は、公布の日から起算して二年を超えない範囲内において政令で定める日から施行する。
（平成一五年政令第五〇六号で平成一七年四月一日から施行）

（本人の同意に関する経過措置）
第二条　この法律の施行前になされた本人の個人情報の取扱いに関する同意がある場合において、その同意が第十五条第一項の規定により特定される利用目的以外の目的で個人情報を取り扱うことを認める旨の同意に相当するものであるときは、第十六条第一項又は第二項の同意があったものとみなす。

第三条　この法律の施行前になされた本人の個人情報の取扱いに関する同意がある場合において、

その同意が第二十三条第一項の規定による個人データの第三者への提供を認める旨の同意に相当するものであるときは、同項の同意があったものとみなす。

（通知に関する経過措置）

第四条　第二十三条第二項の規定により本人に通知し、又は本人が容易に知り得る状態に置かなければならない事項に相当する事項について、この法律の施行前に、本人に通知されているときは、当該通知は、同項の規定により行われたものとみなす。

第五条　第二十三条第五項第三号の規定により本人に通知し、又は本人が容易に知り得る状態に置かなければならない事項に相当する事項について、この法律の施行前に、本人に通知されているときは、当該通知は、同号の規定により行われたものとみなす。

（平二七法六五・一部改正）

（名称の使用制限に関する経過措置）

第六条　この法律の施行の際現に認定個人情報保護団体という名称又はこれに紛らわしい名称を用いている者については、第四十五条の規定は、同条の規定の施行後六月間は、適用しない。

附則（平成一五年五月三〇日法律第六一号）　抄

（施行期日）

第一条　この法律は、行政機関の保有する個人情報の保護に関する法律の施行の日から施行する。

（施行の日＝平成一七年四月一日）

（その他の経過措置の政令への委任）

第四条　前二条に定めるもののほか、この法律の施行に関し必要な経過措置は、政令で定める。

附則（平成一五年七月一六日法律第一一九号）　抄

（施行期日）

第一条　この法律は、地方独立行政法人法（平成十五年法律第百十八号）の施行の日から施行する。ただし、次の各号に掲げる規定は、当該各号に定める日から施行する。

（施行の日＝平成一六年四月一日）

一　第六条の規定　個人情報の保護に関する法律の施行の日又はこの法律の施行の日のいずれか遅い日

（この法律の施行の日＝平成一六年四月一日）

（その他の経過措置の政令への委任）

第六条　この附則に規定するもののほか、この法律の施行に伴い必要な経過措置は、政令で定める。

附則（平成二一年六月五日法律第四九号）　抄

（施行期日）

第一条　この法律は、消費者庁及び消費者委員会設置法（平成二十一年法律第四十八号）の施行の日から施行する。ただし、次の各号に掲げる規定は、当該各号に定める日から施行する。

（施行の日＝平成二一年九月一日）

一　附則第九条の規定　この法律の公布の日

（処分等に関する経過措置）

第四条　この法律の施行前にこの法律による改正前のそれぞれの法律（これに基づく命令を含む。以下「旧法令」という。）の規定によりされた免許、許可、認可、承認、指定その他の処分又は通知その他の行為は、法令に別段の定めがあるもののほか、この法律の施行後は、この法律による改正後のそれぞれの法律（これに基づく命令を含む。以下「新法令」という。）の相当規定によりされた免許、許可、認可、承認、指定その他の処分又は通知その他の行為とみなす。

2　この法律の施行の際現に旧法令の規定によりされている免許の申請、届出その他の行為は、法令に別段の定めがあるもののほか、この法律の施行後は、新法令の相当規定によりされた免許の申請、届出その他の行為とみなす。

3　この法律の施行前に旧法令の規定により報告、届出、提出その他の手続をしなければならない事項で、この法律の施行日前にその手続がされていないものについては、法令に別段の定めがあるもののほか、この法律の施行後は、これを、新法令の相当規定によりその手続がされていないものとみなして、新法令の規定を適用する。

（命令の効力に関する経過措置）

第五条　旧法令の規定により発せられた内閣府設

置法第七条第三項の内閣府令又は国家行政組織法第十二条第一項の省令は、法令に別段の定めがあるもののほか、この法律の施行後は、新法令の相当規定に基づいて発せられた相当の内閣府設置法第七条第三項の内閣府令又は国家行政組織法第十二条第一項の省令としての効力を有するものとする。

（罰則の適用に関する経過措置）

第八条　この法律の施行前にした行為及びこの法律の附則においてなお従前の例によることとされる場合におけるこの法律の施行後にした行為に対する罰則の適用については、なお従前の例による。

（政令への委任）

第九条　附則第二条から前条までに定めるもののほか、この法律の施行に関し必要な経過措置（罰則に関する経過措置を含む。）は、政令で定める。

附則（平成二七年九月九日法律第六五号）　抄

（施行期日）

第一条　この法律は、公布の日から起算して二年を超えない範囲内において政令で定める日から施行する。ただし、次の各号に掲げる規定は、当該各号に定める日から施行する。

（平成二八年政令第三八五号で平成二九年五月三〇日から施行）

一　附則第七条第二項、第十条及び第十二条の規定　公布の日

二　第一条及び第四条並びに附則第五条、第六条、第七条第一項及び第三項、第八条、第九条、第十三条、第二十二条、第二十五条から第二十七条まで、第三十条、第三十二条、第三十四条並びに第三十七条の規定　平成二十八年一月一日

三　略

四　次条の規定　公布の日から起算して一年六月を超えない範囲内において政令で定める日
（平成二八年政令第三八五号で平成二九年三月一日から施行）

五　第三条及び第六条（番号利用法第十九条第一号及び別表第一の改正規定を除く。）並びに附則第十九条の三、第二十四条、第二十九条の三及び第三十六条の規定　番号利用法附則第一条第五号に掲げる規定の施行の日
（施行の日＝平成二九年五月三〇日）

（平二九法三六・一部改正）

（通知等に関する経過措置）

第二条　第二条の規定による改正後の個人情報の保護に関する法律（以下「新個人情報保護法」という。）第二十三条第二項の規定により個人データを第三者に提供しようとする者は、この法律の施行の日（以下「施行日」という。）前においても、個人情報保護委員会規則で定めるところにより、同項第五号に掲げる事項に相当する事項について本人に通知するとともに、同項各号に掲げる事項に相当する事項について個人情報保護委員会に届け出ることができる。この場合において、当該通知及び届出は、施行日以後は、同項の規定による通知及び届出とみなす。

（外国にある第三者への提供に係る本人の同意に関する経過措置）

第三条　施行日前になされた本人の個人情報の取扱いに関する同意がある場合において、その同意が新個人情報保護法第二十四条の規定による個人データの外国にある第三者への提供を認める旨の同意に相当するものであるときは、同条の同意があったものとみなす。

（主務大臣がした処分等に関する経過措置）

第四条　施行日前に第二条の規定による改正前の個人情報の保護に関する法律（以下「旧個人情報保護法」という。）又はこれに基づく命令の規定により旧個人情報保護法第三十六条又は第四十九条に規定する主務大臣（以下この条において単に「主務大臣」という。）がした勧告、命令その他の処分又は通知その他の行為は、施行日以後は、新個人情報保護法又はこれに基づく命令の相当規定に基づいて、個人情報保護委員会がした勧告、命令その他の処分又は通知その他の行為とみなす。

2　この法律の施行の際現に旧個人情報保護法又はこれに基づく命令の規定により主務大臣に対

してされている申請、届出その他の行為は、施行日以後は、新個人情報保護法又はこれに基づく命令の相当規定に基づいて、個人情報保護委員会に対してされた申請、届出その他の行為とみなす。

3　施行日前に旧個人情報保護法又はこれに基づく命令の規定により主務大臣に対して届出その他の手続をしなければならない事項で、施行日前にその手続がされていないものについては、施行日以後は、これを、新個人情報保護法又はこれに基づく命令の相当規定により個人情報保護委員会に対してその手続をしなければならないとされた事項についてその手続がされていないものとみなして、当該相当規定を適用する。

（委員長又は委員の任命等に関する経過措置）

第七条　附則第一条第二号に掲げる規定の施行の際現に従前の特定個人情報保護委員会の委員長又は委員である者は、それぞれ第二号施行日に、第一条の規定による改正後の個人情報の保護に関する法律（以下この条において「第二号新個人情報保護法」という。）第五十四条第三項の規定により、個人情報保護委員会の委員長又は委員として任命されたものとみなす。この場合において、その任命されたものとみなされる者の任期は、第二号新個人情報保護法第五十五条第一項の規定にかかわらず、第二号施行日における従前の特定個人情報保護委員会の委員長又は委員としてのそれぞれの任期の残任期間と同一の期間とする。

2　附則第一条第二号に掲げる規定の施行に伴い新たに任命されることとなる個人情報保護委員会の委員については、第二号新個人情報保護法第五十四条第三項に規定する委員の任命のために必要な行為は、第二号施行日前においても行うことができる。

3　附則第一条第二号に掲げる規定の施行の際現に従前の特定個人情報保護委員会の事務局の職員である者は、別に辞令を発せられない限り、第二号施行日に、同一の勤務条件をもって、個人情報保護委員会の事務局の相当の職員となるものとする。

（罰則の適用に関する経過措置）

第九条　この法律（附則第一条第二号に掲げる規定にあっては、当該規定）の施行前にした行為及び前条の規定によりなお従前の例によることとされる場合における第二号施行日以後にした行為に対する罰則の適用については、なお従前の例による。

（政令への委任）

第十条　この附則に定めるもののほか、この法律の施行に関し必要な経過措置は、政令で定める。

（事業者等が講ずべき措置の適切かつ有効な実施を図るための指針の策定に当たっての配慮）

第十一条　個人情報保護委員会は、新個人情報保護法第八条に規定する事業者等が講ずべき措置の適切かつ有効な実施を図るための指針を策定するに当たっては、この法律の施行により旧個人情報保護法第二条第三項第五号に掲げる者が新たに個人情報取扱事業者となることに鑑み、特に小規模の事業者の事業活動が円滑に行われるよう配慮するものとする。

（検討）

第十二条　政府は、施行日までに、新個人情報保護法の規定の趣旨を踏まえ、行政機関の保有する個人情報の保護に関する法律第二条第一項に規定する行政機関が保有する同条第二項に規定する個人情報及び独立行政法人等の保有する個人情報の保護に関する法律（平成十五年法律第五十九号）第二条第一項に規定する独立行政法人等が保有する同条第二項に規定する個人情報（以下この条において「行政機関等保有個人情報」と総称する。）の取扱いに関する規制の在り方について、匿名加工情報（新個人情報保護法第二条第九項に規定する匿名加工情報をいい、行政機関等匿名加工情報（行政機関等保有個人情報を加工して得られる匿名加工情報をいう。以下この項において同じ。）を含む。）の円滑かつ迅速な利用を促進する観点から、行政機関等匿名加工情報の取扱いに対する指導、助言等を統一的かつ横断的に個人情報保護委員会に行わせること

を含めて検討を加え、その結果に基づいて所要の措置を講ずるものとする。
2　政府は、この法律の施行後三年を目途として、個人情報の保護に関する基本方針の策定及び推進その他の個人情報保護委員会の所掌事務について、これを実効的に行うために必要な人的体制の整備、財源の確保その他の措置の状況を勘案し、その改善について検討を加え、必要があると認めるときは、その結果に基づいて所要の措置を講ずるものとする。
3　政府は、前項に定める事項のほか、この法律の施行後三年ごとに、個人情報の保護に関する国際的動向、情報通信技術の進展、それに伴う個人情報を活用した新たな産業の創出及び発展の状況等を勘案し、新個人情報保護法の施行の状況について検討を加え、必要があると認めるときは、その結果に基づいて所要の措置を講ずるものとする。
4　政府は、附則第一条第六号に掲げる規定の施行後三年を目途として、預金保険法（昭和四十六年法律第三十四号）第二条第一項に規定する金融機関が同条第三項に規定する預金者等から、又は農水産業協同組合貯金保険法（昭和四十八年法律第五十三号）第二条第一項に規定する農水産業協同組合が同条第三項に規定する貯金者等から、適切に個人番号の提供を受ける方策及び第七条の規定による改正後の番号利用法の施行の状況について検討を加え、必要があると認めるときは、その結果に基づいて、国民の理解を得つつ、所要の措置を講ずるものとする。
5　政府は、国の行政機関等が保有する個人情報の安全を確保する上でサイバーセキュリティ（サイバーセキュリティ基本法（平成二十六年法律第百四号）第二条に規定するサイバーセキュリティをいう。）に関する対策の的確な策定及び実施が重要であることに鑑み、国の行政機関等における同法第十三条に規定する基準に基づく対策の策定及び実施に係る体制の整備等について検討を加え、その結果に基づいて所要の措置を講ずるものとする。
6　政府は、新個人情報保護法の施行の状況、第一項の措置の実施の状況その他の状況を踏まえ、新個人情報保護法第二条第一項に規定する個人情報及び行政機関等保有個人情報の保護に関する規定を集約し、一体的に規定することを含め、個人情報の保護に関する法制の在り方について検討するものとする。

附則（平成二八年五月二七日法律第五一号）　抄
（施行期日）
第一条　この法律は、公布の日から起算して一年六月を超えない範囲内において政令で定める日から施行する。
（平成二九年政令第一八号で平成二九年五月三〇日から施行）

附則（平成二九年五月二四日法律第三六号）　抄
（施行期日）
第一条　この法律は、公布の日から起算して一月を超えない範囲内において政令で定める日から施行する。
（平成二九年政令第一四八号で平成二九年五月二九日から施行）

○個人情報の保護に関する法律施行令
(平成十五年十二月十日)
(政令第五百七号)
最近改正：平成二八年一〇月五日政令第三二四号

（個人識別符号）
第一条　個人情報の保護に関する法律（以下「法」という。）第二条第二項の政令で定める文字、番号、記号その他の符号は、次に掲げるものとする。
一　次に掲げる身体の特徴のいずれかを電子計算機の用に供するために変換した文字、番号、記号その他の符号であって、特定の個人を識別するに足りるものとして個人情報保護委員会規則で定める基準に適合するもの
　イ　細胞から採取されたデオキシリボ核酸（別名 DNA）を構成する塩基の配列
　ロ　顔の骨格及び皮膚の色並びに目、鼻、口その他の顔の部位の位置及び形状によって定まる容貌
　ハ　虹彩の表面の起伏により形成される線状の模様
　ニ　発声の際の声帯の振動、声門の開閉並びに声道の形状及びその変化
　ホ　歩行の際の姿勢及び両腕の動作、歩幅その他の歩行の態様
　ヘ　手のひら又は手の甲若しくは指の皮下の静脈の分岐及び端点によって定まるその静脈の形状
　ト　指紋又は掌紋
二　旅券法（昭和二十六年法律第二百六十七号）第六条第一項第一号の旅券の番号
三　国民年金法（昭和三十四年法律第百四十一号）第十四条に規定する基礎年金番号
四　道路交通法（昭和三十五年法律第百五号）第九十三条第一項第一号の免許証の番号
五　住民基本台帳法（昭和四十二年法律第八十一号）第七条第十三号に規定する住民票コード
六　行政手続における特定の個人を識別するための番号の利用等に関する法律（平成二十五年法律第二十七号）第二条第五項に規定する個人番号
七　次に掲げる証明書にその発行を受ける者ごとに異なるものとなるように記載された個人情報保護委員会規則で定める文字、番号、記号その他の符号
　イ　国民健康保険法（昭和三十三年法律第百九十二号）第九条第二項の被保険者証
　ロ　高齢者の医療の確保に関する法律（昭和五十七年法律第八十号）第五十四条第三項の被保険者証
　ハ　介護保険法（平成九年法律第百二十三号）第十二条第三項の被保険者証
八　その他前各号に準ずるものとして個人情報保護委員会規則で定める文字、番号、記号その他の符号
（平二八政三二四・追加）

（要配慮個人情報）
第二条　法第二条第三項の政令で定める記述等は、次に掲げる事項のいずれかを内容とする記述等（本人の病歴又は犯罪の経歴に該当するものを除く。）とする。
一　身体障害、知的障害、精神障害（発達障害を含む。）その他の個人情報保護委員会規則で定める心身の機能の障害があること。
二　本人に対して医師その他医療に関連する職務に従事する者（次号において「医師等」という。）により行われた疾病の予防及び早期発見のための健康診断その他の検査（同号において「健康診断等」という。）の結果
三　健康診断等の結果に基づき、又は疾病、負傷その他の心身の変化を理由として、本人に対して医師等により心身の状態の改善のための指導又は診療若しくは調剤が行われたこと。
四　本人を被疑者又は被告人として、逮捕、捜索、差押え、勾留、公訴の提起その他の刑事事件に関する手続が行われたこと。
五　本人を少年法（昭和二十三年法律第百六十八号）第三条第一項に規定する少年又はその

疑いのある者として、調査、観護の措置、審判、保護処分その他の少年の保護事件に関する手続が行われたこと。
（平二八政三二四・追加）

（個人情報データベース等）
第三条　法第二条第四項の利用方法からみて個人の権利利益を害するおそれが少ないものとして政令で定めるものは、次の各号のいずれにも該当するものとする。
一　不特定かつ多数の者に販売することを目的として発行されたものであって、かつ、その発行が法又は法に基づく命令の規定に違反して行われたものでないこと。
二　不特定かつ多数の者により随時に購入することができ、又はできたものであること。
三　生存する個人に関する他の情報を加えることなくその本来の用途に供しているものであること。
2　法第二条第四項第二号の政令で定めるものは、これに含まれる個人情報を一定の規則に従って整理することにより特定の個人情報を容易に検索することができるように体系的に構成した情報の集合物であって、目次、索引その他検索を容易にするためのものを有するものをいう。
（平二八政三二四・旧第一条繰下・一部改正）

（保有個人データから除かれるもの）
第四条　法第二条第七項の政令で定めるものは、次に掲げるものとする。
一　当該個人データの存否が明らかになることにより、本人又は第三者の生命、身体又は財産に危害が及ぶおそれがあるもの
二　当該個人データの存否が明らかになることにより、違法又は不当な行為を助長し、又は誘発するおそれがあるもの
三　当該個人データの存否が明らかになることにより、国の安全が害されるおそれ、他国若しくは国際機関との信頼関係が損なわれるおそれ又は他国若しくは国際機関との交渉上不利益を被るおそれがあるもの

四　当該個人データの存否が明らかになることにより、犯罪の予防、鎮圧又は捜査その他の公共の安全と秩序の維持に支障が及ぶおそれがあるもの
（平二八政三二四・旧第三条繰下・一部改正）

（保有個人データから除外されるものの消去までの期間）
第五条　法第二条第七項の政令で定める期間は、六月とする。
（平二八政三二四・旧第四条繰下・一部改正）

（匿名加工情報データベース等）
第六条　法第二条第十項の政令で定めるものは、これに含まれる匿名加工情報を一定の規則に従って整理することにより特定の匿名加工情報を容易に検索することができるように体系的に構成した情報の集合物であって、目次、索引その他検索を容易にするためのものを有するものをいう。
（平二八政三二四・追加）

（要配慮個人情報を本人の同意なく取得することができる場合）
第七条　法第十七条第二項第六号の政令で定める場合は、次に掲げる場合とする。
一　本人を目視し、又は撮影することにより、その外形上明らかな要配慮個人情報を取得する場合
二　法第二十三条第五項各号に掲げる場合において、個人データである要配慮個人情報の提供を受けるとき。
（平二八政三二四・追加）

（保有個人データの適正な取扱いの確保に関し必要な事項）
第八条　法第二十七条第一項第四号の政令で定めるものは、次に掲げるものとする。
一　当該個人情報取扱事業者が行う保有個人データの取扱いに関する苦情の申出先
二　当該個人情報取扱事業者が認定個人情報保護団体の対象事業者である場合にあっては、

当該認定個人情報保護団体の名称及び苦情の解決の申出先

（平二八政三二四・旧第五条繰下・一部改正）

（個人情報取扱事業者が保有個人データを開示する方法）

第九条　法第二十八条第二項の政令で定める方法は、書面の交付による方法（開示の請求を行った者が同意した方法があるときは、当該方法）とする。

（平二八政三二四・旧第六条繰下・一部改正）

（開示等の請求等を受け付ける方法）

第十条　法第三十二条第一項の規定により個人情報取扱事業者が開示等の請求等を受け付ける方法として定めることができる事項は、次に掲げるとおりとする。

一　開示等の請求等の申出先
二　開示等の請求等に際して提出すべき書面（電磁的記録を含む。第十四条第一項及び第二十一条第三項において同じ。）の様式その他の開示等の請求等の方式
三　開示等の請求等をする者が本人又は次条に規定する代理人であることの確認の方法
四　法第三十三条第一項の手数料の徴収方法

（平二八政三二四・旧第七条繰下・一部改正）

（開示等の請求等をすることができる代理人）

第十一条　法第三十二条第三項の規定により開示等の請求等をすることができる代理人は、次に掲げる代理人とする。

一　未成年者又は成年被後見人の法定代理人
二　開示等の請求等をすることにつき本人が委任した代理人

（平二八政三二四・旧第八条繰下・一部改正）

（法第四十四条第一項の政令で定める事情）

第十二条　法第四十四条第一項の政令で定める事情は、次の各号のいずれかに該当する事情とする。

一　緊急かつ重点的に個人情報等の適正な取扱いを確保する必要があること。
二　前号のほか、効果的かつ効率的に個人情報等の適正な取扱いを確保するために事業所管大臣が有する専門的知見を特に活用する必要があること。

（平二八政三二四・追加）

（事業所管大臣への権限の委任）

第十三条　個人情報保護委員会は、法第四十四条第一項の規定により、法第四十条第一項の規定による権限を委任する場合においては、委任しようとする事務の範囲及び委任の期間を定めて、事業所管大臣に委任するものとする。ただし、個人情報保護委員会が自らその権限を行使することを妨げない。

2　個人情報保護委員会は、前項の規定により委任しようとする事務の範囲及び委任の期間を定めようとするときは、あらかじめ、事業所管大臣に協議しなければならない。

3　個人情報保護委員会は、第一項の規定により権限を委任しようとするときは、委任を受ける事業所管大臣、委任しようとする事務の範囲及び委任の期間を公示しなければならない。

（平二八政三二四・追加）

（権限行使の結果の報告）

第十四条　法第四十四条第二項の規定による報告は、前条第一項の期間の範囲内で個人情報保護委員会が定める期間を経過するごとに（個人情報取扱事業者等に法第四章第一節又は第二節の規定に違反する行為があると認めたときは、直ちに）、その間の権限の行使の結果について次に掲げる事項を記載し、又は記録した書面により行うものとする。

一　報告若しくは資料の提出の要求又は立入検査を行った結果により判明した事実
二　その他参考となるべき事項

2　個人情報保護委員会は、前項の規定により報告の期間を定めようとするときは、あらかじめ、事業所管大臣に協議しなければならない。

（平二八政三二四・追加）

（地方支分部局の長等への権限の委任）

第十五条　事業所管大臣は、内閣府設置法(平成十一年法律第八十九号)第四十九条第一項の庁の長(金融庁長官を除く。以下この条において同じ。)、国家行政組織法(昭和二十三年法律第百二十号)第三条第二項の庁の長又は警察庁長官に法第四十四条第一項の規定により委任された権限及び同条第二項の規定による権限を委任することができる。

2　事業所管大臣(前項の規定によりその権限が内閣府設置法第四十九条第一項の庁の長又は国家行政組織法第三条第二項の庁の長に委任された場合にあっては、その庁の長)は、内閣府設置法第十七条若しくは第五十三条の官房、局若しくは部の長、同法第十七条第一項若しくは第六十二条第一項若しくは第二項の職若しくは同法第四十三条若しくは第五十七条の地方支分部局の長又は国家行政組織法第七条の官房、局若しくは部の長、同法第九条の地方支分部局の長若しくは同法第二十条第一項若しくは第二項の職に法第四十四条第一項の規定により委任された権限(当該場合にあっては、前項の規定により委任された権限(同条第二項の規定による権限を除く。))を委任することができる。

3　警察庁長官は、警察法(昭和二十九年法律第百六十二号)第十九条第一項の長官官房若しくは局、同条第二項の部又は同法第三十条第一項の地方機関の長に第一項の規定により委任された権限(法第四十四条第二項の規定による権限を除く。)を委任することができる。

4　事業所管大臣、内閣府設置法第四十九条第一項の庁の長、国家行政組織法第三条第二項の庁の長又は警察庁長官は、前三項の規定により権限を委任しようとするときは、委任を受ける職員の官職、委任しようとする事務の範囲及び委任の期間を公示しなければならない。

(平二八政三二四・追加)

(証券取引等監視委員会への権限の委任等)

第十六条　金融庁長官は、法第四十四条第四項の規定により委任された権限(同条第二項の規定による権限を除き、金融商品取引法(昭和二十三年法律第二十五号)、投資信託及び投資法人に関する法律(昭和二十六年法律第百九十八号)、資産の流動化に関する法律(平成十年法律第百五号)及び社債、株式等の振替に関する法律(平成十三年法律第七十五号)の規定により証券取引等監視委員会の権限に属させられた事項に係るものに限る。)を証券取引等監視委員会に委任する。ただし、金融庁長官が自らその権限を行使することを妨げない。

2　証券取引等監視委員会は、前項の規定により委任された権限を行使したときは、速やかに、その結果について金融庁長官に報告しなければならない。

(平二八政三二四・追加)

(財務局長等への権限の委任)

第十七条　金融庁長官は、法第四十四条第四項の規定により委任された権限(同条第二項の規定による権限及び同条第五項の規定により証券取引等監視委員会に委任された権限を除く。)を、個人情報取扱事業者等の主たる事務所又は事業所(次項及び次条第一項において「主たる事務所等」という。)の所在地を管轄する財務局長(当該所在地が福岡財務支局の管轄区域内にある場合にあっては、福岡財務支局長)に委任する。ただし、金融庁長官が自らその権限を行使することを妨げない。

2　前項の規定により委任された権限で、個人情報取扱事業者等の主たる事務所等以外の事務所、事業所その他その事業を行う場所(以下この項及び次条第二項において「従たる事務所等」という。)に関するものについては、前項に規定する財務局長又は福岡財務支局長のほか、当該従たる事務所等の所在地を管轄する財務局長(当該所在地が福岡財務支局の管轄区域内にある場合にあっては、福岡財務支局長)も行うことができる。

(平二八政三二四・追加)

第十八条　証券取引等監視委員会は、法第四十四条第五項の規定により委任された権限を、個人

情報取扱事業者等の主たる事務所等の所在地を管轄する財務局長（当該所在地が福岡財務支局の管轄区域内にある場合にあっては、福岡財務支局長）に委任する。ただし、証券取引等監視委員会が自らその権限を行使することを妨げない。

2　前項の規定により委任された権限で、個人情報取扱事業者等の従たる事務所等に関するものについては、同項に規定する財務局長又は福岡財務支局長のほか、当該従たる事務所等の所在地を管轄する財務局長（当該所在地が福岡財務支局の管轄区域内にある場合にあっては、福岡財務支局長）も行うことができる。

（平二八政三二四・追加）

（認定個人情報保護団体の認定の申請）

第十九条　法第四十七条第二項の規定による申請は、次に掲げる事項を記載した申請書を個人情報保護委員会に提出してしなければならない。

一　名称及び住所並びに代表者又は管理人の氏名

二　認定の申請に係る業務を行おうとする事務所の所在地

三　認定の申請に係る業務の概要（対象事業者が取り扱う情報が個人情報又は匿名加工情報のいずれであるかの別を含む。）

2　前項の申請書には、次に掲げる書類を添付しなければならない。

一　定款、寄附行為その他の基本約款

二　認定を受けようとする者が法第四十八条各号の規定に該当しないことを誓約する書面

三　認定の申請に係る業務の実施の方法を記載した書類

四　認定の申請に係る業務を適正かつ確実に行うに足りる知識及び能力を有することを明らかにする書類

五　最近の事業年度における事業報告書、貸借対照表、収支決算書、財産目録その他の経理的基礎を有することを明らかにする書類（申請の日の属する事業年度に設立された法人にあっては、その設立時における財産目録）

六　役員の氏名、住所及び略歴を記載した書類

七　対象事業者の氏名又は名称を記載した書類及び当該対象事業者が認定を受けようとする者の構成員であること又は認定の申請に係る業務の対象となることについて同意した者であることを証する書類

八　認定の申請に係る業務以外の業務を行っている場合は、その業務の種類及び概要を記載した書類

九　その他参考となる事項を記載した書類

3　認定個人情報保護団体は、第一項各号に掲げる事項又は前項第二号から第四号まで、第六号若しくは第八号に掲げる書類に記載した事項に変更があったときは、遅滞なく、その旨（同項第三号に掲げる書類に記載した事項に変更があったときは、その理由を含む。）を記載した届出書を個人情報保護委員会に提出しなければならない。

（平二八政三二四・旧第九条繰下・一部改正）

（認定業務の廃止の届出）

第二十条　認定個人情報保護団体は、認定業務を廃止しようとするときは、廃止しようとする日の三月前までに、次に掲げる事項を記載した届出書を個人情報保護委員会に提出しなければならない。

一　名称及び住所並びに代表者又は管理人の氏名

二　法第五十二条第一項の申出の受付を終了しようとする日

三　認定業務を廃止しようとする日

四　認定業務を廃止する理由

（平二八政三二四・旧第十条繰下・一部改正）

（地方公共団体の長等が処理する事務）

第二十一条　法第四十条第一項に規定する個人情報保護委員会の権限に属する事務（以下この条において「検査等事務」という。）は、当該権限が法第四十四条第一項の規定により事業所管大臣に委任され、又は同条第四項の規定により金融庁長官に委任された場合において、個人情報取扱事業者等が行う事業であって当該事業所管

大臣又は金融庁長官が所管するものについての報告の徴収又は検査に係る権限に属する事務の全部又は一部が他の法令の規定により地方公共団体の長その他の執行機関(以下この条において「地方公共団体の長等」という。)が行うこととされているときは、当該地方公共団体の長等が行う。この場合において、当該事務を行うこととなる地方公共団体の長等が二以上あるときは、検査等事務は、各地方公共団体の長等がそれぞれ単独に行うことを妨げない。

2　前項の規定は、事業所管大臣又は金融庁長官が自ら検査等事務を行うことを妨げない。

3　第一項の規定により検査等事務を行った地方公共団体の長等は、第十四条第一項の規定により個人情報保護委員会が定める期間を経過するごとに(個人情報取扱事業者等に法第四章第一節又は第二節の規定に違反する行為があると認めたときは、直ちに)、その間に行った検査等事務の結果について同項各号に掲げる事項を記載し、又は記録した書面により事業所管大臣又は金融庁長官を経由して個人情報保護委員会に報告しなければならない。

4　第一項の規定により地方公共団体の長等が検査等事務を行う場合においては、当該検査等事務に係る個人情報保護委員会に関する法第四十条の規定は、地方公共団体の長等に関する規定として地方公共団体の長等に適用があるものとする。

(平二八政三二四・旧第十一条繰下・一部改正)

附則

　この政令は、公布の日から施行する。ただし、第五条から第十三条までの規定は、平成十七年四月一日から施行する。

附則(平成一六年一二月一〇日政令第三八九号)

　この政令は、公布の日から施行し、この政令による改正後の個人情報の保護に関する法律施行令第二条の規定は、平成十六年十月一日から適用する。

附則(平成二〇年五月一日政令第一六六号)

(施行期日)

1　この政令は、公布の日から施行する。

(経過措置)

2　この政令の施行前に個人情報の保護に関する法律第三十二条の規定により報告を求められ、又は同法第三十四条第二項若しくは第三項の規定による命令を受けた個人情報取扱事業者で、この政令による改正後の第二条第二号の規定の適用により個人情報取扱事業者に該当しなくなったものに係る当該報告の求め又は命令及びこれらに係る同法第五十七条又は第五十六条の違反行為に対する罰則の適用については、その個人情報取扱事業者に該当しなくなった後も、なお従前の例による。

附則(平成二七年一二月一八日政令第四二七号)　抄

(施行期日)

1　この政令は、平成二十八年一月一日から施行する。

附則(平成二八年一〇月五日政令第三二四号)　抄

(施行期日)

1　この政令は、改正法の施行の日から施行する。

(施行の日=平成二九年五月三〇日)

○個人情報の保護に関する法律施行規則
(平成二十八年十月五日)
(個人情報保護委員会規則第三号)
最近改正：令和元年七月一日個人情報保護委員会規則第二号

(定義)
第一条　この規則において使用する用語は、個人情報の保護に関する法律(以下「法」という。)において使用する用語の例による。

(身体の特徴を電子計算機の用に供するために変換した文字、番号、記号その他の符号に関する基準)
第二条　個人情報の保護に関する法律施行令(以下「令」という。)第一条第一号の個人情報保護委員会規則で定める基準は、特定の個人を識別することができる水準が確保されるよう、適切な範囲を適切な手法により電子計算機の用に供するために変換することとする。

(証明書にその発行を受ける者ごとに異なるものとなるように記載された文字、番号、記号その他の符号)
第三条　令第一条第七号の個人情報保護委員会規則で定める文字、番号、記号その他の符号は、次の各号に掲げる証明書ごとに、それぞれ当該各号に定めるものとする。
　一　令第一条第七号イに掲げる証明書　同号イに掲げる証明書の記号、番号及び保険者番号
　二　令第一条第七号ロ及びハに掲げる証明書　同号ロ及びハに掲げる証明書の番号及び保険者番号

(旅券の番号等に準ずる文字、番号、記号その他の符号)
第四条　令第一条第八号の個人情報保護委員会規則で定める文字、番号、記号その他の符号は、次に掲げるものとする。
　一　健康保険法施行規則(大正十五年内務省令第三十六号)第四十七条第一項及び第二項の被保険者証の記号、番号及び保険者番号
　二　健康保険法施行規則第五十二条第一項の高齢受給者証の記号、番号及び保険者番号
　三　船員保険法施行規則(昭和十五年厚生省令第五号)第三十五条第一項の被保険者証の記号、番号及び保険者番号
　四　船員保険法施行規則第四十一条第一項の高齢受給者証の記号、番号及び保険者番号
　五　出入国管理及び難民認定法(昭和二十六年政令第三百十九号)第二条第五号に規定する旅券(日本国政府の発行したものを除く。)の番号
　六　出入国管理及び難民認定法第十九条の四第一項第五号の在留カードの番号
　七　私立学校教職員共済法施行規則(昭和二十八年文部省令第二十八号)第一条の七の加入者証の加入者番号
　八　私立学校教職員共済法施行規則第三条第一項の加入者被扶養者証の加入者番号
　九　私立学校教職員共済法施行規則第三条の二第一項の高齢受給者証の加入者番号
　十　国民健康保険法施行規則(昭和三十三年厚生省令第五十三号)第七条の四第一項に規定する高齢受給者証の記号、番号及び保険者番号
　十一　国家公務員共済組合法施行規則(昭和三十三年大蔵省令第五十四号)第八十九条の組合員証の記号、番号及び保険者番号
　十二　国家公務員共済組合法施行規則第九十五条第一項の組合員被扶養者証の記号、番号及び保険者番号
　十三　国家公務員共済組合法施行規則第九十五条の二第一項の高齢受給者証の記号、番号及び保険者番号
　十四　国家公務員共済組合法施行規則第百二十七条の二第一項の船員組合員証及び船員組合員被扶養者証の記号、番号及び保険者番号
　十五　地方公務員等共済組合法施行規程(昭和三十七年総理府・文部省・自治省令第一号)第九十三条第二項の組合員証の記号、番号及び保険者番号
　十六　地方公務員等共済組合法施行規程第百条第一項の組合員被扶養者証の記号、番号及び保険者番号
　十七　地方公務員等共済組合法施行規程第百条の二第一項の高齢受給者証の記号、番号及び

保険者番号
十八　地方公務員等共済組合法施行規程第百七十六条第二項の船員組合員証及び船員組合員被扶養者証の記号、番号及び保険者番号
十九　雇用保険法施行規則（昭和五十年労働省令第三号）第十条第一項の雇用保険被保険者証の被保険者番号
二十　日本国との平和条約に基づき日本の国籍を離脱した者等の出入国管理に関する特例法（平成三年法律第七十一号）第八条第一項第三号の特別永住者証明書の番号

（要配慮個人情報）
第五条　令第二条第一号の個人情報保護委員会規則で定める心身の機能の障害は、次に掲げる障害とする。
一　身体障害者福祉法（昭和二十四年法律第二百八十三号）別表に掲げる身体上の障害
二　知的障害者福祉法（昭和三十五年法律第三十七号）にいう知的障害
三　精神保健及び精神障害者福祉に関する法律（昭和二十五年法律第百二十三号）にいう精神障害（発達障害者支援法（平成十六年法律第百六十七号）第二条第一項に規定する発達障害を含み、前号に掲げるものを除く。）
四　治療方法が確立していない疾病その他の特殊の疾病であって障害者の日常生活及び社会生活を総合的に支援てるための法律（平成十七年法律第百二十三号）第四条第一項の政令で定めるものによる障害の程度が同項の厚生労働大臣が定める程度であるもの

（法第十七条第二項第五号の個人情報保護委員会規則で定める者）
第六条　法第十七条第二項第五号の個人情報保護委員会規則で定める者に、次の各号のいずれかに該当する者とする。
一　外国政府、外国の政府機関、外国の地方公共団体又は国際機関
二　外国において法第七十六条第一項各号に掲げる者に相当する者

（第三者提供に係る事前の通知等）
第七条　法第二十三条第二項又は第三項の規定による通知又は容易に知り得る状態に置く措置は、次に掲げるところにより、行うものとする。
一　第三者に提供される個人データによって識別される本人（次号において「本人」という。）が当該提供の停止を求めるのに必要な期間をおくこと。
二　本人が法第二十三条第二項各号に掲げる事項を確実に認識できる適切かつ合理的な方法によること。
2　法第二十三条第二項又は第三項の規定による届出は、次に掲げる方法のいずれかにより行わなければならない。
一　個人情報保護委員会が定めるところにより、電子情報処理組織（個人情報保護委員会の使用に係る電子計算機と届出を行う者の使用に係る電子計算機とを電気通信回線で接続した電子情報処理組織をいう。）を使用する方法
二　別記様式第一による届出書及び当該届出書に記載すべき事項を記録した光ディスク（これに準ずる方法により一定の事項を確実に記録しておくことができる物を含む。以下「光ディスク等」という。）を提出する方法
3　個人情報取扱事業者が、代理人によって法第二十三条第二項又は第三項の規定による届出を行う場合には、別記様式第二によるその権限を証する書面（電磁的記録を含む。以下同じ。）を個人情報保護委員会に提出しなければならない。

（外国にある個人情報取扱事業者の代理人）
第八条　外国にある個人情報取扱事業者は、法第二十三条第二項又は第三項の規定による届出を行う場合には、国内に住所を有する者であって、当該届出に関する一切の行為につき、当該個人情報取扱事業者を代理する権限を有するものを定めなければならない。この場合において、当該個人情報取扱事業者は、当該届出と同時に、当該個人情報取扱事業者が国内に住所を有する者に、当該届出に関する一切の行為につき、当該個人情報取扱事業者を代理する権限を付与したことを証する書面（日本語による翻訳文を含む。）を個人情報保護委員会に提出しなければならない。

（第三者提供に係る個人情報保護委員会による公表）
第九条　法第二十三条第四項の規定による公表は、同条第二項又は第三項の規定による届出があった後、遅滞なく、インターネットの利用その他の適切な方法により行うものとする。

（第三者提供に係る個人情報取扱事業者による公表）
第十条　個人情報取扱事業者は、法第二十三条第四項の規定による公表がされた後、速やかに、インターネットの利用その他の適切な方法により、同条第二項に掲げる事項（同項第二号、第三号又は第五号に掲げる事項に変更があったときは、変更後の当該各号に掲げる事項）を公表するものとする。

（個人の権利利益を保護する上で我が国と同等の水準にあると認められる個人情報の保護に関する制度を有している外国）
第十一条　法第二十四条の規定による個人情報の保護に関する制度を有している外国として個人情報保護委員会規則で定めるものは、次の各号のいずれにも該当する外国として個人情報保護委員会が定めるものとする。
　一　法における個人情報取扱事業者に関する規定に相当する法令その他の定めがあり、その履行が当該外国内において確保されていると認めるに足りる状況にあること
　二　個人情報保護委員会に相当する独立した外国執行当局が存在しており、かつ、当該外国執行当局において必要かつ適切な監督を行うための体制が確保されていること
　三　我が国との間において、個人情報の適正かつ効果的な活用と個人の権利利益の保護に関する相互理解に基づく連携及び協力が可能であると認められるものであること
　四　個人情報の保護のために必要な範囲を超えて国際的な個人データの移転を制限することなく、かつ、我が国との間において、個人情報の保護を図りつつ、相互に円滑な個人データの移転を図ることが可能であると認められるものであること
　五　前四号に定めるもののほか、当該外国を法第二十四条の規定による外国として定めることが、我が国における新たな産業の創出並びに活力ある経済社会及び豊かな国民生活の実現に資すると認められるものであること
2　個人情報保護委員会は、前項の規定による外国を定める場合において、我が国における個人の権利利益を保護するために必要があると認めるときは、当該外国にある第三者への提供を認める旨の本人の同意を得ることなく提供できる個人データの範囲を制限することその他の必要な条件を付することができる。
3　個人情報保護委員会は、第一項の規定による外国を定めた場合において、当該外国が第一項各号に該当していること又は当該外国について前項の規定により付された条件が満たされていることを確認するため必要があると認めるときは、当該外国における個人情報の保護に関する制度又は当該条件に係る対応の状況に関し必要な調査を行うものとする。
4　個人情報保護委員会は、第一項の規定による外国を定めた場合において、前項の調査の結果その他の状況を踏まえ、当該外国が第一項各号に該当しなくなったと認めるとき又は当該外国について第二項の規定により付された条件が満たされなくなったと認めるときは、第一項の規定による定めを取り消すものとする。
（平三〇個情規一・追加）

（個人情報取扱事業者が講ずべきこととされている措置に相当する措置を継続的に講ずるために必要な体制の基準）
第十一条の二　法第二十四条の個人情報保護委員会規則で定める基準は、次の各号のいずれかに該当することとする。
　一　個人情報取扱事業者と個人データの提供を受ける者との間で、当該提供を受ける者における当該個人データの取扱いについて、適切かつ合理的な方法により、法第四章第一節の規定の趣旨に沿った措置の実施が確保されていること。
　二　個人データの提供を受ける者が、個人情報

の取扱いに係る国際的な枠組みに基づく認定を受けていること。
(平三〇個情規一・旧第十一条繰下)

(第三者提供に係る記録の作成)
第十二条 法第二十五条第一項の規定による同項の記録を作成する方法は、文書、電磁的記録又はマイクロフィルムを用いて作成する方法とする。
2 法第二十五条第一項の記録は、個人データを第三者(同項に規定する第三者をいう。以下この条、次条及び第十五条から第十七条までにおいて同じ。)に提供した都度、速やかに作成しなければならない。ただし、当該第三者に対し個人データを継続的に若しくは反復して提供(法第二十三条第二項の規定による提供を除く。以下この項において同じ。)したとき、又は当該第三者に対し個人データを継続的に若しくは反復して提供することが確実であると見込まれるときの記録は、一括して作成することができる。
3 前項の規定にかかわらず、法第二十三条第一項又は法第二十四条の規定により、本人に対する物品又は役務の提供に関連して当該本人に係る個人データを第三者に提供した場合において、当該提供に関して作成された契約書その他の書面に次条第一項各号に定める事項が記載されているときは、当該書面をもって法第二十五条第一項の当該事項に関する記録に代えることができる。

(第三者提供に係る記録事項)
第十三条 法第二十五条第一項の個人情報保護委員会規則で定める事項は、次の各号に掲げる場合の区分に応じ、それぞれ当該各号に定める事項とする。
一 法第二十三条第二項の規定により個人データを第三者に提供した場合 次のイからニまでに掲げる事項
　イ 当該個人データを提供した年月日
　ロ 当該第三者の氏名又は名称その他の当該第三者を特定するに足りる事項(不特定かつ多数の者に対して提供したときは、その旨)
　ハ 当該個人データによって識別される本人の氏名その他の当該本人を特定するに足りる事項
　ニ 当該個人データの項目
二 法第二十三条第一項又は法第二十四条の規定により個人データを第三者に提供した場合 次のイ及びロに掲げる事項
　イ 法第二十三条第一項又は法第二十四条の本人の同意を得ている旨
　ロ 前号ロからニまでに掲げる事項
2 前項各号に定める事項のうち、既に前条に規定する方法により作成した法第二十五条第一項の記録(当該記録を保存している場合におけるものに限る。)に記録されている事項と内容が同一であるものについては、法第二十五条第一項の当該事項の記録を省略することができる。

(第三者提供に係る記録の保存期間)
第十四条 法第二十五条第二項の個人情報保護委員会規則で定める期間は、次の各号に掲げる場合の区分に応じて、それぞれ当該各号に定める期間とする。
一 第十二条第三項に規定する方法により記録を作成した場合 最後に当該記録に係る個人データの提供を行った日から起算して一年を経過する日までの間
二 第十二条第二項ただし書に規定する方法により記録を作成した場合 最後に当該記録に係る個人データの提供を行った日から起算して三年を経過する日までの間
三 前二号以外の場合 三年

(第三者提供を受ける際の確認)
第十五条 法第二十六条第一項の規定による同項第一号に掲げる事項の確認を行う方法は、個人データを提供する第三者から申告を受ける方法その他の適切な方法とする。
2 法第二十六条第一項の規定による同項第二号に掲げる事項の確認を行う方法は、個人データを提供する第三者から当該第三者による当該個人データの取得の経緯を示す契約書その他の書面の提示を受ける方法その他の適切な方法とする。
3 前二項の規定にかかわらず、第三者から他の個人データの提供を受けるに際して既に前二項に規定する方法による確認(当該確認について次条に規定する方法による記録の作成及び保存

をしている場合におけるものに限る。)を行っている事項の確認を行う方法は、当該事項の内容と当該提供に係る法第二十六条第一項各号に掲げる事項の内容が同一であることの確認を行う方法とする。

（第三者提供を受ける際の確認に係る記録の作成）
第十六条　法第二十六条第三項の規定による同項の記録を作成する方法は、文書、電磁的記録又はマイクロフィルムを用いて作成する方法とする。
2　法第二十六条第三項の記録は、第三者から個人データの提供を受けた都度、速やかに作成しなければならない。ただし、当該第三者から継続的に若しくは反復して個人データの提供(法第二十三条第二項の規定による提供を除く。以下この条において同じ。)を受けたとき、又は当該第三者から継続的に若しくは反復して個人データの提供を受けることが確実であると見込まれるときの記録は、一括して作成することができる。
3　前項の規定にかかわらず、本人に対する物品又は役務の提供に関連して第三者から当該本人に係る個人データの提供を受けた場合において、当該提供に関して作成された契約書その他の書面に次条第一項各号に定める事項が記載されているときは、当該書面をもって法第二十六条第三項の当該事項に関する記録に代えることができる。

（第三者提供を受ける際の記録事項）
第十七条　法第二十六条第三項の個人情報保護委員会規則で定める事項は、次の各号に掲げる場合の区分に応じ、それぞれ当該各号に定める事項とする。
一　個人情報取扱事業者から法第二十三条第二項の規定による個人データの提供を受けた場合　次のイからホまでに掲げる事項
イ　個人データの提供を受けた年月日
ロ　法第二十六条第一項各号に掲げる事項
ハ　当該個人データによって識別される本人の氏名その他の当該本人を特定するに足りる事項
ニ　当該個人データの項目
ホ　法第二十三条第四項の規定により公表されている旨

二　個人情報取扱事業者から法第二十三条第一項又は法第二十四条の規定による個人データの提供を受けた場合　次のイ及びロに掲げる事項
イ　法第二十三条第一項又は法第二十四条の本人の同意を得ている旨
ロ　前号ロからニまでに掲げる事項
三　第三者（個人情報取扱事業者に該当する者を除く。)から個人データの提供を受けた場合　第一号ロからニまでに掲げる事項
2　前項各号に定める事項のうち、既に前条に規定する方法により作成した法第二十六条第三項の記録(当該記録を保存している場合におけるものに限る。)に記録された事項と内容が同一であるものについては、法第二十六条第三項の当該事項の記録を省略することができる。

（第三者提供を受ける際の記録の保存期間）
第十八条　法第二十六条第四項の個人情報保護委員会規則で定める期間は、次の各号に掲げる場合の区分に応じて、それぞれ当該各号に定める期間とする。
一　第十六条第三項に規定する方法により記録を作成した場合　最後に当該記録に係る個人データの提供を受けた日から起算して一年を経過する日までの間
二　第十六条第二項ただし書に規定する方法により記録を作成した場合　最後に当該記録に係る個人データの提供を受けた日から起算して三年を経過する日までの間
三　前二号以外の場合　三年

（匿名加工情報の作成の方法に関する基準）
第十九条　法第三十六条第一項の個人情報保護委員会規則で定める基準は、次のとおりとする。
一　個人情報に含まれる特定の個人を識別することができる記述等の全部又は一部を削除すること(当該全部又は一部の記述等を復元することのできる規則性を有しない方法により他の記述等に置き換えることを含む。)。
二　個人情報に含まれる個人識別符号の全部を削除すること(当該個人識別符号を復元することのできる規則性を有しない方法により他の記述等に置き換えることを含む。)。

三　個人情報と当該個人情報に措置を講じて得られる情報とを連結する符号(現に個人情報取扱事業者において取り扱う情報を相互に連結する符号に限る。)を削除すること(当該符号を復元することのできる規則性を有しない方法により当該個人情報と当該個人情報に措置を講じて得られる情報を連結することができない符号に置き換えることを含む。)。

四　特異な記述等を削除すること(当該特異な記述等を復元することのできる規則性を有しない方法により他の記述等に置き換えることを含む。)。

五　前各号に掲げる措置のほか、個人情報に含まれる記述等と当該個人情報を含む個人情報データベース等を構成する他の個人情報に含まれる記述等との差異その他の当該個人情報データベース等の性質を勘案し、その結果を踏まえて適切な措置を講ずること。

(加工方法等情報に係る安全管理措置の基準)

第二十条　法第三十六条第二項の個人情報保護委員会規則で定める基準は、次のとおりとする。

一　加工方法等情報(匿名加工情報の作成に用いた個人情報から削除した記述等及び個人識別符号並びに法第三十六条第一項の規定により行った加工の方法に関する情報(その情報を用いて当該個人情報を復元することができるものに限る。)をいう。以下この条において同じ。)を取り扱う者の権限及び責任を明確に定めること。

二　加工方法等情報の取扱いに関する規程類を整備し、当該規程類に従って加工方法等情報を適切に取り扱うとともに、その取扱いの状況について評価を行い、その結果に基づき改善を図るために必要な措置を講ずること。

三　加工方法等情報を取り扱う正当な権限を有しない者による加工方法等情報の取扱いを防止するために必要かつ適切な措置を講ずること。

(個人情報取扱事業者による匿名加工情報の作成時における公表)

第二十一条　法第三十六条第三項の規定による公表は、匿名加工情報を作成した後、遅滞なく、インターネットの利用その他の適切な方法により行うものとする。

2　個人情報取扱事業者が他の個人情報取扱事業者の委託を受けて匿名加工情報を作成した場合は、当該他の個人情報取扱事業者が当該匿名加工情報に含まれる個人に関する情報の項目を前項に規定する方法により公表するものとする。この場合においては、当該公表をもって当該個人情報取扱事業者が当該項目を公表したものとみなす。

(個人情報取扱事業者による匿名加工情報の第三者提供時における公表等)

第二十二条　法第三十六条第四項の規定による公表は、インターネットの利用その他の適切な方法により行うものとする。

2　法第三十六条第四項の規定による明示は、電子メールを送信する方法又は書面を交付する方法その他の適切な方法により行うものとする。

(匿名加工情報取扱事業者による匿名加工情報の第三者提供時における公表等)

第二十三条　前条第一項の規定は、法第三十七条の規定による公表について準用する。

2　前条第二項の規定は、法第三十七条の規定による明示について準用する。

(個人情報保護指針の届出)

第二十四条　法第五十三条第二項の規定による届出は、別記様式第三による届出書によるものとする。

(個人情報保護委員会による個人情報保護指針の公表)

第二十五条　法第五十三条第三項の規定による公表は、インターネットの利用その他の適切な方法により行うものとする。

(認定個人情報保護団体による個人情報保護指針の公表)

第二十六条　認定個人情報保護団体は、法第五十三条第三項の規定による公表がされた後、遅滞なく、インターネットの利用その他の適切な方法により、同条第二項の規定により届け出た個人情報保護指針を公表するものとする。

附則

（施行期日）

第一条　この規則は、個人情報の保護に関する法律及び行政手続における特定の個人を識別するための番号の利用等に関する法律の一部を改正する法律（平成二十七年法律第六十五号。以下「改正法」という。）の施行の日から施行する。ただし、附則第六条及び附則第七条の規定は、改正法附則第一条第四号に掲げる規定の施行の日から施行する。

（個人情報の保護に関する法律及び行政手続における特定の個人を識別するための番号の利用等に関する法律の一部を改正する法律（平成二十七年法律第六十五号）の施行の日＝平成二九年五月三〇日）

（改正法附則第一条第四号に掲げる規定の施行の日＝平成二九年三月一日）

（第三者提供の事前の届出に関する特例）

第二条　法第二十三条第二項の規定による届出は、第七条第二項の規定にかかわらず、同項第一号の規定により個人情報保護委員会が定めるまでの間は、別記様式第一による届出書及び当該届出書に記載すべき事項を記録した光ディスク等を提出して行うものとする。

2　代理人によって前項の規定による届出を行う場合には、前項の届出書に別記様式第二によるその権限を証する書面を添付しなければならない。

（第三者提供に係る記録の作成に関する経過措置）

第三条　第十三条第一項に規定する事項のうち、施行日前に第十二条に規定する方法に相当する方法で記録（当該記録を保存している場合におけるものに限る。）を作成しているものについては、第十三条第二項の規定を適用することができる。この場合において、同項中「前条に規定する方法」とあるのは「前条に規定する方法に相当する方法」と読み替えるものとする。

（第三者提供を受ける際の確認に関する経過措置）

第四条　法第二十六条第一項各号に規定する事項のうち、施行日前に第十五条に規定する方法に相当する方法で確認（当該確認について第十六条に規定する方法に相当する方法により記録を作成し、かつ、保存している場合におけるものに限る。）を行っているものについては、第十五条第三項を適用することができる。この場合において、同項中「前二項に規定する方法」とあるのは「前二項に規定する方法に相当する方法」と読み替えるものとする。

（第三者提供を受ける際の確認に係る記録の作成に関する経過措置）

第五条　第十七条第一項に規定する事項のうち、施行日前に第十六条に規定する方法に相当する方法で記録（当該記録を保存している場合におけるものに限る。）を作成しているものについては、第十七条第二項を適用することができる。この場合において、同項中「前条に規定する方法」とあるのは「前条に規定する方法に相当する方法」と読み替えるものとする。

（改正法附則第二条の規定による通知の方法）

第六条　第七条第一項の規定（通知に関する部分に限る。）は、改正法附則第二条の規定による通知について準用する。

（改正法附則第二条の規定による届出の方法）

第七条　改正法附則第二条の規定による届出は、別記様式第一による届出書及び当該届出書に記載すべき事項を記録した光ディスク等を提出して行うものとする。

2　個人情報取扱事業者が、代理人によって改正法附則第二条の規定による届出を行う場合には、前項の届出書に別記様式第二によるその権限を証する書面を添付して個人情報保護委員会に提出しなければならない。

附則（平成三〇年五月九日個人情報保護委員会規則第一号）

この規則は、公布の日から施行する。

附則（令和元年五月一三日個人情報保護委員会規則第一号）

（施行期日）

第一条　この規則は、公布の日から施行する。

附則（令和元年七月一日個人情報保護委員会規則第二号）

この規則は、不正競争防止法等の一部を改正する法律の施行の日（令和元年七月一日）から施行する。

別記様式第一から第三まで　略

索 引

<ア行>

過料　275
一次受信サーバ　101
医師等　28
遺族　232
委託　176
医療情報　27
医療情報データベース等　47
医療情報等　78
医療情報取扱事業者　48

<カ行>

外国取扱者　137
解散　131
閣議　70
学校健診　228
可搬記録媒体　96
基幹系システム　96
記号　35
記述等　27
羈束行為　83
基本方針　53
許認可等　76
苦情　195
クッキー　39
国　51
ゲノムデータ　36
健康・医療戦略　2
健康寿命　2
健康診断等　28, 185
健康長寿社会　4
現務の結了　131
公示　111
公表　71, 231
個人　27
個人識別符号　33
個人情報　40
個人情報保護委員会　106, 258
個人に関する情報　40

個人の秘密　265

<サ行>

裁判権　271
裁量行為　82
散在情報　47
三条委員会　107
三省四ガイドライン　168
事業　48
指導　252
社会的身分　186
事由　131
従業員　264
従業者　173, 264
住所　79, 201
出張　143
主務大臣　258
消去　167
助言　252
使用人　273
人種　186
信条　186
申請　76
身体の一部　35
審判　82
清算　131
清算人　131
正当な理由　264
成年被後見人　82
政府　54

<タ行>

大綱　2
代表者　273
代理人　273
遅滞なく　111
直罰　240
通知　111
データベース　49
出口サーバ　99
電子計算機　35
電子情報処理組織　224

電磁的記録　27
電磁的方式　27
盗用　266
特定の個人　34
特別清算　132
匿名加工医療情報　42
匿名加工医療情報作成事業　47
匿名加工医療情報データベース等　47
匿名加工医療情報取扱事業者　162
届出　113
取消　137

＜ナ行＞

認可　120
認定　77
認定医療情報等取扱受託事業者　164
認定事業　115
認定事業医療情報等　91
認定事業医療情報等管理サーバ　102
認定事業医療情報等管理・取扱区域　96
認定匿名加工医療情報作成事業者　112

＜ハ行＞

廃止　129
破産管財人　131
破産財団　131
破産手続　132
八条委員会　107
番号　35
被疑者　274
非公知性　265
被告人　274
被保佐人　84
病歴　27
符号　35
復権　85
本人　41

＜マ・ヤ・ラ・ワ行＞

見直し条項　4
名称　79, 201
命令　259

文字　35
者　48
容易照合性　32
要配慮個人情報　185
旅費相当額　143
倫理指針　163
連絡先　79, 201

＜アルファベット＞

AI　8
ASP　21
CMS　6
CSIRT　26
DBMS　100
DPC　6
EBM　5
EEA　109
EHR　12
EU　109
EUデータ保護指令　109
GDPR　109
IC　25
ICT　5
ID　25
IPアドレス　39
ISMS　26
ISO　94
k-匿名性　155
MID-NET　6
NDB　6
NICT　26
OS　100
PDCAサイクル　11
PHR　12
PIA　94
PMDA　11
SaaS　21
SNP　36
SOC　93
STR　36
SUS　6

条文・条項ごとに、詳細解説を加えた"本格派"の解説書

詳説 個人情報保護法

①平成27年、28年の個人情報保護法改正の概要　②個人情報の該当性の明確化
③差別や偏見の原因となる個人情報を特別に保護する規定
④個人情報の国外移転に関する特別の規定　⑤個人情報に関する監督権限の一元化

【主なキーワード】
個人情報　要配慮個人情報　個人データ　保有個人データ　匿名加工情報　加工方法等情報　個人識別符号
個人情報データベース等　本人の同意　第三者　利用目的　開示　訂正等　利用停止等　個人情報取扱事業者
匿名加工情報取扱事業者　データベース事業者　小規模事業者　対象事業者　従業者　地方公共団体
地方独立行政法人　宗教団体　政治団体　報道　認定個人情報保護団体　個人情報保護委員会　三条委員会
審査請求　苦情　認定個人情報保護団体　十分性認定　GDPR

発行：2018年10月
著者：團野　浩
出版：ドーモ
装丁：B5　448ページ
SBN：978-4-909712-03-5
定価：7,000円　＋　（税）

Amazonでも好評発売中です

【本書籍に関するお問い合わせ】
株式会社ドーモ
住所　〒100-0014 東京都千代田区
　　　永田町2-9-6 十全ビル4階
電話　03-5510-7923
FAX　03-5510-7922

【團野浩の主な法律書】
○ 逐条解説 医薬品医療機器法
　出版社：ぎょうせい (2015/12/31)
○ 逐条解説 食品衛生法
　出版社：ぎょうせい (2013/5/29)
○ 逐条解説 化審法
　出版社：ぎょうせい (2013/7/5)
○ 詳説 薬機法
　出版社：ドーモ (2017/1/13)
○ 詳説 再生医療法
　出版社：ドーモ (2015/11/9)
○ 詳説 臨床研究法
　出版社：ドーモ (2018/7/20)
○ 詳説 カルタヘナ法
　出版社：ドーモ (2019/4/3)

ご購入は今すぐ！＞＞　　送料無料 でお送りします。

試読可・商品到着30日以内返品可能です。返送料のみご負担ください。

注文申込書	詳説個人情報保護法		合計金額	
		冊		円（税別）

発送先　住所　（〒　　－　　　）
　　　　TEL　　　　　　　　　FAX

お支払方法（いずれかを選択してください）
銀行振り込み　　代金引換

団体名・部署・お名前・連絡事項等

● 代引きの場合：ヤマト運輸のコレクトで発送いたします。代引手数料840円が加算されます。
● 銀行振込の場合：送料無料です。ご請求書をお送りしますので、商品が到着後お振込み下さい。
● 本申込書に記載の事項は、当社からの書籍等のご案内に利用させていただくことがあります。

FAX 送信先　03-5510-7922

●本書の内容に関するご質問にはお答えできません。あらかじめ、ご了承ください。

團野　浩（だんの　ひろし）　ドーモ代表取締役

主な著書
　　　逐条解説医薬品医療機器法（ぎょうせい）
　　　逐条解説食品衛生法（ぎょうせい）
　　　逐条解説化審法（ぎょうせい）
　　　カラー図解よくわかる薬機法　全体編（薬事日報社）
　　　カラー図解よくわかる薬機法　医療機器／体外診断用医薬品編（薬事日報社）
　　　カラー図解よくわかる薬機法　再生医療等製品編（薬事日報社）
　　　カラー図解よくわかる薬機法　医薬品販売制度編（薬事日報社）
　　　詳説薬機法（ドーモ）
　　　詳説再生医療法（ドーモ）
　　　詳説臨床研究法（ドーモ）
　　　詳説個人情報保護法（ドーモ）
　　　詳説カルタヘナ法（ドーモ）

詳説　次世代医療基盤法

| 発行 | 2019 年 11 月 22 日 |

編著　　團野　浩

出版　　株式会社ドーモ　　　http://do-mo.jp/
　　　　東京都千代田区永田町 2-9-6
　　　　電話 03-5510-7923

印刷　　昭和情報プロセス株式会社

ISBN978-4-909712-06-6　C3047